国家自然科学基金面上项目"医患关系对医生行为和医疗费用的影响机制及优化策略：基于行为经济学的研究"（项目号71874034）的研究成果

U0220251

复旦大学公共卫生与预防医学一流学科建设
健康中国研究院系列

医生行为经济学
迈向价值医疗

侯志远 / 著

复旦大学出版社

序一

过去十多年里,在经济社会快速发展和医药卫生体制改革等驱动下,我国经历了历史上卫生资源扩张和医疗卫生服务利用增长最快的时期。在卫生服务可及性得到明显改善的同时,随着医疗卫生费用迅速攀升,社会越来越关注资源使用的效率和公平问题。像许多其他国家一样,我国医疗卫生领域以及学术界对如何防止和解决过度医疗问题表现出越来越高的关注度。

价值医疗作为一种倡导理念,已成为各国改善医疗卫生服务体系的焦点之一。其基本理念是追求高性价比的医疗卫生服务,在控制医疗费用的同时提升医疗质量。国际上因此兴起了明智选择运动,许多发达国家制定并发布了低价值医疗服务清单,旨在形成一种社会文化和共识助推医生行为转变,避免不必要的医疗检查和服务,降低患者风险和成本,解决过度医疗问题。

医生是医疗服务的行为主体,是解决过度医疗问题的关键,是践行价值医疗的核心力量。以患者为中心、提供高价值的医疗服务是医生的使命,但是现实中医生行为是复杂的。医疗领域有诸多特殊性,诸如医患之间信息不对称、医疗结局不确定、医患关系紧张、医生所处的决策环境复杂多变,这些都可能导致医生认知偏误和行为扭曲而选择低价值医疗服务。因此,在医疗卫生服务体系转型过程中,需要理解医生行为,并通过科学化治理助推医生选择高价值服务、避免低价值服务。

行为经济学近年来大放异彩，行为经济学家也多次获得诺贝尔经济学奖，越来越多的国家在公共政策中融入行为经济学理念，通过行为洞见来制定效果更好、效率更高的公共政策。行为经济学融合了经济学和心理学思想，丰富了对人们在真实世界中行为决策的理解，在医生行为领域也有强大的解释能力和应用价值。虽然行为经济学在公众健康行为方面有很多研究，但在医生行为方面尚缺乏系统研究，本书填补了这方面的空白。

本书利用行为经济学理论来解释医生行为，指导对医生价值医疗行为的干预设计。首先介绍行为经济学的起源、发展和基本理论，带领读者进入行为经济学的世界；总结行为经济学在慢病管理与健康行为、健康饮食、疫苗接种和健康保险等公众健康领域的应用，帮助读者进行健康决策。进而转向本书的重点，通过大量实证文献总结行为经济学相关理论在医生各种执业场景中的应用，结合我国实际分析执业环境和支付方式对医生行为的影响，并引入医生明智选择与价值医疗的国际前沿进展，帮助医院管理者、医保部门、卫生政策制定者更好地理解医生行为、采取措施助推医生践行价值医疗。

本书著者拥有医学、经济学、管理学等多个学科的学位，在该领域有十几年的研究经历，多次获得国家自然科学基金等国家级项目资助。其交叉学科背景、完整知识结构和丰富研究履历，为创作这本医生行为经济学著作奠定了坚实的学术基础。本书也正是他所主持的国家自然科学基金面上项目的成果结晶。

本书会为医务人员、医院管理者、卫生政策制定者、医保或卫生政策制定者、相关研究人员打开一扇窗，引入经济学思维来思考和分析医疗现象，助力医疗实践工作；也可以帮助经济学者来管窥医疗领域的特殊性；更可以为公众就医提供参考，以实现最佳医疗决策。相信各类读者均能从本书中有所收获。

孟庆跃

北京大学中国卫生发展研究中心执行主任、教授

2023 年 11 月

序二

　　行为经济学是近年来十分引人注目的领域，一方面因为芝加哥大学的经济学家理查德·塞勒因在行为经济学方面的贡献获得了2017年诺贝尔经济学奖，另一方面因为行为经济学突破了主流经济学关于"理性人"的假设，将经济学与心理学相结合，承认人们的行为往往不是经济学意义上的理性行为。与传统的经济理论相比，行为经济学为理解和影响人们的行为提供了一套潜在的更丰富的工具。

　　人们在医疗和健康方面作出的决定往往不符合他们的最佳利益，例如有人不愿意体检和接种疫苗、有人经常吃不健康的食品。同样，医生虽是专业人士，但在信息不对称的情况下短时期内要作出大量决策也是十分困难的。传统的经济学理论假定人们是以理性的方式作出决定的，具有处理大量信息和选择的心理能力，不会受他人影响等。然而，现实中人们的决策往往是有限理性的，会受到有限信息和认知偏误的影响，面对大量信息人们可能无法作出有效决策，并且很多时候决策依赖于所处的环境，环境不同决策也会发生变化。因而，传统经济学理论在解释人们医疗和健康行为方面存在局限性。行为经济学分析弥补了这一点，用于医疗和健康行为具有很大潜力，但国内类似的书籍还不多见，侯志远博士的著作填补了这一空白。

本书最大的特色是用行为经济学深入研究了医生行为。在与医疗相关的决策中医生常常是患者的代理人，在决策中起到关键作用，很大程度上决定了医疗服务的数量、质量和费用。那么医生决策过程是如何形成的，又会受到哪些因素的影响？人们很希望一探究竟。事实上，主流经济学对医生和医院的目标函数并没有一致的看法，医生群体的目标与普通的企业最大化利润的目标显然不一样，但又很难说是纯公益性。事实上，行为经济学模型对医生行为的解释可能更具说服力。这本书在介绍行为经济学基本理论的基础上，深入探讨了损失厌恶、启发式认知、现状偏误、自我约束、社会相对排名、框架效应、助推等行为经济学理论如何影响医生行为，并从价值医疗角度指导对医生行为的干预设计。本书作者对医生行为开展了深入的理论分析、大量的文献总结和翔实的现场调查，有助于读者更好地理解和改善医生行为。

我与侯志远博士相识多年，他的知识结构完整，治学严谨、著述丰硕，既有公共卫生学科的背景，又受过经济学训练，和经济学家有深入合作，对于文献的把握和现实世界的理解都很充分，由他来写这本行为经济学与医生行为结合的著作是最合适的。本书会为普通公众、相关领域学者、医疗领域的政策制定者、医院管理者、医保机构工作人员等带来诸多启发性的信息，相信每一类读者都可以从中找到自己问题的相应答案。

封进

复旦大学经济学院教授

2023 年 11 月

前　言

理解和改善医生行为

我国正在经历医疗卫生服务体系转型,推动医疗卫生发展方式转向更加注重内涵式发展、服务模式转向更加注重系统连续、管理手段转向更加注重科学化治理,全面建立中国特色优质高效的医疗卫生服务体系。作为一个大国,任何转型过程都注定是漫长而充满艰辛的,需要了解当下,面向未来。

当下,医疗费用快速攀升,过度医疗问题越来越受到关注。许多国家都面临过度诊断和治疗现象,防止和解决过度医疗问题已成为全球医疗领域的重要事项。未来,价值医疗成为各国医疗卫生服务体系转型的着力点。许多发达国家开展医疗领域的明智选择运动,进行医保价值购买,推动价值医疗。

医生在医疗卫生服务中往往占据主导地位,其行为对医疗费用控制和服务体系转型至关重要。因此,需要理解并改善医生行为。与商业领域不同,医疗领域常常偏离传统的经济学假设。在临床实践中,医生每天需要对诊断和治疗计划作出许多复杂的决定,这些决定通常是在信息有限、时间紧迫的情况下作出的。当个体在不确定条件下作出大量决策时,决策过程会受到所处环境的影响,也容易受到认知偏误等心理因素的影响。

我们看看下面 3 个案例:

"如果在医嘱系统中将药品的默认选项设置为仿制药而非品牌药，医生开具仿制药处方的比例会改变吗？"事实证明会的。当医嘱系统中默认使用仿制药时，仿制药的处方会显著增加。

"如果经历了一场医疗纠纷或者负性医疗事件，医生的诊疗行为是否会发生改变？"事实证明会的。以分娩方式选择为例，剖宫产手术中经历过负性事件后，医生对接下来的患者会更倾向顺产；与之对应，顺产中经历过负性事件后，医生对接下来的患者会更倾向剖宫产。

我们再来看不同表述方式下医生的选择。"如果一项新技术使患者获得 90％ 的存活概率，医生会采纳这项新技术吗？""如果一项新技术导致患者发生 10％ 的死亡概率，医生会采纳这项新技术吗？"在这个案例中，对同一新技术的两种不同表述下医生对新技术的使用会有差异吗？事实证明会的。当新技术的效果描述为存活概率而非死亡概率时，医生更加愿意采纳新技术。

在上述 3 个案例中，我们看到医生的行为决策并不稳定，其决策在不同的环境和选择架构中会发生变化，这与传统的理性人假设相背离。在医疗场景中，医生会受到有限信息的影响而产生认知和行为偏差，并且决策依赖所处环境而发生动态变化。决策环境以及信息呈现方式对人类行为往往具有巨大的、反直觉的影响。这便是行为经济学的思想，利用心理学、神经科学、经济学等学科知识来理解人类选择和行为的复杂性。

行为经济学融合了经济学和心理学，将对行为的理解融入决策模型中，为人类行为决策提供了更准确的解释和预测框架。行为经济学期望通过提供简约且低成本的措施，使人们的行为朝着预期的方向改变，实现以小博大的目的。多位经济学家因对行为经济学的贡献而获得诺贝尔经济学奖，出版了多本行为经济学畅销书，包括丹尼尔·卡尼曼的《思考，快与慢》、理查德·塞勒等的《助推》和《"错误"的行为：行为经济学的形成》、阿比吉特·班纳吉与埃斯特·迪弗洛的《贫穷的本质》等。美国国家科学院、工程院和医学院 2023 年联合发布《行为经济学:政策影响和未来方向》报告,研究了行为经济学证据及其在 6 个公共政策领域的应用,包括健康、退休福利、社会安全网福利、气候变化、教育和刑事司法等领域。越来越多的国家在公共政策中融入行为经济学理念,发布将行为科学引入政策实践的倡议,支持采用行为洞见和助推来制定公共政策。

在医生行为领域,行为经济学同样有强大的解释和预测能力,有广阔的应用价值。一方面,可以帮助读者理解医生行为;另一方面,可以帮助读者设计改善医生行为的干预措施和政策。医生是医疗服务的核心践行者,通过行为经济学来理解和改善医生行为,有利于价值医疗的实现。

本书的目的在于理解和改善医生行为。本书介绍行为经济学的起源、发展和基本理论,利用行为经济学分析医生行为,研究执业环境和支付方式对医生行为的影响,并引入医生明智选择与价值医疗的国际前沿进展,帮助读者更好地理解并改善医生行为、共同推动价值医疗。

读者获益

本书适用于公众、医务人员、医院管理者、卫生政策制定者、医保机构工作人员、卫生管理研究者、经济学者等各类群体参考,各类读者均能从中得到启发。学生也可以将其作为参考书使用。

公众可以了解医生进行医疗决策背后的逻辑,更好地认识医疗过程和现象,管理医疗预期,与医生一道推动价值医疗。

医务人员可以更加深刻地理解自身行医行为,了解执业环境、医保支付方式、卫生政策和医院管理措施等外部因素对自身行为可能产生的影响,在临床实践中更好地进行决策,践行价值医疗。

医院管理者、卫生政策制定者以及医保机构工作人员可以掌握医生行为决策及其背后的逻辑规律,预判各种政策措施对医生行为的潜在影响,从而更好地制定医院管理措施、卫生政策和医保方案,实现医疗服务的高质量发展,助力价值医疗。

卫生管理和经济学领域的研究者和学生可以增强对医疗领域特殊性的理解,借助行为经济学理论解释各种医生行为,在理论指导下开展医生行为领域的研究设计和干预评估,提升运用行为经济学理论进行卫生管理和经济学研究的能力。

章节安排

本书共 8 章内容。

第一章是行为经济学概述,主要介绍行为经济学的起源与发展,梳理学科的历史发展脉络,让读者了解行为经济学的基本思想和主张。通过经济学与心理学的交叉,行为经济学增强了对人类行为决策的解释和预测能力,更贴近现实。与经济人假设不同,行为经济学认为人的决策是有限理性、非自利的,受到有限信息和行为偏差的影响,并且决策是环境依赖、动态变化的。这些主张在医疗健康和医生行为领域有强大的生命力和应用价值。

第二章是行为经济学的基本理论,涵盖前景理论、启发式认知、心理核算和享乐型编辑、跨期选择和自我约束理论、框架效应和助推理论以及社会偏好等理论。这些理论提供了理解个体决策和行为的新视角,帮助读者更好地理解为什么人们会作出经济学上看似不理性的决策,为后续章节行为经济学在健康领域的应用及医生行为经济学奠定坚实基础。

第三章运用行为经济学理论来解析公众健康行为,包括慢病管理和健康行为、健康饮食、疫苗接种和健康保险选择等行为,为读者提供指导个体健康决策和公共卫生实践的有力工具。具体来讲,探讨如何利用行为经济学理论设计激励措施、改善医患沟通和提高依从性等,以便更好地帮助公众改善健康行为和管理疾病;设计有效的健康食品选择、促进健康饮食的干预措施和克服心理障碍等,以便促进健康饮食习惯的形成和维持;提升公众疫苗接种信心,解决接种疫苗犹豫;设计激励机制、消除信息不对称和解决选择困难等,以便促进个体健康保险决策。

第四章是医生行为经济学,列举在医生行为干预研究中常见的行为经济学理论,包括损失厌恶、启发式认知、现状偏误、自我约束、框架效应、助推理论、相对社会排名等,运用这些理论来解析医生决策行为、指导医生行为干预。本章最后将医生执业场景分为处方开具、临床治疗、检验检查等,根据执业场景来总结行为经济学理论的应用,以便在医院管理实践中更好地运用行为经济学改善医疗服务。

第五章是医疗纠纷与医生行为的理论分析及综述研究。行为经济学强调宏观环境对个体行为的影响,我国紧张的医患关系便是医生的执业环境,影响其行为决策。本章利用行为经济学理论分析医疗纠纷背景下的医生行为决策,通过文献综述总结医疗纠纷对医生行为和医疗费用的影响,并介绍相关的防御性医疗理论。

第六章是第五章的延续,对我国医生的执业环境与防御性医疗行为进行实证研究。通过问卷调查,测量我国医生的防御性医疗行为现状,并从医患关系角度描述医生执业环境现状,包括负性医疗事件经历、医患关系感知和医疗风险感知3个方面。通过多元回归分析和结构方程模型,刻画我国负性医疗事件经历、医患关系感知和医疗风险感知等执业环境与医生防御性医疗行为之间的关系和作用路径,为改善我国医生防御性医疗现状提供政策建议。

第七章是支付方式与医生行为。支付方式形成了医生所处的经济激励环境,对医生行为至关重要。本章介绍常见的几种支付方式，从理论上分析不同支付方式对医生行为的影响，提出支付方式设计的原则和所需的配套措施；进而结合我国支付方式改革进展，总结按疾病诊断相关分组与病种分值付费对医生行为的实际影响。

第八章介绍医生明智选择与价值医疗。过度医疗越来越引起关注，价值医疗理念应运而生，国际上也兴起了"明智选择运动"，通过制定低价值医疗服务清单，促使医生减少过度医疗等行为。本章综述了医疗领域内明智选择运动的国际进展、内容和原则，介绍低价值医疗服务的界定和应对措施，探讨明智选择运动背后的行为经济学理念，推动医生践行明智选择助推价值医疗。

致谢

本书是国家自然科学基金面上项目"医患关系对医生行为和医疗费用的影响机制及优化策略：基于行为经济学的研究"（项目号71874034）的研究成果。本书的出版也得到上海高校"双一流"建设－高水平地方高校建设——一流公共卫生与预防医学/高峰学科建设项目、复旦大学公共卫生学院优秀青年后备人才计划等的资助。

在本书写作过程中，我的研究生张莹、袁守信、徐泽华、杜凡星、胡思梦、褚泓杰给予了协助。没有这些同学的认真协助和支持，本书无法呈现在读者面前。感谢复旦大学出版社贺琦编辑为本书出版付出的心血。感谢复旦大学公共卫生学院严非教授及各位老师在我来复旦工作后给予的帮助。最后，感谢家人一直以来给予我的支持和照顾，让我能够安心科研。

侯志远

复旦大学公共卫生学院

2023 年 8 月

目 录

第一章

行为经济学概述

Behavioral economics is about applying insights from laboratory experiments, psychology, and other social sciences in economics.

——Edward Cartwright

（行为经济学是将实验室实验、心理学和其他社会科学有机结合起来的经济学——爱德华·卡特赖特）

行为经济学通过在经济学中引入心理学概念，对经济主体的行为进行分析，增强了经济学对现实生活中各种经济现象的解释能力，同时也提高了相关经济理论的预测能力，是经济学与心理学有机结合后衍生的新兴学科分支。

新古典经济学假设大多数人是纯粹的理性行为者，都具有明确的偏好，并能根据这些偏好作出明智、自利的决定，但在这样的假设下得到的某些预期结果往往与事实不符。基于这样的背景，一部分经济学家为了增强传统经济学模型的解释能力，在模型中引入行为变量，对现有理论进行修正，行为经济学应运而生。健康领域涉及公众、医生等各群体的行为，因此行为经济学在健康和医疗管理领域具有强大的解释和预测能力，有广阔的应用价值。

本章首先介绍行为经济学的起源与发展，以及各阶段的代表人物和观点；其次介绍行为经济学的基本主张，及其与新古典经济学的差异。

第一节 行为经济学的起源与发展

一、行为经济学的萌芽

行为经济学的起源可以追溯到 20 世纪 50 年代末和 60 年代初，当时以赫伯特·西蒙（Herbert Simon）、丹尼尔·卡尼曼（Daniel Kahneman）等为代表的经济学家首次将心理学因素纳入经济学研究中（薛求知 等，2003）。不过，早在 200 多年前，亚当·斯密（Adam Smith，1723—1790）出版的《道德情操论》中，就已经涉及后世所讨论的"损失厌恶"（loss aversion）、"现状偏差"（status quo bias）等行为经济学理论：

> "当从较好的处境落到一个较差的处境时，我们所感受到的痛苦要甚于从差的处境上升到一个较好的处境时所享受的快乐……人们宁可小心谨慎而不愿进取，更多地挂念的是如何保持自己已经拥有的有利条件，而不是进一步激励自己去获得更多的有利条件。"

在后续很长一段时期内，以亚当·斯密为代表的古典经济学家们一直认为经济学是研究经济行为的科学，并注重个人心理在观察经济现象中的作用。换言之，当时的经济学家并未将心理学与经济学作严格的界限划分，情感、冲动、刺激、道德等成为古典经济学家们在分析经济现象时不可忽视的重要因素，经济学与心理学的发展齐头并进。例如,标准经济模型最基本的原则之一——边际效用递减定律,就是建立在心理学思想的基础之上。古典经济学的相关思想可以认为是行为经济学的最初雏形。

二、行为经济学的消失

在古典经济学的基础上,行为经济学并没有继续发展下去,反而经历了长达半个多世纪的消失。19 世纪末 20 世纪初,随着新古典经济学的创立,经济学与心理学开始分道扬镳。这种转变最早可以追溯到约翰·斯图尔特·密尔(John Stuart Mill, 1806—1873)和维克托·帕累托(Vilfredo Pareto, 1848—1923)。早在 1844 年,密尔在其出版的《关于政治经济学的定义》中认为"人一直在致力于在现有知识水平下,利用最少的劳动和生理牺牲以获得最大数量的各种生产资料",提出政治经济学家在研究人类行为时,应当更多关注以上特征而不是过度考虑心理学因素的影响。这是经济学家首次提出经济学研究不应过分考虑心理学因素。

1897 年,帕累托提出"纯粹的政治经济学应当尽可能地减少对心理学的依赖",随后他在 1900 年发表的一篇关于选择理论与方法研究的论文中特别声明"该研究中每个心理学分析都被消除了"。同时期的经济学家们也在类似思想的影响下,倾向于仅根据人们的行为来作出经济学推断而不是尝试解释人们行为的原因,开始仅关注人们的选择而不是人们的欲望。早期的新古典经济学家们创造出完全理性且自私的"经济人"概念,通过"经济人"的选择来反映人们的欲望,所以经济学家们认为只需要关注选择。

尤其在卡尔·波普尔(Karl Popper, 1902—1994)提出的证伪主义和米尔顿·弗里德曼(Milton Friedman, 1912—2006)的实证主义方法论被经济学广泛接受后,经济行为研究几乎完全脱离了心理学基础,建立在抽象不现实的偏好公理基础上。

三、行为经济学的复兴

第二次世界大战后，早期新古典经济学的成果相对贫乏，赫伯特·西蒙等经济学家开始质疑古典经济学理论预测的准确性，行为经济学开始复兴。下面分别介绍行为经济学复兴过程中的重要学者及其对行为经济学复兴的贡献。

（一）赫伯特·西蒙——提出对"经济人"假设的反对

西蒙对新古典经济学中将现实意义的人简单地假设为"经济人"这一做法十分反对并提出质疑。1955 年，他在《行为决策理论》(*Theories of Decision Making in Economics and Behavioral Science*)这部著作中写道："我的第一个主张是，在任何复杂的人类实际选择过程中，完全没有相关证据可以表明'经济人'这种假设是可以实现或者已经存在的。"在这部著作中，西蒙首次提出了"有限理性"(bounded rationality)的概念，认为人类决策者只能对有限的信息进行分析，在实际决策过程中可能会受到情感、偏见、先入为主等主观因素的影响(薛求知 等，2003)。

西蒙因其"对经济组织内部决策过程的开创性研究"获得 1978 年诺贝尔经济学奖，但其对"经济人"假设的严肃反对却被当时的经济学家们置若罔闻。后来，西蒙调离卡耐基梅隆大学工业管理研究生院并转入心理学系任教，在自传 *Simon 1991* 中他自嘲道："我的经济学朋友们早就放弃我了，将我扔到了心理学或其他遥远的荒原上。"

西蒙对"经济人"假设的反对并没有在当时引起足够的关注，其主要原因是西蒙并没有对他的"反对"进行证明。他虽然提出了人是有限理性的，却没有拿出充分的证据进行证明，这也导致其他经济学家很容易忽视这一观点的合理性和正确性。

（二）丹尼尔·卡尼曼和阿莫斯·特沃斯基（Amos Tversky）——证明"经济人"假设的错误

卡尼曼和特沃斯基均是来自以色列的心理学家,他们自以色列希伯来大学开始了近半个世纪的合作,对有关人们是如何形成判断及如何选择的传统观念提出挑战。与西蒙不同的是,卡尼曼和特沃斯基不仅提出了对"经济人"假设的反对,而且还进行了一系列的证明。因此,二人的观点引起了当时经济学界的广泛关注,行为经济学开始正式重新出现在人们的视线中,二人也被称为"行为经济学的创始人"(安格内尔,2021)。

为了证明现实中的人并非是"经济人",其中一个证明方法是让包括其他经济学家在内的人们回答一些简单的问题,例如:

> 一个球棒和一个球总共 1.10 美元,已知球棒比球要贵 1 美元,那么一个球多少钱?

大多数人看到这个问题,可能下意识的答案会是 0.1 美元,但当我们定睛思考时,会发现真正的答案是 5 美分。通过这个例子和其他许多类似例子可以看出,大多数人并不像标准经济模型中假设的那样,可以时刻保持"理性"。正如特沃斯基在 1981 年发表的论文中写的那样:

> "对理性的认识一直有很多争论,但人们普遍认为理性的选择应该满足一致性和连贯性的基本要求。在这篇文章中,我们描述了人们系统地违反一致性和连贯性要求的决策问题,并将这些违反行为归因到支配决策问题的知觉和选择评估的心理学原理。"

卡尼曼因其"将心理学研究融入经济科学中，尤其是关于不确定性下人类的判断和决策"获得 2002 年诺贝尔经济学奖，而当时特沃斯基已经去世。二人合作揭示了人类行为的不理性和局限性，共同提出许多具有里程碑意义的经典理论，比如前景理论、可得性启发式、框架效应(framing effect)等，对当时的经济学和心理学领域都产生了深远影响，也为后来行为经济学的发展奠定了基础，开启了行为经济学发展的新时期。

此外，与卡尼曼同时期并于 2017 年获得诺贝尔经济学奖的理查德·塞勒(Richard Thaler)，同样致力于研究人类行为的不理性与局限性。塞勒与卡尼曼和特沃斯基也保持着密切合作，并提出了许多行为经济学领域的重要理论，包括自我控制、心理账户等理论，同样为行为经济学的发展作出了重要贡献。

（三）弗农·史密斯(Vernon Smith)——实验经济学为行为经济学开辟出新天地

与卡尼曼同时在 2002 年获得诺贝尔经济学奖的史密斯，于 20 世纪 70 年代提出"实验经济学"这一概念，被称为"实验经济学之父"。当时，传统经济学普遍被视为一种依赖于观察的经验科学，或者是基于演绎推理方法而得出的结论，以至于曾有学者将当时的新古典经济学称之为"黑板经济学"，就像闭门造车般只注重抽象的推算演绎而忽略了实际的行为现象(贾斯特，2020)。

实验经济学是一种利用实验方法来研究经济学问题的学科。它的主要研究对象是人类行为，特别是在经济决策方面的行为。实验经济学通常会将参与者随机分配到不同的处理组或对照组，通过控制不同的变量，以探究特定的经济行为。实验经济学的创立让经济学家们能够通过实验来研究人类行为。通过引入实验这种新方法，经济学家们能够更准确地了解人类行为的真实本质，同时也使经济学对行为的预测更为准确。

实验经济学为行为经济学的研究提供了一个可靠的实验平台，通过实验可以获得关于人类行为的详细信息，这些信息可以为行为经济学的理论建立提供证据。同时，行为经济学的基本理论也可以用来解释实验经济学中的实验结果，以提高对实验数据的理解。实验经济学的发展推动了行为经济学的进步，为行为经济学提供了更多新的实验方法和数据，也为研究人类行为提供了新的思路。所以说，史密斯为行为经济学的发展开辟了一片新天地，成为行为经济学发展不可忽视的一部分。

第二节 行为经济学的基本主张

"经济人"假设是新古典经济学中最重要的理论假设，作为整个经济学研究体系中的前提和基础性假设，所有的经济学理论几乎都以它为逻辑支撑点与原则。具体来说，"经济人"假设主要有以下三个主张：人的决策是完全理性和自私的；人们决策时拥有完全信息；决策是稳定和一致的。然而，行为经济学认为上述主张并不符合实际情况，提出了对应的三大主张，即有限理性和非自利行为、有限信息和行为偏差、决策的不稳定性。下面主要介绍行为经济学的基本主张，并比较行为经济学与新古典经济学之间的差异（薛求知 等，2003）。

一、有限理性和非自利行为

新古典经济学通常采用"经济人"假设，认为人的决策是基于完全理性的思考。根据这个假设，人们能够理解各种信息，并在经济活动中作出最优选择。人们被认为是自私的，优先考虑自身利益。亚当·斯密是新古典经济学的代表人物，他强调自利动机在经济活动中的作用。

然而，行为经济学挑战了新古典经济学对于完全理性和自利行为的假设。行为经济学认为人的决策是有限理性的，即人在决策过程中受到认知限制和有限的信息处理能力的影响。例如，赫伯特·西蒙提出的"有限理性"概念，认为人们在面对复杂的决策问题时，不是通过完全的理性计算来作出决策，而是通过有限的信息和简化的思维方式来进行。

此外，行为经济学也关注非自利行为，即人们在决策中考虑他人的利益。丹尼尔·卡尼曼和阿莫斯·特沃斯基的研究表明，人们在决策过程中受到情感、社会规范和道德的影响，而不仅仅是追求自身经济利益。这与新古典经济学中的自利假设存在差异。

二、有限信息和行为偏差

新古典经济学假设人们在作出决策时拥有完全信息。人们可以获取关于市场和产品的完整信息，并能够合理利用这些信息。这个假设排除了信息不完整或不对称的情况。

但是，行为经济学承认人们在决策中面临信息不完整和不对称的问题。人们通常无法获得市场和产品的完整信息，也存在信息的不对称性。

此外，行为经济学关注人们在决策中的行为偏差和心理偏见。丹尼尔·卡尼曼和阿莫斯·特沃斯基提出了"前景理论"，指出人们在评估风险时存在风险规避和损失厌恶的倾向，这与新古典经济学中的风险中立假设不同。理查德·塞勒的研究揭示了消费者行为中的偏差，如心理账户效应和锚定效应。这些行为偏差挑战了新古典经济学中基于理性决策的假设。

三、决策的不稳定性

新古典经济学假设人们的决策是稳定和一致的,即他们在不同时间点和情境下的决策是相同的。根据这个假设,人们的决策是独立的,不受过去和未来决策的影响。

然而,行为经济学强调人们的决策是动态的,受到上下文和环境的影响。个体的决策往往会受到过去经验和环境条件的影响,而不是完全独立和稳定的。乔治·阿克洛夫(George Akerlof)和罗伯特·希勒(Robert Shiller)提出了"动态不确定性"的概念,认为人们的预期和决策受到社会、心理和文化因素的影响(CARTWRIGHT, 2014)。理查德·塞勒和卡西·苏斯坦(Cass Sunstein)提出了"选择体系结构"的概念,强调人们的决策是在特定的选择环境中作出的,选择环境会影响人们的决策行为。这与新古典经济学中将决策看作独立和一致的观点存在差异。

总体而言,行为经济学与新古典经济学之间的差异主要在于对"经济人"假设的看法。行为经济学认为人的决策是有限理性、非自利的,受到有限信息和行为偏差的影响,并且决策是动态的、上下文依赖的。这些差异丰富了对人类行为和经济决策的理解,使经济学更贴近实际情况,提供了更准确的解释和预测框架。

📖 主要参考文献

［1］CARTWRIGHT E. Behavioral Economics［M］. 2nd ed. London: Routledge, 2014.

［2］薛求知,黄佩燕,鲁直,等.行为经济学——理论与应用[M].上海:复旦大学出版社,2003.

［3］埃里克·安格内尔.行为经济学通识[M].贺京同,徐璐,译.2版.北京:中国人民大学出版社,2021.

［4］大卫·R贾斯特.行为经济学[M].贺京同,高林,译.北京:机械工业出版社,2020.

第二章

行为经济学基本理论

在第一章中,我们探讨了行为经济学的起源与发展及其基本主张。本章将继续深入研究行为经济学的核心理论,这些理论提供了理解个体决策和行为的新视角。通过这些理论,我们可以更好地理解为什么人们会作出经济学上看似不理性的决策,以及这些决策对健康领域和公共卫生实践的影响。我们将介绍行为经济学的 6 个基本理论,涵盖前景理论、启发式认知、心理核算和享乐型编辑、自我约束问题和跨期选择、框架效应和助推理论以及社会偏好。我们将深入研究这些理论并将它们应用于实际情境中,以期获得更全面的理解和更实际的应用。

首先,我们将介绍发展最早的前景理论。作为行为经济学中的重要理论之一,前景理论涉及人们对风险和收益的感知和评估,同时也是后续许多行为经济学理论产生和发展的基础。我们将讨论参照点、值函数、确定效应、反射效应、损失厌恶和禀赋效应等前景理论的关键概念。这些概念揭示了人们在决策过程中的非理性行为。

其次,我们将引入启发式认知。启发式认知是指人们在面对信息过载或不完全信息时所采取的简化决策策略。我们将探讨代表性认知、易得性认知、现状偏误和锚定效应等启发式认知的具体内容,并深入阐释这些启发式认知如何影响我们的决策和判断。

第三节将探讨心理核算和享乐型编辑。两者息息相关,心理核算是指人们在决策过程中如何对不同的损益进行主观的心理估算,享乐型编辑则涉及人们对待风险和收益时的偏好和态度。我们将深入研究这些心理过程,了解它们是如何影响我们的决策行为的。

第四节将讨论自我约束问题和跨期选择。两者均涉及人们对当前和未来的判断权衡,自我约束问题涉及人们如何在现在为了长期利益而作出具有承诺性的决策,跨期选择则涉及人们如何在当前利益和未来利益之间做出权衡。这些问题是行为经济学中的关键议题,对于理解人们的行为和决策具有重要意义。

第五节将研究框架效应和助推理论。框架效应是指人们对相同问题在不同表述下的决策倾向不同,意义更为广泛的助推理论则涉及人们在决策中对于信息的处理和依赖。我们将深入探讨这些理论,揭示它们对我们决策过程和行为产生的影响,同时,助推理论也是后来学者从行为经济学的角度对人们的决策进行干预的主要理论依据。

第六节将关注社会偏好。社会偏好涉及人们对于公平、互惠和利他行为的偏好。我们将深入探讨利他偏好、互惠偏好和公平偏好 3 种社会偏好概念,并探讨它们在经济决策和社会交往中的作用。

通过对这六大行为经济学理论的介绍和探讨,我们将为后续章节行为经济学在健康领域的应用及医生行为经济学奠定坚实基础。后续章节中,我们将运用这些理论解析公众健康行为和医生决策行为。这些理论也将为我们更好地利用行为经济学指导公共卫生实践提供宝贵启示。

第一节　前　景　理　论

前景理论(prospect theory)最早由卡尼曼和特沃斯基在1979年提出,又称"展望理论"或"预期理论",是描述人的风险决策行为的理论体系。在之后学者的不断丰富下,其内容不断得以扩充完善,主要包括参照点、确定效应、反射效应和值函数、损失厌恶和禀赋效应等。下面将对前景理论的主要内容进行介绍。

一、参照点

当我们在现实生活中对物体进行感知时,往往会从它的大小、温度、距离、质量、相似性等方面进行自然评估。但这种评估通常是相对的,而不是绝对的,比如我们在对物体进行评估时,经常会使用更大、更热、更远、更好等词汇进行描述,而不会直接用确切的体积、温度、长度等。实际上,一些比较标准的存在促使我们去作出这些评价,这些标准就被称为参照或参照水平(reference level)。

参照点(reference point)这一概念被引入行为经济学研究,最早可以追溯到卡尼曼和特沃斯基在1979年提出的前景理论,指人们在决策时所参照的一种基准或标准,它可以是各种各样的东西,例如某种固定的价格、过去的经验、期望的结果。由此发展而来的参照点效应(reference point effect)/参照依赖(reference dependence)认为,人们根据一定的参照点对每次决策进行评价,参照点可以是现状、经验,也可以是某个理想中的期望值,参照点的变化会影响人们对同一结果的行为选择(CARTWRIGHT, 2014)。一个人可能会和过去的自己或者周围人进行比较,因此参照点可以

是自身过往的情况,也可以是他人的情况。卡尼曼曾用这样一个例子来解释参照点在行为经济学中的意义:

> 卡罗尔和阿曼达两个人分别从财富经纪人那边获取了他们的年度投资报告:卡罗尔因投资失误其财富总值从 400 万美元缩水至 300 万美元,阿曼达的财富总值从 100 万美元升值至 110 万美元。那这两个人谁更快乐?

在标准经济模型中,最常使用效用函数 $u(x)$ 来衡量效用大小,其中 x 是货币价值,一般来说货币价值越大,效用值越高。因此,若从标准经济模型来看这个问题,$u(\$300\ 万)>u(\$110\ 万)$,卡罗尔更快乐。但在现实生活中,大多数人的反映是认为阿曼达更快乐,因为阿曼达的财富升值了,而卡罗尔的财富贬值了。产生这种矛盾的原因是相对测量与绝对测量之间存在的差异。行为经济学引入参照点这一概念就是为了解决这种差异所引起的矛盾。

基于上述案例,我们引入新的值函数 $v(x-r)$ 来衡量 x 相对于参照点 r 所产生的效用(CARTWRIGHT, 2014)。如果 $r=0$,则此时新的效用函数将与标准经济模型相一致;如果 r 赋值为上一年度的财富总值,则卡罗尔的效用为 $v(-\$100\ 万)$,阿曼达的效用为 $v(\$10\ 万)$,因为 $v(-\$100\ 万)<v(\$10\ 万)$,所以阿曼达更快乐。但如果仅单纯地引入参照点,而忽视了两人的原始财富总值,这样评价不能够充分展现两人的财富状况,由此产生了参照依赖效用函数(reference dependent utility function):

$$u^r(x)=\eta u(x)+v(x-r)$$

其中,η 是参数,r 是参照点。在参照依赖效用函数下,总效用等于总财富效用和相对收益或相对损失效用的加权总和。

除了自身基础水平外，一个人的参照点也会受到他人的成就和效用（或禀赋）的影响，行为经济学将其命名为社会比较（social comparison）。社会比较能够很好地解释一个人对自己的工资是否感到满意，很大程度上取决于自己周围同事的工资水平。同样地，有调查表明，在体育竞赛中获得铜牌的选手往往比获得银牌的选手有更高的满意度。这是因为铜牌选手会倾向于将自己与没有获奖的选手比较，而银牌选手倾向于将自己与获得金牌的选手进行比较，这样的话，获得铜牌就是成就（即收益），获得银牌就是失败（即损失）。

值得注意的是，参照点的引入并非意味着人们可以全面客观地对决策进行评价，因为一个人在作出特定决策时所使用的参照点可能是完全由其感知和直觉决定的，参照点不同，所得出的结论也不相同。换言之，参照点的选择与情境有很大关系，这一概念也推动了禀赋效应、心理账户、框架效应等概念的提出与发展。

二、确定效应、反射效应和值函数

在前文我们提到前景理论是描述人的风险决策行为的理论体系，而关于风险决策研究最早的理论是 17 世纪中期布莱兹·帕斯卡（Blaise Pascal）等学者提出的"期望值理论"（expected value theory）和随后丹尼尔·伯努利（Daniel Bernoulli）提出的"期望效用理论"（expected utility theory）。我们可以通过以下两种不同的情境来理解这两种理论（薛求知 等，2003）。

 情境 1：

    A1：40％的可能性赢得 3 000 元

    B1：80％的可能性赢得 1 000 元

在情境 1 中，A1 的期望值为 1 200 元，B1 的期望值为 800 元。根据期望值理论，人们只会选择 A1 而不会选择 B1，因为在该理论背景下，人们都是风险中立的，人们在面临决策时，完全根据选择的期望值大小来进行决策，而不会考虑该选择所带来的风险大小。但事实上人并不是风险中立的，在进行决策时往往会面临各种各样的风险，例如：

情境 2：

　　A2：40% 的可能性赢得 3 000 元，但也有 60% 的可能性一分钱都拿不到

　　B2：100% 的可能性赢得 1 000 元

在情境 2 中，A2 的期望值为 1 200 元，B2 的期望值为 1 000 元，如果根据期望值理论，人们一定会选择期望值更高的 A2，但在现实生活中，大部分人往往会选择 B2。期望效用理论对这样一种现象提供了解释，该理论里程碑式地提出了两个观点：一是边际效用递减；二是人们都是风险规避的。基于这两个观点，人们在面临情境 2 时选择 B2 是完全理性的。期望效用理论的提出成为微观经济学发展的重要奠基石。

风险决策研究一般有两个途径：一是规范性途径，即人们在进行风险决策时应该遵循什么规则；二是描述性途径，即人们在进行风险决策时实际会遵循什么规则。期望效用理论提出伊始本是规范性理论，但后来越来越多的经济学家将其作为描述性途径使用，即认为在现实生活中，人们的决策行为均按照期望效用理论进行。

后来，卡尼曼和特沃斯基对期望效用理论的有效性开始质疑，并设计了如下两个类似的实验来证明期望效用理论作为描述性理论的不合理性。

情境 3:

A3:100％的可能性赢得 500 元

B3:50％的可能性赢得 1000 元,但也有 50％的可能性一分钱都拿不到

 情境 4:

假设你刚刚已经赢了 1000 元

A4:100％的可能性输 500 元

B4:50％的可能性输 1000 元,但也有 50％的可能性不输也不赢

实验结果表明,在情境 3 中,大部分参与者选择了 A3,这与期望效用理论是相一致的,因为他们都是风险规避的;但在情境 4 中大部分参与者却选择了 B4,这表明在该情境下他们是风险偏好的,集体水平上被试的偏好发生了逆转,人们的风险决策行为系统地偏离了期望效用理论。那么,在实际生活中,人们进行风险决策时会遵循怎样的规律呢?

基于此,卡尼曼和特沃斯基提出了描述性理论——前景理论,该理论包括 3 个基本观点。

1. **确定效应(certainty effect)** 人们在面临"收益"时,倾向于风险规避。正如俗语所说的那样——"二鸟在林,不如一鸟在手",在确定的收益和"赌一把"之间,大多数人会选择确定的收益,见好就收。例如在牛市里,人们手里的股票一直在增值,但往往经过两三个涨停板就会抛售,尽管牛市可能会持续下去,导致"赚不到头"。

2. **反射效应(reflection effect)** 人们在面临"损失"时,倾向

于追求风险。在确定的损失与"赌一把"之间,大多数人会选择去"赌一把"。同样,在熊市里,人们手里的股票一直在亏损,但人们极有可能一直握着手里不断贬值的股票也不愿意抛售,一直在等待着能够回本的那一天。

3. 参照依赖(reference dependence) 在前文已详细阐述,此处不再赘述。

卡尼曼和特沃斯基后来指出,期望效用理论和前景理论在风险决策行为研究中都是不可或缺的,其中期望效用理论适用于描述理性行为,而前景理论适用于描述实际行为(安格内尔,2021)。

为了能够更好地理解人们的风险决策行为,前景理论引入了值函数和权重函数。在前景理论中,值函数 $v(x)$ (图 2-1)将金钱的得失等表面价值转化为决策价值,具体形式可以表示为:

$$v(x) = \begin{cases} x^{\alpha} & (x \geqslant 0) \\ -\lambda(-x)^{\beta} & (x < 0) \end{cases}$$

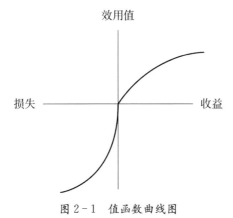

图 2-1 值函数曲线图

其中,v 是决策价值,x 是表面价值,α、β 是参数。该值函数有如下特点:

（1）定义域不是财富的绝对值，而是财富的变化，即财富与某个参照点之间的差值，而在期望效用理论中，决策者关注的是财富的最终值。

（2）值函数在收益区域呈凹形，损失区域呈凸形，即随着$|x|$的增大，v的变化越来越小。

（3）在损失区域值函数的曲线比收益区域值函数的曲线更加陡峭，即损失厌恶（详见后文）。

权重函数（图 2 - 2）则是将概率转化为决策权重，具体分为两种结果形式：

当风险前景是收益时，$w^{+}(p) = \dfrac{p^{\gamma}}{\left[p^{\gamma}+(1-p)^{\gamma}\right]^{1/\gamma}}$

当风险前景是损失时，$w^{-}(p) = \dfrac{p^{\delta}}{\left[p^{\delta}+(1-p)^{\delta}\right]^{1/\delta}}$

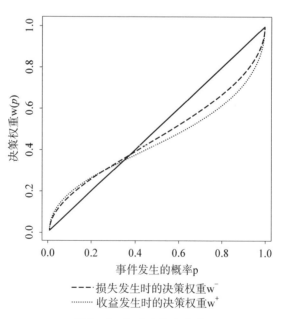

图 2 - 2　权重函数曲线图

其中，p 是事件发生的概率，$w^+(p)$ 是发生收益时的决策权重，$w^-(p)$ 是发生损失时的决策权重，γ 和 δ 是相关参数。从图 2—2 可以看出，当事件发生的概率 p 较小时，如果发生收益和发生损失的概率相同，那么 w^+ 大于 w^-，即当事件发生概率较小时，人们更看重收益发生的可能；当事件发生的概率 p 中等或较大时，如果发生收益和发生损失的概率相同，那么 w^+ 小于 w^-，即当事件发生概率中等或较大时，人们更重视损失发生的可能。

期望前景（expected prospect，EP）等于可能收益或损失的效用值（v）和该收益或损失发生时的心理概率（即决策权重）（w）的内积之和，可以表示为 $\sum_{i=-m}^{n} w_i v(x_i)$，然后比较各个选择的期望前景，选出期望前景值最高的那个选择。这就是前景理论所描述的人类风险决策行为的规律（CARTWRIGHT，2014）。

三、损失厌恶和禀赋效应

卡尼曼曾经设计过一个抛硬币的试验，由参与者抛掷一枚均质的硬币，如果正面向上，参与者将得到 150 美元的奖励；如果硬币反面朝上，参与者将会输掉 100 美元。这个赌局对于参与者而言，如果长期下注，一定是稳赚不赔的，因为硬币正反面朝上的概率相同，而正面朝上的奖励又大于反面朝上的惩罚。但在实际试验过程中，很多参与者拒绝参加，因为对大多数人来说，输掉 100 美元的惩罚带给其自身的痛苦程度要大于获得 150 美元所带来的快乐。

这就是损失厌恶（loss aversion），指的是人们对于损失的厌恶程度大于同等价值收益的喜好程度，意味着人们在决策中更倾向于避免损失，而不是追求同等价值的收益。即使获得的收益高于损失，人们也会倾向于避免损失。那么最少收益多少才能刚好弥补人们可能面临的损失呢？在卡尼曼的抛硬币试验中，答案是收益 200 美元（对应损失 100 美元）；后续研究也证明损失带来的负效用为正效用的 2～2.5 倍。这可以用值函数 $v(x)$ 来解释，损失区域值函数的曲线比收益区域值函数的曲线更加陡峭，即对于任意 $x_0 > 0$，都存在 $v(-x_0) < -v(x_0)$。损失厌恶也常常用于解释前文中所提到的"确定效应"，即人们会偏好确定的利润而不是可能带来更高期望收益但存在风险的投资机会。

损失厌恶被广泛应用于生活中。例如，很多咖啡店都会对自带杯顾客提供折扣。那为什么这些咖啡店不直接统一降低咖啡的价格，并对没有自带杯的客户多收一点咖啡杯的价格呢？这就是因为损失厌恶的影响。对于没有自带杯的客户而言，如果咖啡杯额外定价收费，比自带杯客户多付出的钱会被视为损失。损失厌恶也常用于解释人们为什么会看重沉没成本，因为人们往往会将沉没成本视为损失。

参照依赖和损失厌恶的共同影响产生了禀赋效应。何为禀赋？禀赋就是人们在进行决策时所拥有的东西。在对禀赋效应进行详细介绍之前，我们先看约翰·李斯特 2004 年在一个体育收藏卡展览会上进行的一项试验。

案例

巧克力与马克杯

李斯特在一个体育收藏卡展览会的门口招募参与者，参与者包括体育卡的经销商和非经销商两类，分别让其完成一个简短的调查，完成后他们可以选择一根巧克力或一个马克杯作为参加调查的奖励，巧克力和马克杯的零售价都是 6 美元。试验过程中对参与者进行分组，共 4 组（每组后括号内分别是该组别中非体育卡经销商和体育卡经销商最终选择巧克力作为奖励的占比）：

（1）调查结束后直接被分配一根巧克力作为奖励，并被告知可以换成马克杯（80%|45%）。

（2）调查结束后直接被分配一个马克杯作为奖励，并被告知可以换成巧克力（20%|42%）。

（3）调查结束后直接被同时分配一根巧克力和一个马克杯，但并被告知只能留下其中一个作为奖励（60%|50%）。

（4）调查结束后什么都没有被分配，被要求直接在巧克力和马克杯中挑选一个作为奖励（45%|42%）。

从试验结果可以看出，对于非体育卡经销商而言，手中已经有一根巧克力的参与者不愿意将其换成马克杯（组1），同样，手中已经有一个马克杯的参与者不愿将其换成巧克力（组2），而对于手中同时被提前分配巧克力和马克杯（组3）或什么也没有（组4）的参与者而言，他们的选择并没有表现出特别明显的偏好。这其实就是一种框架效应，组1和组2的参与者手中都被提前假定了奖励，以组1为例，参与者手中已经拿到了巧克力，尽管可能此时巧克力不属于他，但他会感觉到自己对巧克力的所有权，如果将其换成马克杯，换出的巧克力对其来说是一种损失，换来的马克杯对其来说是一种收益，根据损失厌恶，损失的权重大于收益，所以组1的参与者更不愿意将巧克力换成马克杯。我们将这种现象赋予一个专属名词——禀赋效应，即人们通常会高估自己所拥有物品的价值，这种高估往往会导致人们不愿意以低于其所认为的价值出售或交换这些物品（DIAMOND et al，2007）。

有意思的是，我们发现在李斯特的试验中，他将参与者分为经销商组和非经销商组，非经销商组的参与者间可以看到明显的禀赋效应，而在经销商组中参与者选择巧克力和马克杯似乎并没有明显的偏好（基本维持在1∶1的比例）。这其实也是禀赋效应存在的证据。如果参与者对市场和交易环境足够熟悉、有丰富的交易市场经验（即本试验中的经销商）时，禀赋效应有可能被消除。

根据禀赋效应可以推测，当人们手中已经有了一根巧克力时，让他们放弃这根巧克力所需要的钱会高于没有这根巧克力时愿意为巧克力所支付的钱，也就是说人们的接受意愿（willingness to accept，WTA）往往会高于他们的支付意愿（willingness to pay，WTP），人们更看重已经拥有的东西。

第二节　启发式认知理论

有时候一个看似简单的经济行为决策，实际上都是非常复杂的，其间需要经历很多的判断。例如，当你去超市买牛奶时，看着货架上一排排各种品牌规格的牛奶，你可能会陷入纠结。你会直接选择你之前经常喝的牛奶吗？你会尝试某款刚推出的牛奶吗？你会购买超市最近正在打折的特价牛奶吗？你会因为某款牛奶多送的小礼品而购买它吗？甚至你还会考虑你现在打算购买的这款牛奶下周会打折吗？别的商店会更便宜吗？

实际上，我们在购买牛奶时，并不会花太多时间去考虑所有的这些问题。大多数情况下，为了能够更快地作出决策，我们会直接选择经常购买的那款牛奶。这就是"启发式"（heuristic）的一个例子。简单来说，启发式认知偏向就是人们一般无法充分对涉及经济判断和概率判断的环境进行分析，所以在进行判断的过程中，会走一些思维捷径。刚才我们举的例子中"选择经常购买的牛奶"就是我们在购买牛奶时走的思维捷径（薛求知 等，2003）。

好的启发能帮助人们准确快速地作出决策，而启发式认知偏差（heuristic bias）是指人们在做决策或者处理信息时，由于使用了一些简化的启发式策略而导致偏差的现象。简单地说,就是我们在处理信息时,往往会采用一些简单而快速的心理规则快速作出决策或处理信息,但是这种方式容易导致我们作出错误的决策或信息处理的偏差。

接下来,我们将介绍4种最典型的启发式认知,分别是代表性认知(representativeness heuristic)、易得性认知(availability heuristic)、现状偏误(status quo bias)和锚定效应(anchoring effect)。

一、代表性认知

代表性认知最早由卡尼曼和特沃斯基提出,指人在确定事件概率时,往往会根据事件与其总体在本质特征上的相似程度去判断;换言之,就是在不确定情况下对事件发生的概率进行判断时,人们会简单地用类比的方法,基于样本或事物的相似性和代表性来判断事物或事件的概率或特征。人们基于样本的相似程度来判断一个事件或个体是否符合某个类别或群体的特征。如果一个事件或个体的特征与某个类别或群体的典型特征相似,人们往往会认为它属于该类别或群体,而忽略样本本身的真实概率或随机性。

在现实生活中,代表性认知随处可见。例如,当我们听到某个人说到"大卫是一个数学家,喜欢阅读哲学和古典音乐",我们可能会将大卫与我们头脑中"数学家"的典型形象进行比较,认为大卫很可能是一个有学问、智慧、深思熟虑的人,但是我们可能没有充分考虑到他的其他特征,比如他的职业、教育背景、兴趣爱好等。

代表性认知会影响人们对概率和风险的判断,具体来说,当我们认为一个事件或对象代表某一类别时,我们可能会低估或高估其发生的概率或可能性,从而做出不理性的决策。这种启发式还可能导致我们产生一些判断错误,比如忽视样本的基础概率,忽视随机性和抽样偏差等。

我们来看一个由卡尼曼和特沃斯基提出的基率忽视（base rate neglect）案例（贾斯特，2020）。

> **案例**

出租车的颜色

某地晚上发生了一场出租车肇事逃逸事故。据相关目击者称，肇事出租车为蓝色。该地共有两家出租车运营公司，其出租车颜色分别为绿色和蓝色。该地所有出租车中，绿色出租车占85%，蓝色出租车占15%。在相同能见度的情况下对该目击者进行测试，发现其能正确辨别颜色的概率为80%。请问这场事故中，出租车是蓝色的概率为多少？

卡尼曼和特沃斯基进行了多次实验，发现大多数参与者认为肇事出租车颜色为蓝色的概率是80%，也就是目击者在相同能见度条件下能够正确辨别颜色的概率。但很明显，这个问题是一个"条件概率"问题，很多参与者都忽视了该出租车本身为蓝色或绿色的基础概率。根据贝叶斯法则，在目击者认为是蓝色出租车的条件下该车是蓝色的概率为：

$$P（蓝色出租车／目击者认为是蓝色）$$
$$=\frac{P（目击者认为是蓝色／蓝色出租车）\cdot P（蓝色出租车）}{P（目击者认为是蓝色）}$$

在上述公式中，先验概率 $P（蓝色出租车）=0.15$，在出租车为蓝色情况下目击者能够正确辨认出为蓝色的概率为 $P（目击者认为是蓝色／蓝色出租车）=0.80$。

目击者指认出租车为蓝色的概率可以按以下公式得出：$P（目击者认为是蓝色）=P（目击者认为是蓝色／蓝色出租车）\cdot P（蓝$

出租车)＋P(目击者认为是蓝色/绿色出租车)·P(绿色出租车)＝
0.80×0.15＋0.20×0.85＝0.29。将以上结果代入原公式可得：

$$P(目击者认为是蓝色 / 蓝色出租车) = \frac{0.80 \times 0.15}{0.29} \approx 0.41$$

　　在该案例中,无非就两种情况,要么肇事出租车是蓝色的且目击者辨别正确,要么肇事出租车是绿色的但目击者辨别错误。我们发现,即使目击者在相同能见度条件下正确辨别出租车颜色的概率为80％,当我们将先验概率——即出租车为蓝色的基础概率是15％考虑进来时,真正肇事的出租车更有可能是绿色出租车(其概率约为59％),而不是目击者所指认的蓝色出租车。该案例就是经典的代表性认知对信念产生影响的例子,往往会导致人们夸大其认为的事件概率类似于所得数据的信念。

　　并不是代表性认知所导致的偏向都类似于基率忽视,有的影响与样本数量有关,即小数定律(law of small numbers):人们在处理小样本数据时会将其认为成处理大样本数据一样。在我们对样本数据进行处理时,样本的数量与真实数量越接近,统计结果的准确性和可信度越高,反之则越低。如果将小数量样本的结果等同于真实的结果,则会产生偏差。比如人们对某个选举的最终结果进行预测时,往往会很依赖早期投票形成的趋势。

二、易得性认知

　　易得性认知最先仍是由卡尼曼和特沃斯基提出,他们发现人们更倾向于认为那些容易被想起的事件发生的概率更高,而对那些难以想起的事件发生概率的估计更低。即人们在判断某个事件或情况的概率和频率时,会依据大脑中能够直接获取的信息作出决策,而不是全面考虑所有相关信息。该启发式思维很大程度上依赖于对可能事件或信息(如个人经验、记忆、媒体报道等)的了解程度和回忆起这些事件所必需的认知过程,最先回想起来的事件或信息往往会成为进行判断的依据。

例如,一个人在考虑是否要购买一份保险时,可能会询问周围的人或搜索互联网来了解相关的事故和事故发生的频率。如果人们在他们的记忆中有很多相关的案例,比如事故、医疗费用等,他们可能会认为这种风险很高,从而更倾向于购买保险。反之,如果人们在他们的记忆中没有太多相关的案例,他们可能会认为这种风险很低,从而更倾向于不购买保险。

易得性认知所导致的偏差往往有 4 个原因(薛求知 等,2003),分别是:

(1) 事件的可追溯性(retrievability of instances)导致的易得性认知偏差。具体而言,事件发生的频率、对事件的熟悉程度、事件的特异性(越罕见的事件越容易让人记住)和事件发生的时间都会影响人们的易得性认知。往往事件发生的频率越高、熟悉程度越高、越不同寻常以及发生的时间越近,易得性认知造成的影响越大。例如,在"9·11"事件发生后,受媒体铺天盖地的宣传和讨论的影响,短期内人们一度不敢乘坐飞机,在长途旅行中会倾向于选择汽车作为交通工具,其实飞机的事故死亡率是所有交通工具中最低的,汽车的事故死亡率反而更高。

(2) 被搜索集合的有效性(effectiveness of a search set)导致的易得性认知偏差。被搜索集合的有效性是指人们在作决策时所考虑的备选方案的数量和质量。如果备选方案的数量充足且质量高,那么人们会更有可能找到最优的方案。相反,如果备选方案数量不足或质量低下,那么人们会面临更大的困难,可能导致错误的决策。例如,一个人正在考虑要不要购买一辆新车,他所考虑的备选方案只有两辆车,而且这两辆车都是他的朋友曾经拥有过的。

如果这两辆车都没有遇到过什么问题,那么他就会认为这两辆车是可靠的,并且倾向于购买其中一辆。在这种情况下,人们的判断是基于有限的信息,而非全面的信息。如果这个人考虑的备选方案更多,他可能更有可能发现其他更好的选择。

（3）想象力（imaginability）导致的易得性认知偏差。当人们在对某不熟悉的事件发生频率进行估测的时候,会在脑海中借助相关信息对其形象地构筑并依靠想象力计算其发生频率。例如某地区历史上发生过几次地震,但发生频率并不高。然而,当人们被问及未来该地区地震的可能性时,他们可能会通过想象地震发生的情景来估计其发生频率。他们可能会想象地震时的房屋倒塌、人们惊慌失措的场景,这种形象化的构建使得地震事件在他们的脑海中更加突出和易于想象。结果,他们可能会高估地震事件的频率和概率。这种想象力导致的易得性认知偏差可能导致人们对风险的错误估计。

（4）幻觉相关（illusory correlation）导致的易得性认知偏差。人们倾向于错误地认为两个并没有实际关联的事物之间存在某种关系。这种偏差可能是因为人们过度关注那些与他们期望的模式相符的信息,而忽略了那些不相符的信息。这种倾向会导致人们产生一种错觉,认为这些不相关的事物之间存在一些关联。例如,在一些医学研究中,人们可能会错误地认为两种不相关的疾病之间存在关联性,只因为这两种疾病在某些特定情况下同时出现。这种幻觉相关可能导致医学研究的结果出现错误的关联性,并且可能导致错误的诊断和治疗方案。

三、现状偏误与默认选项偏误

1. 现状偏误　是指人们倾向于维持现有的状况,而不愿意做出改变,即使现有的状况在客观上可能不如其他选择或者在信息不完整的情况下，人们往往会选择维持现状、不作为或者坚持以前的选择，认为改变会带来一定的损失，因此不愿采取行动来改变当前状态。这种现象也被称为安于现状偏误。在一些情境中，尽管现有的环境发生改变，现状选项已不如优势选项，决策者仍然会忽视优势选项而坚持现状选项。现状偏误最早于 20 世纪 80 年代后期由经济学家威廉·萨缪尔森（William Samuelson）和理查德·泽克豪泽（Richard Zeckhauser）发现并命名，他们对此进行了大量的试验和研究，其中最著名的就是"哈佛大学教工健康保险计划选择"（贾斯特，2020）。

案例

哈佛大学教工健康保险计划选择

哈佛大学增加了可供员工选择的新的健康保险计划，每年教职工可以自由选择这一年度的健康保险计划。研究发现，对于那些继续任教的老教职工，仅有约 3% 的人改变了自己的健康保险计划，其他人仍选择继续使用之前旧的健康保险计划。而对于相应年度刚入职的新教职工，大部分都会选择新的健康保险计划。新老教职工选择参加新健康保险的比例差距非常大。

萨缪尔森描述了 3 个主要的现状偏误类别。第一类是来自误解的价值成本、避免遗憾或一致性驱动力的心理承诺。这种现状偏误可能是由于错误地考虑了沉没成本，试图在决策中保持认知一致性，试图保持自己的社会地位，以避免因作出错误决定而产生遗憾，或希望保持控制的感觉。第二类是在存在惯性和感知价值的情况下进行认知误解的现状偏误。这种现状偏误可能是由于人们对现状的习惯性认知和感知价值的高估，而低估其他选择的潜在价值。第三类是在存在过渡成本和感知威胁的情况下进行理性决策的现状偏误。这种现状偏误可能是由于人们对改变的成本和风险的过度关注,以及对现状的安全感和稳定性的过度重视,而不愿意采取风险更高的选择。

综上所述,现状偏误是一种常见的心理现象,对决策者的行为产生了深远的影响。了解现状偏误的机制和类别,可以帮助人们更好地认识自己的决策行为,从而更好地应对复杂的决策环境。

现状偏误起初是由经济学家在实验中证实存在的,但对这种现象的解释往往都是心理学的理论,包括损失厌恶、后悔理论等。损失厌恶和后悔理论是现状偏误最普遍的解释,在实验中证实并被广大研究者所接受(刘腾飞 等,2010)。现状偏误被认为是损失厌恶的外在行为表现,当个体面临选择的情况下,包括现状选项和其他选项,人们会将现状选项视作参照点,衡量改变现状获得的收益。在这种情况下,个体会对改变现状所产生的等量损失赋予更大的心理权重,因此往往会选择不作为。而后悔理论也可以解释人们的现状偏误,如果个体在过去的决策中体验到后悔的情绪,那么在以后的决策过程中会倾向于避免体验到这种情绪所带来的消极影响,进而使得个体获得的预期后悔量最小化(GRAHAM et al,1982)。根据后悔理论,人们在面临决策时会预测不同选择的后果,并在心理上对可能的后悔程度进行评估。当人们预期在改变现状后可能产生更多的后悔时,他们就倾向于保持现状,这种行为表现出现状偏误。当不利的结果是由作为导致的,那么行为人会很容易想象出不作为带来的结果;相反,当不利的结果是由不作为导致的,那么行为人会很难想象作为以后的结果。相较而言,不作为带来的后悔的情绪不会那么强烈,因此往往会选择不作为或者维持原有的决策。损失厌恶和后悔理论都是现状偏误最广为接受的解释,帮助人们理解现状偏误这一现象,也为医生对现状偏误现象的理解和改善奠定了基础。

2. 默认选项偏误（default option bias） 是现状偏误的一种特殊情况，指在面临选择时，人们更倾向于选择已经设定好的默认选项，而不是主动选择其他选项。在许多情况下，人们可能没有充分的信息或时间来作出最优选择，此时默认选项可能成为一种方便和有效的选择方式。此外，人们还可能对变化和风险感到担忧，从而更愿意选择已知的默认选项。

一个经典的案例是捐款选择。在一个慈善组织的捐款页面上，当默认选项是"不捐款"的时候，只有 10% 的访问者会捐款；但是当默认选项是"捐款 5 美元"的时候，捐款率会增加到 50%。这个案例说明了默认选项偏误的影响，人们更倾向于选择默认选项，而默认选项的设置可能会影响人们的捐款行为。

默认选项偏向在许多不同的领域中都有所体现。例如，在医疗保健中，如果患者没有明确表达他们的医疗选择，医生可能会按照默认选项进行治疗。在退休储蓄计划中，如果雇员没有主动选择投资方案，他们可能会被自动分配到默认选项的方案中（左根永，2022）。

默认选项偏误可能有多种原因。首先，它可以减少人们需要作出决策的时间和精力。因为默认选项已经被预设，人们不需要花费额外的精力来作出选择。其次，它可以降低选择的风险和不确定性。因为默认选项已经被明确指定为"正常"或"标准"的选择，人们可能会感觉更加安全和可靠。

然而，这种偏见也可能导致人们作出不太理性的选择，因为他们没有考虑其他可能的选择或选择的后果。例如，如果默认选项是一个不太适合某人的治疗方案，他们可能会因为默认而接受该治疗方案，而忽略了其他更好的选择。

此外，默认选项偏向可以应用于设计"助推框架"，以帮助人们更好地进行决策，具体将在本章第五节"框架效应和助推理论"中阐述,在此不再赘述。

四、锚定效应

我们先来看两道数学题(安格内尔,2021):

  a. 计算 $1\times2\times3\times4\times5\times6\times7\times8$;
  b. 计算 $8\times7\times6\times5\times4\times3\times2\times1$。

当一群高中生被要求分别在 5 秒钟内回答出以上两个问题时,他们对于 a 问题给出答案的平均值为 512,b 问题给出答案的平均值为 2250(正确答案是 40320)。这两道题目在数学上其实是等价的,一个是升序排列,一个是降序排列,但同一批高中生给出的答案差距却非常大。因为给出的时间非常有限,所以参与者只能跳过很多计算步骤,先推算一个值再加以调整。a 问题是升序排列,前几个数字较小,b 问题是降序排列,前几个数字较大,在估算时,参与者会受到这前几个数字的影响然后给出自己的估计值,这也是 a 的估计值小于 b 的原因。

在这个问题中,前几个数字就是"锚点",一个已知信息(即"锚点")对于人们后续的判断和决策产生的影响就是锚定效应。锚定效应是指人们往往在面对决策时会依赖一个已知的、最初的信息,从而影响他们的判断和决策。

在日常生活中,当一个商品的价格被降低时,人们往往会更愿意购买它,因为原价格成了购买这个商品的"锚点"。相反地,如果一个商品的价格被提高了,人们可能会认为它太贵而不愿意购买。因此,在销售中,商家会使用折扣、促销等手段,将商品价格与其他商品或相对价格做对比,从而在顾客心中留下一个合理的锚点,进而增加商品的销售量。我们常提的"讨价还价"也可以用锚定效应来解释,例如在买东西时,商家先锚定一个高价,然后在客户还价的过程中慢慢地将价格降下来,让客户觉得比较便宜,提高客户购买的可能性。

第三节　心理核算和享乐型编辑理论

我们可以先设想以下两个情境:

> **情境1:**
>
> 今天你打算去看一场电影,票价是 10 美元。在你准备出发时,你发现自己钱包里遗失了 10 美元。现在你是否打算继续去看这场电影?

> **情境2:**
>
> 今天你打算去看一场电影,并于昨天已经花 10 美元买好了电影票。在你准备出发时,你发现电影票遗失了,如果今天还想去看这部电影,你就必须再花 10 美元买一张新的电影票。现在你是否打算继续去看这场电影?

上述两个不同的情境源自特沃斯基和卡尼曼 1981 年进行的一项调查,调查结果显示,在情境 1 下有 88% 的人会选择继续去看这场电影,在情境 2 下只有 46% 的人会继续看这场电影。容易看出这两种情境下的回答都是不理性的。根据货币的可替代性(fungible)理论,如果消费者认为货币是可替代的,其很容易在不同用途之间进行转移,之前的支出不会影响现期支出。那么在这两种情境下,损失都是 10 美元,然而为什么人们作出的反应却是不同的呢？

　　这是因为在现实生活中，货币并非如传统经济学假设的那样具备完全可替代性。消费者在日常生活中经常需要对不同来源的收入和不同物品上的支出进行决策安排。为了更好地理解这些决策过程，我们引入心理核算（mental accounting）这一概念。类似于会计中的复式记账过程，人们会在头脑的分类账户中对自己的收入和支出进行记账，这样的分类账户被定义为心理账户（mental account）。

　　心理核算是一种对货币和交易进行分组归类并决策的理论。它指出人们在决策时往往不是根据钱的真实价值，而是根据钱的来源和用途进行区分。这种不同来源和用途的钱被视为不同的心理账户，每个账户的钱在心理上被视为独立的，因此人们会对不同账户的钱有不同的看法和决策。其核心思想是人们在进行决策时，将资金划分为多个账户，每个账户都有自己的预算和目标。此外，人们还可能将支出账户、储蓄账户、旅游账户等视为不同的账户，每个账户的钱都有自己的用途和预算。这样就允许人们对物品分开决策，从而简化决策过程，避免将所有的交易放在一起考虑，得出最优消费组合（CARTWRIGHT，2014）。

　　例如，人们一般会创建两个账户，分别是支出账户和储蓄账户，将每个月的工资按一定比例分配进这两个账户中，这两个账户中钱的来源可能是相同的，但在人们心中这两个账户支出的途径是完全不同的。支出账户可能会用于日常的娱乐、房租、餐饮等；储蓄账户更适用于长期持有资金以供日后购买更昂贵的物品，例如房子、汽车等。因此，人们即使花光了支出账户中的所有钱，也不愿意将储蓄账户中的钱转入支出账户，在进行日常生活支出决策的时候往往只考虑支出账户而完全忽视储蓄账户的存在。

基于心理核算理论,我们再来看上述两个不同的情境,人们心中可能有两个不同的账户,分别是"电影账户"和"零钱账户"。遗失的 10 美元现金会被归类进"零钱账户"的损失,而遗失的那张价值 10 美元的电影票则会被归类进"电影账户"的损失。因此,丢失 10 美元现金对"电影账户"没有任何影响,不会将这笔支出归入"电影账户",也不影响人们继续去看电影这一决策,大多数人还是会继续支付 10 美元去看这场电影,他们有可能会在别的地方节省这 10 美元,以使得"零钱账户"里的余额控制在原本相对平衡的位置。相反,电影票的丢失会影响到"电影账户",会让人觉得如果继续选择去看电影,则需要额外支付 10 美元,这样看一场电影就花了 20 美元,大多数人为了能够平衡"电影账户"会选择放弃看电影。

类似于复式记账中的借和贷以及借贷平衡,人们在进行心理核算时,也会将每个事件编码为收益或损失,同时根据每个人的偏好和不同的账户设置一个相应的参照点,参照点的设置决定了该事件是被记为收益还是损失。接下来,我们将深入讨论人们在进行心理核算时"记账"的过程和方式,即享乐型编辑(hedonic editing)理论。

在此之前,我们需要先一起回顾一下在前景理论中讨论过的值函数。值函数的组成一般包括两个效用函数,分别是收益函数 $u_g(x)$ 和损失函数 $u_l(x)$。如图 2-3 所示,在收益域,值函数曲线是凹的,此时收益的边际效用递减,即收益的第 1 个美元比收益的第 100 个美元在边际上能够令人感觉更加愉快;在损失域,值函数是凸的,此时边际痛苦递减,即损失的第 1 个美元比损失的第 100 个美元在边际上更加痛苦。同时,由于损失厌恶的存在,在损失和厌恶的分界点附近(即原点附近)曲线存在弯折,损失曲线的斜率要远远大于收益曲线的斜率。

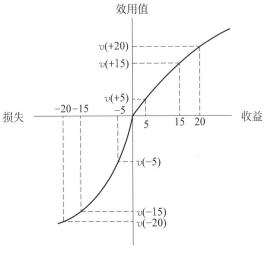

图 2-3 值函数曲线图实例

在进行心理核算时,需要确定某个事件的值函数,然后再按照收益还是损失归入相应的账户。我们借用在讨论参照点时提及的值函数 $v(x)$,比如当收益 10 美元时,我们将其记为 $v(10)$,损失 10 美元时,我们将其记为 $v(-10)$,此时参照点均默认为 0。我们仍然以看电影为例来模拟心理核算过程。

💡 **情境 3:**

你今天准备去看电影,根据之前的经验,你计划花 10 美元买电影票,花 3 美元购买一桶爆米花。到了影院后你发现影院近期进行了一次统一提价,现在一张电影票的价格为 25 美元,一桶爆米花的价格为 8 美元。因为家距离电影院较远且你非常想看某部正在上映的电影,于是你仍然按原计划买了一张电影票和一桶爆米花。

情境 4：

你今天准备去看电影,根据之前的经验,你计划花 10 美元买电影票,花 3 美元购买一桶爆米花。到了影院后你发现影院近期进行了一次统一降价,现在一张电影票的价格为 7 美元,一桶爆米花的价格为 2 美元,你仍然按原计划买了一张电影票和一桶爆米花。

在第 3 种情境下,电影票和爆米花产生的花费都比预期要多,以原本预期支付的金额为参照点,这两笔花费相对于参照点都产生了损失,分别为 $v(-15)$ 和 $v(-5)$。 如果你心想"首先,为买电影票花了太多钱了,然后为买爆米花又花了太多钱",很明显,你自己内心是将这两笔费用分开看的,可能会分别记入不同的心理账户,如"电影账户"和"小食账户",这两笔损失给你带来总的体验就是 $v(-15)+v(-5)$,可以表示成图 2-3 中 $v(-15)$ 和 $v(-5)$ 这两点。如果你心想"这次出来花了太多钱了",你的内心将购买电影票和爆米花多出来的两笔钱看作都是因为外出所引起的,那么你会将这两笔损失整合起来看,带给你的总的体验就是 $v(-20)$,可以表示成图 2-3 中 $v(-20)$ 这一点。因为损失区域的函数是凸的,所以将两笔损失分开看相加后的效用损失会比整合起来看更小,即 $v(-15)+v(-5)<v(-20)$。 因此,相比分离两项损失的人来说,整合两项损失会减少效用的损失,改善其状况(安格内尔,2021)。

在第 4 种情境下,电影票和爆米花产生的花费都比预期的要少,仍以原本预期支付的金额为参照点,这两笔费用的变化相对于参照点都产生了收益。对于收益而言,情况与损失情况恰恰相反。买电影票产生了 3 美元的收益,买爆米花产生了 1 美元的收益,根据值函数收益域的曲线来看,因为曲线是凹的,所以将收益分开看获得的效用更大,会令人感觉更快乐,即 $v(3)+v(1)>v(4)$。

基于以上第 3、4 种情境,我们不妨来设想第 5 种情境——某人在经历了一些损失的同时也经历了一些收益。比如,电影票的价格下降了 2 美元,而爆米花的价格上涨了 2 美元。如果我们将这两次经历整合起来看,则得到的效用为 $v(2-2)=v(0)$;如果将这两次经历分开看,则得到的效用为 $v(2)+v(-2)$。因为存在损失厌恶,值函数损失域的斜率大于收益域,2 美元损失带来的痛苦会>2 美元收益带来的快乐。在这种情况下,人们往往倾向于将这两次经历进行整合以改善其状况。但如果损失和收益不能恰好抵消,则是将事件分离还是整合更有利于效用最大化,需要结合具体情况进行分析,但一般来说,人们会倾向于在大额收益中抵消或删除小额损失。

编辑型享乐理论讨论的就是心理核算过程中收益和损失的整合与分离问题,人们会策略性地选择去分离或整合事件以获得更大的效用。总的来说,常见有以下 3 种情况:

(1) 面对多项收益时,人们倾向于分离收益来最大化效用。

(2) 面对多项损失时,人们倾向于整合损失,即将其视为一笔损失来最大化效用。

(3) 当同时面对损失和收益时,分离或整合需要结合具体情况进行分析,但一般来说会倾向于将小额损失视为对某项收益的抵消,如果损失恰好等于收益,则会将事件进行整合。

第四节　跨期选择和自我约束理论

斯坦福大学曾经做过这样一个试验:

> **案例**

斯坦福棉花糖试验

该试验于 20 世纪 60 年代由心理学家沃尔特·米歇尔（Walter Mischel）领导的团队进行。具体步骤如下：研究者将一名幼儿单独放在一个房间里，桌子上摆放着一份棉花糖，并告诉幼儿如果他能够等待一段时间不吃掉这个糖，那么他将会得到第二个糖作为奖励。实验者随后离开房间，观察幼儿能否控制自己的欲望，等待更长时间来获得更多的奖励。研究结果表明，大部分幼儿很难克制自己的欲望，很快就吃掉了棉花糖。只有少部分幼儿可以坚持等待更长的时间，最终获得了更多的奖励。

这个试验很好地证明了自我约束问题的存在，即人们往往会选择立即获得满足感，而不是等待更长的时间以获得更大的回报。

自我约束问题（self-control problem）又称自我控制问题，是指人们在面临决策时，难以坚持自己的长期目标，而选择短期的即时满足。这种行为与理性选择相违背。这个概念与行为经济学中的"双曲线折现模型"（hyperbolic discounting）、"即刻满足的偏好"（preference for immediate gratification）等概念类似。自我约束问题的起源可以追溯到古代哲学家的思考，如亚里士多德提出的"节制"和"贪婪"等概念。不过，这个问题在现代行为经济学和心理学领域得到了更为深入的研究。

行为经济学认为，自我约束问题是由于人们的偏好不稳定性和时间偏好的不一致性导致的。人们在面临选择时，往往更关注即时满足而忽略长期利益。心理学中的"自我冲突理论"则认为，自我约束问题是由于人们内部存在不同的动机和目标，导致人们难以坚持自己的长期目标而偏向于即时满足。

举个例子,考虑一个人面临减肥和吃甜品之间的选择。如果这个人长期的目标是减肥,那么他可能会选择避免吃甜品并坚持健康的饮食习惯;如果这个人的时间偏好更倾向于即时的满足,那么他可能会选择吃甜品,忽略自己的长期目标。这种选择是由于自我约束问题导致的,因为这个人难以坚持自己的长期目标而偏向于即时满足。

马修·拉宾(Matthew Rabin)根据人们对自我约束问题的意识程度,将自我约束问题分为 3 类,分别是成熟型、幼稚型和偏幼稚型。成熟型是指这类人能够完全意识到自身存在的"自我约束问题",并能够准确预测未来的行为;幼稚型是指这类人完全无法意识到自身存在的"自我约束问题",对未来行为的预测也是错误的;偏幼稚型是指能够意识到自身存在的"自我约束问题",但会低估其对自身决策造成的影响。为了更形象地描述自我约束问题对人的决策造成的影响,我们可以在贴现效用模型(discounted utility model)中引入行为变量 β,来描述人偏好的不稳定性,也可以理解为自我约束问题的程度(薛求知 等,2003)。

自我约束问题(偏好不稳定)的贴现效用模型可以表示为:

$$U^t(u_t, u_{t+1}, \cdots, u_T) \equiv u_t + \beta \sum_{i=t+1}^{T} \delta^{i-t} u_i$$

公式中为恒等号。其中 U^t 包括即期在内的未来各期效用贴现到第 t 期的效用总和,u_i 表示第 i 期的效用,T 表示要计算跨期收益的最后一期,δ 表示贴现率,人们跨时期的贴现率是恒定的。

从自我约束问题的贴现效用模型可以看出,当存在自我约束问题时($\beta < 1$),意味着将来的效用对目前而言更加小,人们对即期的消费偏好大于对未来的消费偏好,也就是会存在倾向于现在就

消费掉未来东西的心理。同时，可以引入 $\hat{\beta}$ 来表示人意识到自身存在自我约束问题的程度：

如果一个人的偏好是稳定的话，则可以表示为：$\beta = \hat{\beta} = 1$。

如果一个人属于成熟型自我约束，则可以表示为：$\beta = \hat{\beta} < 1$。

如果一个人属于幼稚型自我约束，则可以表示为：$\beta < \hat{\beta} = 1$。

如果一个人属于偏幼稚型自我约束，则可以表示为：$\beta < \hat{\beta} < 1$。

下面，我们可以通过一个案例来更好地理解该模型。

案例

八喜和哈根达斯冰激凌的跨期选择

小阳有两款喜欢的冰激凌，分别是八喜和哈根达斯冰激凌。这两款冰激凌小阳都很喜欢，但相比之下，小阳更喜欢八喜冰激凌。这两个品牌都将在年中大促销期间推出半价折扣，但哈根达斯冰激凌的活动在 3 天后，而八喜的活动将在 7 天后。

我们以 u_t 来表示小阳不同时期的效用值，当下 $t=1$,3 天后 $t=2$,7 天后 $t=3$,同时这两种冰激凌品牌在不同时期带来的效用可以表示为：

哈根达斯：$u_1 = 0$, $u_2 = 6$, $u_3 = 0$。

八喜：$u_1 = 0$, $u_2 = 0$, $u_3 = 8$。

假设此时 $\delta = 1$, 且 $\beta = \dfrac{1}{2}$。 当 $t = 1$ 时，即当下小阳的效用函数是 $U^1(u_1, u_2, u_3) = u_1 + \dfrac{1}{2} u_2 + \dfrac{1}{2} u_3$, 此时选择哈根达斯冰激凌的效用值是 $\dfrac{1}{2} \times 6 = 3$, 选择八喜冰激凌的效用值是 $\dfrac{1}{2} \times 8 = 4$。

所以就目前而言，小阳更想在这次大促销活动中选择国货八喜冰激凌。

随着时间推移来到 3 天后$(t=2)$，小阳的效用函数变成了 $U^2(u_2, u_3) = u_2 + \dfrac{1}{2}u_3$，此时选择哈根达斯冰激凌的效用值是 6，选择八喜冰激凌的效用值是 $\dfrac{1}{2} \times 8 = 4$，所以当时间来到 3 天后时，小阳会更倾向于当时就选择哈根达斯冰激凌来囤货，而不是再等 4 天购买八喜冰激凌。

这个例子很好地展现了(δ, β)是怎么导致自我约束问题并对人的决策产生影响的。尽管小阳在 t_1 时期会有耐心等待，选择自己更喜欢的八喜冰激凌；但当他来到 t_2 时期，购买冰激凌的决策就在眼前时，小阳又无法很好地约束自己，从而作出了次佳的决策，以追求即时的满足。

因此，小阳在 t_1 时期选择等待购买八喜，在 t_2 时期面临选择时他选择了哈根达斯。我们将 β 引入分析模型中，可以来测量小阳处在 t_1 时期时如何预测自身在 t_2 时期的选择。在 t_1 时期时，小阳会认为其在 t_2 的效用函数自我预测值为 $\hat{U}^1(u_1, u_2, u_3) = u_2 + \hat{\beta}u_3$。在小阳的自我预估中，如果 $\hat{\beta} < \dfrac{3}{4}$，则他认为自己在 t_2 时期会选择哈根达斯冰激凌，即此时他能够较为准确地预测自己跨时期选择；反之，如果 $\hat{\beta} > \dfrac{3}{4}$，则他会认为自己在 t_2 时期依然会选择八喜冰激凌，即此时小阳错误地认为自己的偏好在跨时期选择中不会发生逆转。

在现实生活中，$\hat{\beta}$ 的大小取决于不同的选择环境，也就是说，同一个人在不同的环境中其意识到自我约束问题的程度可能会有所不同。

第五节　框架效应和助推理论

在了解框架效应之前,我们先来看一下这两组不同的问题:

问题 1：

某种突发疫情可能会导致 600 人丧生,目前有两种可行的疫情应对方案,并能对两种方案进行科学准确的预测,结果如下:

若采取 A 方案,则 200 人能够得到治愈。

若采取 B 方案,则有 1/3 的概率这 600 人全部获得治愈,2/3 的概率这 600 人全部丧生。

你会如何选择?

当首次向实验参与者提出这个问题时,有 72% 的人选择方案 A,28% 的人选择方案 B。

问题 2：

某种突发疫情可能会导致 600 人丧生,目前有两种可行的疫情应对方案,并能对两种方案进行科学准确的预测,结果如下:

若采取 C 方案,则会导致 400 人丧生。

若采取 D 方案,则有 1/3 的概率没有人丧生,2/3 的概率这 600 人全部丧生。

你会如何选择?

当首次向实验参与者提出这个问题时,有 22% 的人选择方案 C,78% 的人选择方案 D。

可以发现,除了表述方式存在差别外,选项 A 和选项 C、选项 B 和选项 D 本质上是一样的,但人们选择的偏好却截然不同。这种现象可以用卡尼曼和特沃斯基在 20 世纪 80 年代提出的框架效应解释。当一个问题选项的表述方式尤其是该选项被表述为收益或损失时,往往会影响人们的偏好和选择,这时就会产生框架效应。在上述两个问题中,选项 A 和选项 B 表述均是可能挽救的生命数量,即在收益框架内加以显示;而选项 C 和选项 D 则表述为可能丧生的生命数量,即在损失框架内加以显示。

后来,在框架效应的基础上,理查德·塞勒(Richard Thaler)和凯斯·桑斯坦(Cass Sunstein)在其著作中进而提出了"助推理论"(nudge theory)这一概念(CARTWRIGHT, 2014)。他们在著作中这样解释:

> "助推",就我们使用的术语而言,是指选择架构中的任何一个方面,在不禁止任何选项或显著改变人们的经济激励的情况下,以可预测的方式改变人们的行为。要被视为纯粹的"助推",干预必须容易且廉价地实施。

那我们为什么需要"助推"框架? 一般是基于 4 个理由,分别是:①决策者面临着一个非常复杂的选择,无论是否聪明,都很容易出错;②决策者几乎没有经验或机会去学习什么是最好的;③相对来说,决策者不知道应该怎么选择;④决策者存在"自我控制"问题,可能不能作出自己所希望能够作出的选择。总结来说,需要"助推"的原因包括减少复杂性(将复杂的选择结构化)、创造体验(提供反馈)、改善信息(理解映射),并解决偏见问题(默认设置、激励措施和预期错误)。

为了更有效地使用"助推",塞勒和桑斯坦提出了六大助推架构原则：

1. 激励措施（incentives） 这一原则指出，在助推中使用激励措施可以对人们的行为产生影响。激励措施可以是奖励或惩罚，通过提供或取消特定的奖励或利益，以促使人们采取特定的行为。例如，给予金融奖励或优惠券来鼓励人们购买特定产品或采取特定行为。

2. 理解映射（understanding mapping） 理解映射是指将信息以易于理解和对个体有意义的方式呈现。人们更容易理解具体的、与他们现实生活相关的信息。例如，在能源消耗上，向人们展示实际的能源使用成本，而不仅仅是抽象的数字，可以帮助他们更好地理解和比较能源的使用量。

3. 默认设置（default setting） 默认设置是指在人们不主动选择时，系统或环境中预设的选项。这一原则认为默认设置对人们的选择有重要影响，因为大多数人倾向于接受默认选项。例如，将器官捐赠设置为默认选项，以增加器官捐赠的比例。

4. 提供反馈（providing feedback） 这一原则指出，给予人们关于他们行为后果的反馈信息可以影响他们的决策和行为。反馈可以是实时的、明确的信息，帮助人们更好地理解他们的行为和结果。例如，通过能源监测系统向用户提供实时的能源使用情况反馈，激励他们减少能源消耗。

5. 预期错误（expect error） 这一原则认为人们在决策中常常犯错，并容易受到心理偏差的影响。了解这些错误和偏差，可以通过设计助推来纠正或使其影响最小化。例如，通过提供明确的指南、简化选择过程，帮助人们避免决策中的常见错误。

6. 复杂选择的结构化（structuring complex choices） 这一原则指出，在面对复杂的选择时，将选择结构化为更小的、可管理的部分可以帮助人们做出更好的决策。例如，将复杂的投资选择分解为不同的阶段或标准,让人们逐步理解和比较不同选项的优缺点。

这些助推架构原则提供了一套指导,以在政策制定、产品设计和行为改变等领域中更有效地利用助推来引导人们做出更好的决策。通过应用这些原则,可以影响人们的行为选择,同时保持他们的自由和自主权。

下面,我们通过一个案例来更好地理解"助推"策略的设计。

> **案例**

退休储蓄计划助推

在美国,雇主通常为员工提供退休储蓄计划,称为 401(k) 计划。在该计划中,员工可以选择将一部分工资直接存入一个免税的投资账户中,以用于退休储蓄。然而,研究表明,许多人不愿意选择存入 401(k) 账户,这样就可能导致他们在退休时面临财务困境。

为了解决这个问题,学者们提出了一个"助推"措施,即将默认设置更改为自动将一部分工资存入 401(k) 账户。这意味着,员工不需要采取任何行动就会开始储蓄,但他们也可以选择更改或停止这个默认设置。这项措施的有效性已得到证实,自动参与率远高于手动参与率。例如,一项研究发现,在一家公司实施了这个助推措施后,401(k) 计划的参与率从 65% 增加到 95%,储蓄率也显著增加了。

这个案例体现了助推理论的核心思想,即通过改变选择架构中的默认设置和其他因素来帮助人们作出更理智的决策,而不是通过强制或改变经济激励措施。同时,这个案例也展示了如何使用框架效应的原则,例如默认设置和结构化选择,来设计有效的助推措施。

最后,我们来尝试探讨一下"助推理论"和"框架效应"两者之间的差异与联系。

助推理论和框架效应是两个与心理学和行为经济学密切相关的概念。它们都涉及先前的经验和信息对人们思维和行为的影响,但它们的表述方式和研究方向略有不同。

助推理论是指先前的某个刺激(如某个词语、图像或音频)对后续行为或思维产生的影响。这个概念源于人类记忆的潜意识和自动化处理机制,也就是说,助推作用是一种无意识的思维过程,通过先前的体验和知识,激活相关的神经网络,使得相关的概念更容易访问和处理。在实际应用中,助推效应可以被用来影响人们的消费行为、政治态度等方面。

框架效应是指信息被以不同的方式呈现时,对人们思维和行为的影响不同。具体来说,相同的信息被不同的表述方式呈现出来,会导致人们做出不同的决策。框架效应的研究重点在于,如何通过不同的表述方式来影响人们的决策,比如将风险描述为"20％的概率失败"或"80％的概率成功"。

这两个概念之间的联系在于,它们都涉及先前的经验和信息对人们思维和行为的影响。助推理论的研究可以为框架效应提供理论基础,因为助推效应可以使人们更容易访问和处理相关的概念,从而影响他们对框架信息的反应。而框架效应的研究可以为助推理论提供实证证据,因为框架效应可以通过不同的表述方式来操纵先前的经验和信息,从而影响人们的助推效应。

第六节　社会偏好理论

传统经济学中"经济人"的两个最鲜明的特征分别是完全理性

和自私的。在之前的行为经济学理论介绍中，大多更着重强调人的有限理性这一特质；另外证据也表明，现实生活中的大多数人并不是"完全自私"的，或者说会存在"关注他人"的现象。比如，每年都会有大量的慈善家捐款给各种慈善机构，在现实生活中会有人嫉妒自己的同事工资比自己的更高。诸如此类，如果一个人的效用依赖于另一个人的效用，那我们就说存在社会偏好（social preferences）或相互依赖偏好（interdependent preferences）。

在 1997 年行为经济学家科林·凯莫勒（Colin F. Camerer）首次完整提出社会偏好这一概念，之后许多学者对社会偏好的概念进行了不同角度的阐释。总的来说，社会偏好本质上是指社会主体关注他人收益或行为的倾向。2006 年，恩斯特·费尔（Ernst Fehr）和沃伦·施密特（Warren H. Schmidt）将社会偏好分为 3 类，分别为利他偏好（altruistic preferences）、互惠偏好（reciprocal preferences）和公平偏好（fairness preferences）。这种分类也成为之后人们对社会偏好最常用的一种分类方式。

社会偏好理论的发展，对于理解社会交互和社会决策的行为经济学分析具有重要意义。接下来我们将着眼于行为经济学研究的另一个分支——人们是如何因为在自己的偏好中融合他人行动或福利而偏离标准经济模型的，分别介绍利他偏好、互惠偏好和公平偏好。

一、利他偏好

利他偏好是指个体对他人福利的偏好或关注程度，即个体愿意为了他人福利而牺牲一定程度的自身利益。在行为经济学中，利他偏好通常被解释为个体的社会效用函数中包含了对他人福利的加权考虑，即个体的效用函数不仅取决于自身获得的收益，还取决于他人获得的收益。这种加权考虑可以体现为对他人收益的正向偏好，也可以体现为对他人损失的负向偏好。

利他偏好的具体形式和程度可以因人而异，也受到环境和文化等因素的影响。在行为经济学研究中，利他偏好通常会通过实验和调查等方法来测量和分析，以便更好地理解人们的社会行为和决策。

在深入了解利他偏好之前，我们先来看一个经典案例。

案例

独裁者博弈

利他偏好的发展主要源于行为经济学和实验经济学这两大领域的交叉发展，一般用实验的方法来证明利他偏好的存在，而最常见的就是以独裁者博弈（dictator game）为基础的实验。在独裁者博弈中，会涉及两个参与者：提议者（proposer）和接受者（receiver）。在实验开始时给予提议者一笔钱，让其按照自己的意愿在自己与接受者之间进行分配，在自己保留了一部分金额后，接受者得到剩下的金额。在这个实验中，用经济模型解释，提议者要在 $x + y = w$ 的约束下求解：

$$\max_{x,\,y} U(x,\,y)$$

其中，w 是实验初始总的资金总额，x 是提议者保留的金额数量，y 是接受者得到的金额数量。如果提议者不存在利他偏好，即在自己的偏好中完全不考虑接受者的福利，则 $U(x,\,y) = u(x)$，此时问题得解为 $x = w$。如果在分钱时 $y > 0$，则说明提议者一定从分钱给接受者的过程中获得了正效用，就可以证明存在利他偏好。

最著名的独裁者博弈是罗伯特·福塞思（Robert Forsythe）所进行的一系列实验，在其中一轮实验中他召集了 24 对参与者，每两人分为一组，并被给予提议者与接受者的角色。提议者被要求在自己与接受者之间自由分配得到的 10 美元,二人位于不同的房间,二人都无法确定对面与自己配对的玩家身份。实验结束后,得到的转移支付的数量分布如图 2-4 所示。

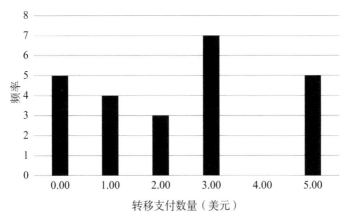

图 2-4　独裁者博弈中转移支付的频率分布

可以发现,在这 24 个"独裁者"(提议者)中,仅有 5 个人拿走了全部的 10 美元,同样有 5 个人在自己和接受者之间平均分配了这 10 美元,说明这 5 个人对其他人消费价值的评价近似等于对自己消费价值的评价,其他实验参与者都给一个未知的陌生人分配了一定数量的钱。通过这个结果,可以证明在没有其他约束条件下,人们会倾向于考虑他人的福利或偏好。

假设存在决策者 P(即案例中的提议者)和其他人 Q(即案例中的接受者),$u_p(\cdot)$ 表示决策者 P 的效用函数。该函数中包括两个或两个以上的影响因子(贾斯特,2020)。若 x 是 P 所得,y 是 Q 所得,则在利他偏好模型中,P 的效用函数可以表示为 $u_p(x \cdot y)$。同时,y 是 x 的函数,表示为 $y = v(x)$,进而 P 的效用模型可

以写成 $u_p[x \cdot v(x)]$。在具有利他偏好的决策者身上,u_p
($\cdot$,$\cdot$)是 $v(\cdot)$ 的增函数,此处第一个变量可以视为是决策者 P
自己消费的效用,第二个变量则可以视为是来自其他人福利影响
产生的效用。

当然,并不是所有决策者 P 都会从其他人 Q 身上获得正效
用,$u_p(\cdot$,$\cdot)$ 也有可能是 $v(\cdot)$ 的减函数,P 的效用会随着 Q 所
得的增加而减少。当 P 的效用函数为 $u_p(x, y) = \sqrt{x} - \sqrt{y}$ 时,就
会出现这种情况,此时称 P 是嫉妒的(envious)。这一现象在现实
生活中其实很常见,比如一辆油电混合动力车主会从不断上涨的
油价中收获满足感。虽然油价的上涨也会不同程度地损害油电混
合动力车主的利益,但是当他得知身边纯油汽车车主的油费增长
得比自己更多时,他从其中获得的效用会超过自己因油价上涨导
致效用的降低部分。

很显然,嫉妒是利他偏好的对立面。在经济研究中,具备利他
偏好的人往往分为 3 类,分别是部分利他主义者、罗尔斯主义者和
功利主义者。

部分利他主义者是指那些自身的部分效用是有关于他人所得
的函数,例如他们的父母、朋友和仰慕者等,他们的效用函数除了
与自身所得正相关外,还正相关于这些人所得,他们愿意作出部分
实际牺牲来改善父母、朋友和仰慕者这些人的处境,比如 $u_p(x,$
$y) = \frac{3}{5}\sqrt{x} + \frac{2}{5}\sqrt{y}$ 这个函数说明的就是这种关系。亚当·斯密
也曾指出:"在某些人的人性中可能还存在一些原则,促使他关心
他人命运,将别人的幸福作为自己的利益所在。"

罗尔斯主义者的定义源于约翰·罗尔斯(John Rawls)对正义
论的解读:社会秩序的建立应该考虑社会中最不幸的那部分人的
存在。如果用 $\sqrt{x}$ 表示每个人从消费 x 中获得的效用,则罗尔斯

主义者的效用函数可以表示为 $u_p(x, y) = \min(\sqrt{x}, \sqrt{y})$。根据该函数可以看出,罗尔斯主义者的利他偏好在某种程度上可以表述为对"公平"的偏好。

功利主义者则更加追求个人消费所带来效用总量的最大化,即最大化 $u_p(x, y) = \sqrt{x} + \sqrt{y}$。

当然,这里提及的 3 类行为人并未涵盖所有具有利他偏好行为人的情形,只要任何行为人能够从他人的私人消费中获得自身效用的增长,就可以称之为具有利他偏好。

现在我们回头再看"独裁者博弈"这一案例,我们将博弈中可能会出现的每种分配情况以及各类人群在每种分配下最终获得的效用列在表 2-1 中。

表 2-1 独裁者博弈中各类人群在不同分配下获得的效用

支付(x, y)	参与者 P 的效用函数$u_p(x, y)$				
	$\sqrt{x}$	$\sqrt{x} + \sqrt{y}$（功利主义者）	$\sqrt{x} - \sqrt{y}$（嫉妒者）	$\min(\sqrt{x}, \sqrt{y})$（罗尔斯主义者）	$\frac{3}{5}\sqrt{x} + \frac{2}{5}\sqrt{y}$（部分利他主义者）
10 美元,0 美元	**3.16**	3.16	**3.16**	0.00	1.90
9 美元,1 美元	3.00	4.00	2.00	1.00	2.20
8 美元,2 美元	2.83	4.24	1.41	1.41	2.26
7 美元,3 美元	2.65	4.38	0.91	1.73	**2.28**
6 美元,4 美元	2.45	4.45	0.45	2.00	2.27
5 美元,5 美元	2.24	**4.47**	0.00	**2.24**	2.24
4 美元,6 美元	2.00	4.45	−0.45	2.00	2.18
3 美元,7 美元	1.73	4.38	−0.91	1.73	2.10
2 美元,8 美元	1.41	4.24	−1.41	1.41	1.98
1 美元,9 美元	1.00	4.00	−2.00	1.00	1.80
0 美元,10 美元	0.00	3.16	−3.16	0.00	1.26

可以看出,当支付为(10美元,0美元)时,提议者P自己获得的效用最大,嫉妒者更偏好这种情况。当支付为(5美元,5美元)时,罗尔斯主义者和功利主义者更偏好该情况。可以看出,部分利他主义者比功利主义者更加稍微注重自己的私人效用,所以部分利他主义者更偏好(7美元,3美元)这一支付情况。结合图2-4可以看出,支付为(7美元,3美元)的也是实验中频率最高的,这说明部分利他主义者在人群中相对来说更普遍。

二、互惠偏好和信任

在前文中我们介绍了"独裁者博弈",在理解"互惠偏好"之前我们再来看看另一种博弈类型——最后通牒博弈(ultimatum game)。

案例

最后通牒博弈

与"独裁者博弈"游戏规则基本一致,会涉及两个参与者:提议者和接受者。在实验开始时给予提议者一笔钱(同样假定为10美元),让其按照自己的意愿在自己与接受者之间进行分配。与独裁者博弈不同的是,响应者(即接受者)可以选择接受或者拒绝提议者的分配方案。如果响应者接受方案,则双方各自获得相应的金额;如果响应者拒绝方案,则双方都不会获得任何钱。例如,提议者提议给响应者3美元,自己留下7美元,如果响应者接受则双方获得相应的分配金额,如果此时响应者选择拒绝,则两个人一分钱都得不到。

行为经济学家凯莫勒经过大量实验并对其结果进行分析后发现,实验中提议者给予响应者的金额中位数通常是总金额的40%~50%。但会有极少数提议者只愿意让出不到10%的金额,也有极少数人愿意让出超过 51% 的金额。结果表明,当提议者选择让出的金额是 40%~50% 时,响应者很少拒绝;但当提议者选择让出的金额低于 20% 时,有一半的响应者会拒绝这一方案,导致最终双方一无所获。

针对最后通牒博弈案例,我们不妨作一些假设。如果提议者在最开始的时候,只能在(7 美元,3 美元)和(5 美元,5 美元)两种方案中进行选择(前者指留给自己的金额,后者指分配给响应者的金额),那么响应者在已知本有这两种选择方案的情况下,如果提议者选择了(7 美元,3 美元),响应者就很有可能拒绝这一分配。如果提议者最开始的两种方案分别是(7 美元,3 美元)和(10 美元,0 美元),响应者就会有极大的可能接受(7 美元,3 美元)这种分配方案。

这种结果似乎与上一小节所提到的任何一种社会偏好函数都不相符,这是因为在假设的情境下,响应者并不仅仅根据博弈的最终结果作出决定,同时也会受到提议者意图的影响(DIAMOND R. et al, 2007)。当提议者选择按(7 美元,3 美元)分配而不是(5 美元,5 美元)分配时,响应者会认为其具有不良意图;当提议者选择按(7 美元,3 美元)分配而不是(10 美元,0 美元)分配时,响应者会认为其具有良好意图。这时候就可以用互惠(reciprocity)或互惠偏好(reciprocal preferences)对其进行解释。人们往往愿意去奖励那些具有良好意图的人,即积极互惠(positive reciprocity);倾向于去惩罚那些具有不良意图的人,即消极互惠(negative reciprocity)。

互惠的定义在行为经济学中相对来说较为宽泛,是指在面对他人行动时所作出的反应。因此,针对有良好意图的人会采取积极互惠,对具有不良意图的人则会相应采取消极互惠。他人的行动被定义为良好意图还是不良意图并没有明确的限制，在很大程度上取决于自我的主观感受。例如，在商场进行购物时，如果售货员对顾客始终保持微笑接待，那顾客买下东西的可能性会大大增加。虽然微笑并没有给顾客带来什么实质性的效用，但会让顾客认为售货员很乐意为自己服务，即其具有良好意图，因此顾客会更愿意采取积极的互惠型回报。类似地，如果一个人一直讽刺挖苦我们，即使我们是一个有礼貌且儒雅的人，也会产生想要讽刺挖苦对方的强烈想法，这就是消极互惠。

互惠这一概念还经常用在信任博弈（trust game）中。

> **案例**

信任博弈

信任博弈最早可以追溯到乔伊斯·伯格（Berg Joyce）、约翰·迪克哈特（Dickhaut John）和凯文·麦凯布（McCabe Kevin）3 人开展的用来测量信任的经典实验。在实验中，参与者被随机分配进两个不同的房间，相应地将其称为"发送者"和"接受者"。最初，发送者和接受者都被给予 10 美元，发送者被告知他们可以拿出 10 美元中的任意金额随机并匿名送给接受者，这笔送给接受者的金额会增大 3 倍。在此基础上，接受者可以选择将增大金额后的任意比例再返还给与其配对的发送者。

我们在前面将互惠定义为面对他人行动时所作出的反应，在某种程度上，信任（trust）与互惠在定义上有一定的重合，可以将信任理解成他人在进行与我们自己有关的决策时的反应，这种反应对我们可能是有利的也有可能是不利的。我们往往可以用互惠偏好和利他偏好来对信任和上述的信任博弈进行解释：当发送者具有利他偏好时，他会选择将自己 10 美元中的一部分送给接受者；

当接受者具有互惠偏好时,他会在收下增大 3 倍的金额后选择返还一定的比例给发送者,在此过程中,双方就构成了对双方均有益的信任。信任往往是经由双方之间重复的交互和声誉而构建起来的。比如,我们通过朋友圈的微商购物,通常是提前付款,然后再等待收货。在第一次购买时,我们会表现得比较担心或焦虑,怀疑自己在付款后商家是否会正常发货,该微商是否是骗子,在收到第一次购买的货物且较为满意后,自己则会与微商之间形成一种无形的信任。

三、公平偏好

在讨论互惠偏好时,我们曾假设最后通牒博弈中提议者要求在(7 美元,3 美元)和(5 美元,5 美元)两种方案中做出选择。如果提议者选择了(7 美元,3 美元)这一方案,接受者会有极大的可能拒绝这一分配方案,尽管拒绝后双方都无法获得任何金额。针对这一现象,我们除了可以解释为这是接受者对不良意图所采取的消极互惠之外,还可以用公平偏好理论对其进行解释。

公平偏好(fairness preferences)是指在面临不公平对待时,人们宁愿放弃自己原本可以获得的利益,也要去惩罚那些使自己获得不公平对待的人,这种现象也可以称为不公平厌恶(inequity averse)。在最后通牒博弈的假设中,如果接受者接受(7 美元,3 美元)这一分配,其至少会获得 3 美元,但大多数接受者会选择拒绝这一分配,因为这么做可以使提议者同样毫无所获,对其进行惩罚。

通常,公平偏好可以分为平等偏好和公正偏好。平等偏好指个体倾向于资源平等分配的倾向。个体更倾向于将资源或奖励均匀分配给每个参与者,而不考虑他们的贡献或其他因素。这种偏好常常体现在资源公平分配和收入平等化的愿望上。公正偏好指个体关注按照一定的标准或规则进行资源分配的公正程度。个体更关注资源分配是否公平、合理和符合公认的规则或标准。公正偏好涉及对贡献、需求、努力或其他相关因素的考虑(FALK et al, 2008)。

我们通过以下案例来更好地理解平等偏好与公正偏好之间的区别。

案例

平等偏好与公正偏好

平等偏好：假设有两个朋友小明和小刚,他们决定平分一块蛋糕。如果小明切割蛋糕并分给两个人相等的部分,这符合平等偏好的原则。在这种情况下,如果小明将蛋糕不平等地切割,并给自己更大的一份,即使这块蛋糕是由小明出资购买的,小刚可能会感到不满和不公平,因为他期望平等地分享。平等偏好强调的是通过自愿的绝对平等分配来实现公平。

公正偏好：假设有一个社区需要决定如何分配紧缺资源,例如有限数量的医疗设备。在这种情况下,一个个体可能持有公正偏好,他们认为资源应该根据特定的标准进行分配,而不仅仅是平等分配。例如,个体可能主张资源应该根据需要进行分配,给予那些需要最多的人。这种公正偏好关注的是根据一定的标准或规则进行资源分配,以实现社会上的公正和效益最大化。

以上案例突出了平等偏好和公正偏好的不同。平等偏好强调资源分配的平等性,认为人们应该平等地分享资源,而公正偏好更注重基于一定标准或规则进行资源分配,以实现社会上的公正和效益最大化。

📖 主要参考文献

［1］CARTWRIGHT E. Behavioral economics ［M］. 2nd ed. London: Routledge, 2014.

［2］DIAMOND P, VARTIAINEN H. Behavioral economics and its applications ［M］. Princeton, NJ: Princeton University Press, 2007.

［3］FALK A, FEHR E, FISCHBACHER U. Testing theories of fairness-intentions matter ［J］. Games Econ Behav, 2008,62(1):287－303.

［4］GRAHAM L, ROBERT S. An alternative theory of rational choice under uncertainty ［J］. Econo J, 1982,(368):805－824.

［5］埃里克·安格内尔. 行为经济学通识[M]. 贺京同,徐璐,译. 2版. 北京:中国人民大学出版社,2021.

［6］薛求知,黄佩燕,鲁直,等. 行为经济学:理论与应用[M]. 上海:复旦大学出版社,2003.

［7］左根永. 行为健康经济学:理论、方法与慢性病管理应用[M]. 北京:中国健康传媒集团,2022.

［8］大卫·R.贾斯特. 行为经济学[M]. 贺京同,高林,译. 北京:机械工业出版社,2020.

［9］刘腾飞,徐富明,张军伟,等. 安于现状偏差的心理机制、影响因素及应用启示[J]. 心理科学进展,2010,18(10):1636－1643.

第三章

行为经济学在健康领域的应用

前面章节探索了行为经济学的起源、发展和基本理论。我们了解到，人们在作出决策时受到情感、认知和社会因素的影响，而行为经济学则提供了一种更全面、更准确地理解这些行为背后动因的视角。行为经济学可以使我们能够更好地理解人类决策的复杂性，为实现个体和社会的健康目标提供更有效的方法和策略。本章将探讨行为经济学在健康领域的应用，分别介绍其在慢性病（简称慢病）管理与健康行为、健康饮食、疫苗接种和健康保险4个领域的应用。

第一节探讨行为经济学在慢病管理与健康行为领域的应用，包括如何设计激励措施、改善医患沟通和提高患者依从性等方面，以便更好地帮助患者改善健康行为、管理疾病。第二节聚焦于行为经济学在健康饮食领域的应用，包括设计有效的健康食品选择、促进健康饮食的干预措施和克服心理障碍等方面，以便促进健康饮食习惯的形成和维持。第三节关注行为经济学在疫苗接种领域的应用，提升公众疫苗信心，解决疫苗犹豫。第四节研究行为经济学在健康保险设计和管理领域的应用，包括激励机制的设计、消除信息不对称和解决选择困难等方面，以促进个体医疗保险决策。

通过本章内容，我们将探索行为经济学在健康领域中的应用，为读者呈现出它在实际健康场景中的具体应用和效果。了解行为经济学在慢病管理、健康饮食、疫苗接种和健康保险等领域的应用，将为我们提供指导个体健康决策和公共卫生实践的有力工具。这些应用不仅能够帮助个体改善健康行为和决策，还有助于提升整个社会的健康水平和公共卫生效果。

第一节　行为经济学与慢病管理和健康行为

　　慢病给个人、家庭、社会以及医疗卫生系统带来了日益沉重的巨大负担，成为医疗费用快速上涨的主要因素。随着生物医学研究发展，出现了许多慢病防控措施，但慢病的治疗与管理需要患者紧密合作，激励患者长期坚持预防或治疗方案，才能实现有效的慢病管理，达到健康改善的目的。慢病除了临床治疗外，还需要患者长期坚持服药，改善饮食习惯、锻炼等健康行为。服药依从性和健康行为很大程度上取决于患者的自我管理，需要采取措施激励患者产生积极的健康行为改变。因此，针对性地制定有效的慢病管理方案，在慢病管理中变得越来越重要。

　　临床医生通常会作出以下假设，即患者将采取理性行动，以最大限度地改善自身健康。然而，患者可能并不总是我们想象中的理性行为者。传统医疗模式专注于管理特定的疾病，而不是管理患者。事实证明，在慢病治疗方面过于依赖传统医疗模式既昂贵又无效，因为许多人可能同时患有多种慢病，患者自我管理病情的能力也会因此削弱。传统医疗模式的局限催生出一种新的慢病管理模式，即"患者-医生伙伴关系"。该模式既包括医生对慢病患者自我管理方面的协作治疗和教育，也包括患者在医生指导下对自身疾病的严格管理和服药依从。然而，患者很多时候未能根据医生建议有效地进行自我病情管理，往往导致不必要的医疗服务利用和不良健康结局。

如何促进慢病患者选择健康的生活方式一直是一大难题。医生试图说服慢病患者不要吃高盐食物、不要吸烟、不要喝酒，要多锻炼、保持良好心情，但很多患者难以做到。医生也会劝阻很多老年慢病患者不要购买无用的保健品，但收效甚微。基于古典经济学理性人假设下形成的传统干预策略，比如劝说、提醒或患者教育等在改善患者依从性和治疗结果等方面收效甚微（HAYNES et al，2008）。劝说、提醒或教育等干预虽然能对疾病有一定影响，但却不一定影响患者的自我效能。"自我效能"是指患者对自身能力的主观感知，高自我效能对慢病管理很重要，有研究发现高自我效能可以预测非裔美国人能否更好地实现高血压自我管理（DU et al，2010）。

慢病管理取决于患者和医生的共同行为。这种行为容易受到许多内在和外在的影响，包括情感、根深蒂固的认知偏见和抵抗理性影响的启发式认知。行为经济学融合了心理学和传统经济学的原则，以理解和解释人类行为，可用于推动医生与患者共同参与制定和执行合理的医疗决策。行为经济学理论可以帮助制订很多慢病管理的策略，例如借助损失厌恶、前景理论、框架效应、助推等理论对患者的健康行为进行干预。这些策略对于参与公共卫生工作的医疗机构和临床医生均具有重要的参考价值。下面从健康生活方式、药物和治疗依从性、治疗和健康体检决策、慢病管理目标设定4个方面介绍行为经济学理论的应用。

一、健康生活方式

据世界卫生组织（WHO）报道，包括吸烟、饮食不良和缺乏运动在内的行为风险因素约占慢病诱因的80%。定期锻炼可以极大降低成年人慢病风险，然而大多数成年人锻炼并不积极，很少人满足了每日所需的运动量来保持健康。锻炼是一种受多种因素影响的复杂行为,缺乏锻炼是慢病管理领域需要解决的问题之一。对许多成年人来说,锻炼的"成本"(如时间、锻炼后疲劳感)非常大,以至于他们从不锻炼。例如,"现状偏误"是指以牺牲长期福祉为代价,仅关注眼前利益而采取行动的倾向;换句话说,与将来的利益相比,人们更关注眼前的成本和收益,其对决策产生更大影响。对体育锻炼来说,"成本"是在当下经历的;而收益(如健康、更有吸引力的外表)被推迟,导致大部分人喊着"明天多锻炼"却很少采取行动。根据行为经济学理论,增加锻炼的即时奖励(如通过提供现金或代金券等经济激励)可能会增加人们的锻炼倾向。以下是利用行为经济学相关理论对健康生活方式进行干预的部分案例。

(一) 损失厌恶

损失厌恶是指对于同等数量的收益和损失,人们感受到的效用是不相等的,人们往往更加厌恶损失以避免遗憾或后悔带来的痛苦。这一理论通过预先承诺机制、无法实现健康目标的遗憾彩票等机制,可以应用在减肥、戒烟、治疗药物成瘾等行为干预中。首先承诺将会给予人们一定数额的金钱或彩票,但是如果没有实现健康行为目标则扣除承诺金额或者不予兑现彩票,利用人们对损失的厌恶来引导人们坚持健康行为、实现健康目标。在一项戒烟的干预研究中(VAN DER SWALUW et al, 2023),研究人员为参与者提供实现无烟目标的遗憾彩票,在彩票开奖日之前告知他们中奖情况并且提示需要在规定日期内没有吸烟才能获得奖品,利用他们对损失的厌恶以达到戒烟的目的。

损失厌恶原则也曾被应用于一项减肥的随机干预试验中(PATEL et al, 2016),该干预试验旨在增加超重或肥胖成年人的每日步数(至 7 000 步)。参与者被随机分配到 3 组:①对照组;

②接受收益框架激励组；③接受同等金额的损失框架激励组。对照组的参与者每天只收到反馈。接受收益框架激励组中，达到7 000步目标的参与者每天可以得到1.4美元的奖励或者有资格每天抽奖。接受同等金额的损失框架激励组中，参与者在每个月的开始都获得了42美元（相当于整个月每天1.4美元），这些钱存在他们可以监控的虚拟账户中；每过一天，未达到7 000步目标参与者的账户中将被扣除1.4美元。研究结果发现，与对照组和接受收益框架激励组相比，接受同等金额的损失框架激励组实现7 000步目标的频率更高。因此，尽管损失框架激励组在激励金额上与收益框架激励组相同，但损失框架激励组在促进健康行为目标实现方面更为有效。这种损失厌恶策略增强了激励策略的效力。

（二）默认值助推

将健康的方式设定为默认选项，可以促进人们的健康生活方式。一项研究，通过改变办公桌的默认设置（即坐立办公桌被放置在站立高度而不是坐姿高度）以鼓励久坐的上班族以站立姿势使用办公桌。研究结果表明，办公桌被调整到站立高度后，站立工作的意图显著增加（VENEMA et al，2018）。

（三）社会规范助推

人们的行为受到社会规范（social norm）观念的强烈影响，调整这些观念是一种改变行为的简单而有效的方法。在社会规范理论中，描述性社会规范在健康行为领域的应用较多。通过告诉不经常运动人群当地的平均体育活动频率，可以提高这类人群的运动水平（ARIELY et al，2003）。需要注意的是，对于不同人群，社会规范的"平均值"是不同的，需要根据人群特征进行调整。例如，孕妇和老年人等群体受到环境和身体素质的限制，适用于一般人群的体育锻炼频率对他们来说并不合理，所以需要通过宣传同一群体（而非一般人群）中平均锻炼频率或者典型锻炼达人的故事，来促进孕妇和老年人等群体的锻炼行为。

二、药物和治疗依从性

药物和治疗依从性低已被确定为实现有效慢病管理的主要障碍。不依从药物和治疗措施，会导致患者身体状况变差、住院率提高、死亡率增加，给医疗系统带来额外的经济负担。慢病治疗依从性研究处于国际学术前沿，需要利用行为经济学理论解决由于慢病患者思维或心理障碍所造成的不遵医嘱行为。

（一）损失厌恶

在以色列某诊所进行的一项横断面研究中（SIMON-TUVAL et al, 2016），研究者使用问卷来评估糖尿病患者的治疗依从性、风险偏好、动机、自我效能、冲动、对疾病和治疗过程的看法等。研究发现，追求风险的患者往往糖尿病治疗依从性较低。因此，可以通过评估患者对风险的态度来确定患者中的风险寻求者，为这些追求风险的患者量身制定策略以改善他们的治疗依从性。

一项随机临床试验从医院招收了 130 例急性冠状动脉综合征住院患者（RIEGEL et al, 2020），他们出院时均被开具阿司匹林且需要自己管理药物，被随机分配到按照损失厌恶原则设计的干预组或常规治疗组。干预组采取损失厌恶原则进行设计，如果参与者每天服药就有资格获得每月 50 美元的补助，但是错过一次服药每天将被扣除 2 美元；对照组则没有补助。为了测量干预效果，所有参与者都会收到一个电子监测药瓶，其中包含 90 天的阿司匹林供应量，用于测量患者的阿司匹林用药依从性，按使用电子监测设备服用的处方药的比例进行计算。研究结果显示，90 天后按照损失厌恶原则设计的干预组的用药依从性仍然很高，但是对照组的依从性显著下降（两组用药依从性的中位数：90% $vs.$ 81%），并且干预组的再住院率低于对照组（13% $vs.$ 24%）。基于损失厌恶理论,对于可以获得 50 美元机会的干预组成员来说,会规避错过一次服药就被扣除 2 美元的损失,从而提高急性冠状动脉综合征患者的阿司匹林用药依从性。

（二）提醒系统助推

根据助推理论,可以设置由医务人员、志愿者或社区成员实施的提醒系统,以提高患者预约后实际就诊的频率,提醒通常以对患者进行家访、电话、短信和电子邮件的形式开展（LIU et al,2014）。以结核病治疗为例,活动性结核病患者需要 6 个月的治疗时间,但是有些患者很难坚持完成整个疗程。一项泰国的结核病用药依从性研究显示,无论是在患者预约前以电话或信件形式进行的提醒,还是在患者错过预约后以电话、信件或家访形式进行的提醒,患者实际去医疗机构就诊的频率和结核病治疗完成率都更高（AKHTAR et al, 2011）。作为低成本的行为经济学干预措施,提醒系统可以有效提高患者的预约后就诊依从性。

（三）社会规范助推

描述性社会规范利用社会压力鼓励或劝阻他人采取特定行动;在药物依从性领域,如果患者的依从性程度被告知给另一个人,那么患者更有可能坚持服药。向个人提供有关他人正在做什么的信息可以成为有效的激励因素,特别是对药物依从性低的人来说,当他们了解到其服用药物等行为低于平均水平时,可能会感到必须改善药物依从性并采取措施改变其行为。一项坦桑尼亚的研究（MCCOY et al, 2017）从社会规范角度出发,设计一张互动海报作为干预措施,以激励艾滋病病毒感染者参加诊所预约,并从药房领取抗反转录病毒疗法的药物。互动海报设计出创造性的视觉反馈,允许患者将他们的坚持行为与在同一诊所就诊的其他人进行比较,从而激发患者坚持就诊的动机。该海报暗示参与者按照预约及时就诊是规范的行为。研究显示,通过海报干预,患者更有可能在下个月接受之后的抗反转录病毒治疗。另外，当一个患者因坚持治疗获得贴纸并被张贴在海报上时，其他患者发现时对该患者的认可同样会引起该患者的自豪感和社会支持感，从而进一步增加其治疗的依从性。

三、治疗和健康体检决策

（一）框架效应

框架效应包括收益损失框架等，收益框架激励措施可能适用于鼓励采用一种新的健康生活方式行为，而损失框架激励措施可能适用于鼓励避免消极长期后果的行为（如采用癌症筛查）。

为了提高居民心血管风险评估等健康检查的参与率，英国一项研究设计了两种不同的健康检查邀请信（SALLIS et al，2016），以检验哪种邀请信效果更好。该研究纳入了 3 511 例患者，将他们随机分组，通过邮件分别发送两种不同的健康检查邀请信。对照组使用标准的健康检查邀请信模板；干预组在标准模板基础上对邀请信进行优化，通过缩减字数、减少阅读复杂性，使用心血管指南上的语言和具体陈述增强指导性，在邀请信中添加一块可撕纸条供患者记录健康检查日期和地点，并要求将其贴于冰箱上以提示患者参加健康检查。研究结果表明，与标准邀请信组相比，优化的邀请信组即干预组中患者的健康检查率增加 4.2%。可见，基于信息框架效应对邀请信进行低成本的小幅改进便可改善健康检查参与率。

（二）跨期选择

根据跨期选择理论，人们更愿意治疗急性病这种更为紧迫的健康威胁，而低估管理慢病带来的长期益处。高血压、糖尿病等慢病可能长期处于无症状阶段，对生活质量没有明显影响，但关注管理这些疾病的长期获益是非常重要的；相反，患者低估这类慢病的中长期风险反而会得不偿失。

　　许多临床医生已经认识到需要解决慢病管理中的跨期选择，在行医过程中会提及并强调慢病和相关健康行为带来的短期和长期后果，以努力推动患者采取健康行为。研究表明，如果临床医生将患者的注意力集中在通过特定的低成本行动（即坚持治疗）获得的更直接的好处上，可能会更有效。在一项针对印度低收入工人的研究（SOMAN D et al，2010）中，在工资信封上贴上孩子照片会使工人的储蓄金额增加 15％。贴上孩子照片这一措施能够提醒工人，从长期角度来看，与立即将工资花费出去相比，现在将工资储蓄起来可以改善孩子的未来生活以及应对未来风险。另外，以高血压控制为例，目前的偏见可能表现为患者对治疗即时成本的关注过多（如药物不良反应、频繁就诊成本），但对不太明显的长期益处反而认识不足。为提高高血压病患者的治疗积极性，临床医生可能不会告诉患者他们在治疗后未来 20 或 30 年的长期健康获益，而是告诉患者治疗的短期获益："如果您定期服药并使血压恢复正常，未来 4 年内再次卒中的概率将下降 28％"（PROGRESS COLLABORATIVE GROUP，2001）。临床人员可以通过观察慢性病患者侧重于即时的疾病风险还是长期疾病风险，以确定不同的干预方案，提高患者医疗决策。

四、慢病管理目标设定

　　自我效能低（即对控制疾病能力的信心较差）的患者往往会产生更糟糕的健康结果。使用"目标即参考点"的策略将总目标分解为若干子目标，患者可以将子目标作为参照点进行锚定，这样的目标分解可以提高慢病管理的自我效能，最终使患者达到自认为无法实现的总目标（HEATH et al，1999）。人们越接近实现目标，就越努力，因此将总目标分解为若干更可能实现和更接近的子目标通常会增加患者的行动动机。这种锚定效应在慢病管理中非常有效，并且容易实现。例如，一个将总目标设定为 20 磅的减肥计划，可以分解为 5 磅、10 磅、15 磅的中间目标。同样，如果血压控制的最终目标是每天服药并检查血压以及将血压降低到 140/90 毫米汞柱以下，将最终目标划分为大部分时间按时服药、经常测量血压、逐渐实现血压下降的次级目标，那么高血压控制可能更容易实现。目标分解方法也可以应用于锻炼目标的实现，"偶尔锻炼一次"是合理的第一步，实现这一子目标会是一种成功的体验（从而提高自我效能），然而在单一大目标的背景下，"偶尔锻炼一次"这样的成就可能被认为是一种损失并失去锻炼动力，因为最终目标尚未实现；因此，在目标分解方法下，人们将会逐渐增加锻炼频率。

总之，行为经济学相关理论可以用于指导慢病管理和健康行为改善，能够起到很好的效果。慢病管理远非例行公事，影响患者行为以实现慢病控制是一项具有挑战性的复杂工作。研究慢病管理的行为干预，借助一些基于行为经济学的干预工具，可以帮助患者实现持续的慢病管理目标。如果这些新的行为工具被证明是有效的，虽然它们的使用需要投入大量时间对服务提供者进行培训和教育，并指导其对患者进行复杂的认知干预，但它们最终将对社会产生很大的成本效益。

第二节　行为经济学与健康饮食

饮食与人们身心健康息息相关。健康饮食为身体提供充足营养，增强免疫力，促进心血管健康，降低疾病风险。健康饮食还有助于维持身心平衡，减少情绪波动，促进心理健康。而不合理饮食则会带来诸多健康问题，如过度摄入高热量、高脂肪和高糖的食物会导致肥胖。不合理饮食也可能导致血脂异常，增加罹患动脉粥样硬化和冠心病的风险。然而，饮食行为是一个复杂的决策行为，不合理饮食处处存在，需要研究以促进健康饮食。

行为经济学认为，人类有两套决策系统：系统 1 被称为启发式系统，这套系统有快速、思考较少等特点，往往依靠直觉和经验来开展决策；系统 2 被称为分析系统，这套系统有速度较慢、需要付出较多努力等特点，往往需要对获取的信息进行精加工和分析（孙彦 等，2007）。人们在饮食决策过程中，往往主要调用的是系统 1，即启发式系统。例如，一项午餐选择实验中，研究人员为实验者提供午餐的选项并追踪实验者整个选择的过程，研究结果表明：人们在选择午餐时不会对午餐的全部信息进行分析和处理，而是只对自己最关注的特性进行评估，即人们在食物选择过程中往往依赖使用启发式思维（SCHULTE-MECKLENBECK et al, 2013）。如果人们对于选择的事物有足够了解，那么系统 1 的直觉判断能帮助人们快速处理信息，从而产生卓越的决策行为；如果人们缺乏相关知识或经验，单纯依靠系统 1 进行决策时往往较为困难，容易出现偏离理性的决策。

理性决策认为，人们在认识到合理饮食和健康的关系后，会选择对健康有益的食物；或者即使选择了不健康食物也会在详细权衡后进行理性决策，详细权衡利弊得失以健康损失风险来换取其他方面的收益（比如碳水快乐）。实际上，人们摄入食物时往往会被外界环境所影响，这种外界影响有时甚至是无意识的，并且尽管人们在摄入食物时会依靠自我控制以调整饮食决策，但自我控制往往会消耗掉很多精力和意志力，人们在此情况下会更倾向于选择系统 1，这就容易导致饮食行为和理性决策之间出现偏差。行为经济学强调人们决策过程中的认知偏差，即理性决策模型的系统性偏离（KAHNEMAN 2002）。这些无意识的偏差是导致人们出现偏离健康饮食的重要原因,因此很多学者以此引入行为经济学干预措施。本节重点综述行为经济学在健康饮食领域的应用,剖析人们非理性饮食行为出现的原因,提供基于行为经济学设计饮食干预措施的依据。

一、启发式

饮食决策往往是由启发式系统 1 主导的,这种启发式往往是以较少的信息、依靠经验作出的快速决策。因此,应该为公众构建更适合饮食决策的环境,从而帮助他们在付出较少努力、不过度占用自我控制资源的前提下,作出更健康的饮食选择。基于启发式的干预措施往往是为公众提供潜在健康选择的线索,以引导公众作出合适健康的饮食决策。相较于传统上依靠耗费有限的自我控制资源抵制美食诱惑,启发式线索的干预能够有效将系统 1 主导的“食物冲动”的对象转变为健康食物,以达到健康饮食的目的。例如,在一项食物选择实验中,为实验者提供健康食物启发式的选择线索(比如以往人群中选择健康食物的比例),人们在低自我控制情况下选择健康食物的比例要高于高控制力情况,这反映出针对启发式系统 1 的干预可以影响人们对于健康食物的选择(SALMON et al, 2014)。另外,为消费者单纯提供食物的能量数往往比较抽象难懂,而通过形象化比喻把能量数描述成通过需要多少运动才能消耗掉(即运动当量),这样的干预效果往往也要好得多(BLEICH et al, 2012)。

二、现状偏误和默认选项设置

行为经济学表明,出于对改变现状后潜在损失的厌恶和后悔情绪的规避(NICOLLE et al, 2011),人们在决策过程中往往有安于现状的倾向,即不愿意主动寻求改变(MICELI et al, 2022),这导致人们更倾向于选择设定好的默认选项或者以前习惯的选择。尽管现在人们的饮食选择和食物种类很多，但还是出现很多饮食因素导致的慢病和亚健康状态，这在很大程度上与外界食品的供应相关。由于市场化和利润驱使，食品工业倾向于为人们提供口感好、分量大、快速获得的食物，如肯德基、麦当劳等快餐，这导致人们会更多地选择外界环境提供的默认选项，因为默认选项本身也是一种潜在的推荐。为了促进合理饮食，决策者可以根据默认选项设置原则，将健康饮食设置为默认选项，帮助人们更好地作出饮食选择。一项研究在会前向参会者发送邮件，分别告知会议提供的默认午餐是素食或非素食自助两项中的一个；研究发现，在默认选项为非素食自助餐时仅有 2％ 的人选择了素食选项，而在默认选项为素食自助时高达 87％ 的人选择了素食选项（HANSEN et al，2021）。同样，可以改善饮食套餐的默认食物，在饮食套餐中以水果来代替高热量的油炸食品作为默认食物，能够提高水果消费的比例，促进膳食纤维、维生素的摄入（ANDERSON et al，2021）。

三、框架效应

框架效应是指等价信息的不同表述方式，即通过表述的差异以促使决策倾向发生变化，属于非理性偏差的一种（LEVIN et al，1998）。框架效应包括属性框架效应、损益框架效应等多种形式。属性框架效应的一个例子是，同一块牛肉可以有两种不同表述——含有 75％ 瘦肉；或者含有 25％ 肥肉。听众会认为前者的口味要更好，尽管这两种表述表达的是同一个概念。在健康领域研究得更多的是损益框架，即将等价信息以损失或者收益的形式表述时会对决策产生不同影响，损失框架往往比收益框架更能促使消费者行为改变。损益框架的一个典型例子是，在香烟包装上印刷可怕的图案,告诫人们吸烟的危害。在食盐摄入方面,描述多盐饮食的健康危害作为损失框架比收益框架更能有效降低食盐摄入,促进低盐饮食(VAN'T RIET et al, 2010)。食品的包装标签和颜色也会潜在影响人们的选择,例如低糖食物以绿色作为标注,高糖食物以红色作为标注,这样人们对于食物的健康感知就会产生改变(SHAN, 2022)。框架效应的影响会因消费者本身认知而有所差异,食品认知较少的消费者更容易受到框架效应的影响。框架效应可以帮助设计食品或消费品标签以实现健康促进,具有重要的政策参考价值(HAWKES et al, 2015)。

从行为经济学角度研究健康饮食,能够帮助理解人们的饮食决策过程,包括认知偏差、决策系统以及非理性行为。行为经济学揭示了单纯基于理性判断的干预措施是存在不足的,需要制定适应人类决策系统、符合人类直觉的干预措施,促进人们摄入健康食物以促进健康。启发式、现状偏误、框架效应、损失厌恶等行为经济学的概念,可以帮助理解人们在饮食决策过程中的非理性偏差,并以此为依据设计出诸多有效的干预措施。人们的饮食决策是一个复杂的过程,将行为经济学引入健康领域具有巨大的潜在价值,在研究基础上制定切实可行的干预措施和策略,能够提高社会整体的健康水平。

第三节　行为经济学与疫苗接种

作为预防性公共卫生措施,疫苗与药品不同,具有典型的正外部性属性。外部性指一个人或一群人的行动和决策使另一个人或一群人受损或受益的情况,使其受益则为正外部性,使其受损则为负外部性。疫苗的正外部性体现在,大多数人接种疫苗后会形成免疫屏障，进而对尚未接种的人提供间接的保护效果。对这种间接保护效果的追求会催生部分人的"搭便车"心理，即"其他大多数人接种就好了，我就不用接种了"，而不是出于理性思考去接种疫苗。因此，由于其正外部性，疫苗接种无法完全通过市场机制进行调控。

另外，公众生病时会主动寻求就医，但是与医疗服务不同，疫苗接种预防服务针对的是健康人群，健康的公众往往缺乏主动意识去了解疫苗。同时，疫苗接种成本与收益的时期不对称也使人们缺乏接种动机。接种疫苗时人们需要立即付出既定的成本，即成本确定且发生在当下；而疫苗接种的效果则需要等到出现疾病感染风险时才能体现，并且不一定有机会体现，即疫苗接种的收益发生在未来且充满不确定性。

鉴于疫苗接种的这些特殊性，需要通过行为经济学设计来影响人们的接种决策。将行为经济学理论应用于疫苗接种行为的干预方式探索，有助于规避人们在接种认知和动机上的不足，引导公众接种疫苗。

一、损失厌恶

人们往往对损失比对收益更敏感，这意味着他们更有可能冒险避免损失而非追求潜在收益，这种现象称为损失厌恶。人们会将疫苗接种后可能出现的不良反应视作潜在的损失，而降低疾病感染风险则是潜在受益，通过了解人们如何权衡潜在的损失和收益，公共卫生从业者可以制定有效促进疫苗接种的信息传递框架策略，这对推动疫苗接种具有重要意义。

现有研究表明，强调不接种疫苗的潜在损失比只强调接种疫苗的益处更有说服力，根据疫苗可预防疾病的感染风险来制定疫苗接种信息更有可能提高人们接种意愿。收益框架、损失框架和利他信息是促进人们接种疫苗的 3 种重要信息传播方式。Gong 等(2022)设计了一个在线调查实验,招募 1316 例参与者随机分组来评估这 3 种信息传播方式对人们接种新冠疫苗意愿的影响。收益框架实验组成员会收到描述接种疫苗好处的消息:"接种新冠疫苗可以使您产生针对新冠病毒的强抗体,保护您免于新冠病毒感染。"损失框架组中的受访者则会收到阐明未接种疫苗相关风险的信息:"如果没有接种新冠疫苗,您将不会产生针对新冠病毒的抗体,当您不小心接触到病毒时很有可能感染新冠。"个体疫苗接种行为有助于实现群体免疫,接种疫苗可被视为一种利他行为。在本调查实验中,利他主义小组会收到消息:"由于部分人还不能够接种疫苗,您需要接种疫苗以实现群体免疫,从而减少他们的感染风险。"调查实验结果显示,暴露于收益框架($OR=1.95$;$95\%CI$:$1.44\sim2.64$)、损失框架($OR=3.03$;$95\%CI$:$2.22\sim4.16$)或利他主义信息($OR=1.97$;$95\%CI$:$1.46\sim2.65$)的个人比未接收额外信息的对照组个体表现出更高的接种意愿,其中损失框架信息对疫苗接种意愿的影响最显著。基于损失框架设计的信息传播策略,对促进疫苗接种意愿可能更有效。

二、易得性认知

易得性认知是指人们更倾向于认为那些容易想起的事件发生率更高,而对那些难以想起的事件发生率估计较低。即人们在判断某个事件的发生率时,很大程度上依赖于对可能事件或信息(如个人经验、记忆、媒体报道等)的了解程度和回忆起这些事件所必需的认知过程,最先回想起来的事件或信息往往会成为进行判断的依据。例如,一些父母认为他们从媒体或周围人中获取到了相关经验,可以在没有医疗专业人员帮助的情况下自主权衡疫苗接种的危险和好处并进行判断,从而影响儿童的疫苗接种。虽然疫苗接种后的不良反应是小概率事件,但是不良反应相关信息更容易传播和被记忆,因此公众往往会过高估计不良反应发生率而不愿意接种疫苗。公共卫生从业者应当意识到易得性认知在疫苗接种中的不利影响,并探索减少这一认知偏见的方法,比如在进行公众疫苗教育的同时强调咨询专业医护人员的重要性。

三、锚定效应

锚定效应是指一个已知信息(即"锚点")对人们后续判断和决策产生的影响。该效应是指人们往往在面对决策时会依赖一个已知的、最初的信息,这一信息会影响他们的判断和决策。锚定效应可以通过影响人们对疫苗接种风险和收益的看法来影响疫苗接种。如果人们在收到疫苗正确信息之前被告知疫苗接种相关的错误信息(如一些反疫苗网站或社交媒体等),他们可能会忽略医生建议而更专注于这些错误或负面信息,从而不愿意接种疫苗(DUBE et al,2013)。Garett 等(2021)发现,接触反疫苗信息会增加疫苗犹豫程度,即使他们知道这些信息不可靠。一份来自致力于打击线上错误信息组织的报道发现,自 2019 年以来,全球反疫苗人士的社交媒体账户增长了 780 万关注者,并且通过频繁发帖和互动试图影响对疫苗接种持中立态度的群体。虚假信息和疫苗拒绝情绪的传播严重干扰了疫苗相关的专业信息传播,可能破坏各国政府为推动疫苗接种作出的努力。因此,公共卫生从业者应当关注锚点效应在疫苗接种意愿中的影响,并思考抵消这种认知偏见的方法。

四、助推理论

前章提到,助推的概念由塞勒和桑斯坦提出(THALER et al,2008),在行为科学领域被用来表示:保留人们选择自由的同时,通过改变行为环境和选择架构（如突出信息、援引社会规范、改变默认选项、调整信息呈现方式等），以使人们的行为朝着预期方向改变的干预策略。与命令、禁止等强制性手段相比，助推仅改变决策的环境，更加尊重人们的自主选择权，使得其在应用中更容易被采纳，近年来被广泛用于制定公共政策（OLIVER，2011）。

关于助推策略的分类，学者们提出了不同的方法。Wilson 等（2016）概括性提出启动型助推（priming nudge）和显著型助推（salience nudge）；Blumenthal-Barby 等（2012）指出有激励（incentive nudge）、默认（default nudge）、显著型和情感（salience and affect）、规范（norms）、启动（priming）和承诺（commitment）6 类助推；Hansen 等（2013）从透明与否、是否涉及反省式思维两个维度划分了 4 类助推；Renosa 等（2021）依据 MINDSPACE 框架，将助推干预总结为突出可用信息（make available information salient）、提供激励（offer incentives）、更改默认选项（change defaults）、改变信息传递者（change the messenger）、调整结果呈现方式（change the way outcomes are framed）、援引社会规范（invoke social norms）、激发情感影响（encourage emotional effects）7 类助推。尽管较多学者们分别对助推进行了研究，但是对于助推的分类仍然未达成统一标准，一些助推分类的定义和内涵也存在重叠的情况。

助推理论已经被用于设计疫苗干预策略，其所提供的选择架构可以有效规避人们在疫苗认知和动机上的不足，从而引导其接种疫苗（RENOSA et al，2021）。考虑到助推措施分类标准的多样性，本书参考 Blumenthal-Barby（2012）和 Renosa（2021）的助推分类方式，将疫苗接种领域的助推分为激励型助推、默认选项助推、显著型助推、社会规范助推、启动型助推 5 类，并对当前疫苗接种领域常用的助推策略进行总结梳理。

（一）激励型助推

激励型助推是指提供有形或无形的激励以促使采取或改变行为。在经济激励下，为疫苗接种提供专门的激励能够促进公众接种疫苗。可通过提供免费疫苗、定额补助或特定礼品等形式，来检验经济激励对公众疫苗接种行为决策的影响。Ronchetti 等（2015）在美国费城大学生群体中进行了一项流感疫苗接种的经济激励干预实验，实验在 2012 年 10 月和 11 月流感疫苗接种高峰期进行。激励干预组的参与者会收到一封来自校医院的电子邮件，告知学生们如果在 2012 年 12 月前在校医院接种流感疫苗则会在接种后随机获得 30 美元现金奖励，邮件其他内容与对照组相同；并在随后 4～6 周内再次发送 2 次相同的邮件提醒。结果显示，当有机会获得 30 美元奖励时，学生们更有可能接种流感疫苗（19%
vs. 9%）。瑞典的随机对照试验也发现，直接给予货币激励显著提高了新冠疫苗的接种率（CAMPOS-MERCADE et al，2021）。国内一项研究比较了免费和自费政策下儿童父母为子女接种流感疫苗的行为，发现免费政策下的儿童流感疫苗接种率远高于非免费政策下的儿童（ZENG et al，2019）。同样，商品化的经济激励也会影响疫苗接种决策。在印度的一项干预试验中，干预组的家长被承诺"儿童完成一剂疫苗接种可获得 1 千克扁豆，完成所有疫苗接种可获得一套金属餐具"，结果发现接受商品化经济激励的家长更有可能为儿童完成疫苗接种（BANERJEE et al，2010）。

然而，激励措施的有效性因干预对象、激励内容的不同而存在异质性，需要在制定干预措施时依据实际情况作出判断。Moran 等（1996）在城市社区卫生服务中心的流感高危患者群体中进行了一项前瞻性析因设计随机试验，当地流感疫苗免费且无需预约，将过去 18 个月就诊的所有高危患者随机分为 4 组：对照组，实验组Ⅰ（收到流感疫苗教育宣传册），实验组Ⅱ（收到 50 美元食品杂货礼券)和实验组Ⅲ(同时收到教育宣传册和礼品券)。试验结果显示,尽管提供50美元的食品杂货礼券激励也能够提升高危患者流感疫苗接种率($OR=1.68$;95%CI:1.05～2.68),但宣传教育手册却是更为有效的干预方式($OR=2.29$;95%CI:1.45～3.61)。

(二)默认选项助推

默认选项偏误指在面临选择时,人们更倾向于选择已经设定好的默认选项,而不是主动选择其他选项。行为经济学家发现,默认选项设置会对人们的选择和行为产生重大影响。默认选项助推是指通过设置默认选项来影响人们的行为。通过设置默认选项和退出机制来检验其对人们疫苗接种决策的影响。较多研究发现选择退出机制(默认接种疫苗并预约,可主动更改或取消)比选择加入机制(未默认接种,想接种需主动预约)更能促进疫苗接种,即将接种疫苗视为默认选择能够改善疫苗接种行为。例如,当默认接种流感疫苗时,更多人会接种流感疫苗(CHAMPAN et al,2016)。同样,当默认接种新冠疫苗时,会有更多人接种新冠疫苗(TENTORI et al,2022)。在医生、家属沟通中,默认性交流("我们今天将为您的孩子接种某种疫苗。")会比询问式交流("今天要给您的孩子接种某种疫苗吗?")更能促进儿童的疫苗接种(OPEL et al,2015)。

有学者提出助推一定程度上损害了个人自主权,因为人们必须选择退出机制才能不受默认选项制约。但是,默认选项助推允许个人自由决策,没有设置任何外部限制,并且通常也不增加选择成本,因此助推是非强制性的,在伦理上是可接受的(GIUBILINI et al,2019)。在实际应用中,该策略能减少人们决策时的精力投入,因而可能更受青睐。例如,英国的一项研究(GIUBILINI et al,2019)调查了英国公民对不同的学校对MMR疫苗(麻腮风三联疫苗)接种政策的支持度：①学校不接种 MMR 疫苗；②父母明确同意的情况下，学校提供 MMR 疫苗补种；③入学注册时建议接种所有应接种的疫苗（包括 MMR 疫苗），获得家长的许可后可提供 MMR 疫苗补种；④默认所有儿童将接种 MMR 疫苗，但有权取消接种；⑤强制补种 MMR 疫苗。结果发现公众支持度最高的是政策④和政策③。可见，公民普遍认同选择退出机制是提高疫苗接种率和尊重公民选择权的权衡措施。

（三）显著型助推

显著型助推是指在特定时刻通过强调关键信息、提升信息显著性而影响人们的行为。公众对疾病与疫苗的认知是其疫苗接种意愿与行为的重要影响因素，通过各种渠道和形式来推广疫苗信息的显著性，能够改善其疫苗相关认知，进而促进接种意愿和行为。多项随机对照试验证明，通过向公众提供疫苗重要性、安全性、有效性等关键信息，不仅促进了流感疫苗接种，还会促使其尽快接种，并且多次提醒能显著增加助推效果（TUCKERMAN et al，2023；SZILAGYI et al，2020）。

在显著型助推的实施中，信息的内容、呈现形式、顺序等会影响助推效果。首先是信息内容，同一性质的不同内容助推效果可能不同。例如，研究发现强调接种收益有助于促进疫苗接种，但是强调个人收益又比强调社会收益更有效（FREEMAN et al，2021）。其次是信息呈现形式，根据框架效应，信息被呈现的方式会影响人们选择，对同一客观问题的不同描述会导致不同的决策判断。最典型的是损益框架效应，即对同一事实强调其损失属性或获益属性会导致不同的决策判断。例如，以两种形式来呈现同一流感疫苗信息："每年因接种流感疫苗而避免 20% 的呼吸道疾病相关死亡。""每年因未接种流感疫苗而额外导致 20% 的呼吸道疾病相关死亡。"第二种信息将会驱动更多的人接种疫苗，因为人们对"损失"的重视会比同等的"收益"大（GONG et al, 2022）。

在 Renosa 等（2021）的研究中，他们将上述信息的内容、呈现形式、顺序等归类为另一种助推，即调整结果呈现框架。考虑到信息的内容、呈现形式和顺序都是建立在关键信息传递的基础上，让特定信息更为显著，故本书将该类研究归类为显著型助推。

（四）社会规范助推

社会规范助推是指通过传递他人的行为规范或社会共识而影响人们的行为决策，包括示范性规范（大多数人或者有影响力个体的行为）和共识性规范（其他人认可的内容）。在疫苗接种领域，可以通过传递接种指南、人群接种目标、多数国家的接种率、专家建议等社会规范信息，助推个体按照大多数人的行为方式接种疫苗。例如，英国开展了一项针对 16～20 岁年轻女性的线上调查，多变量分析发现主观规范支持人乳头瘤病毒（HPV）疫苗接种是其更高接种意愿的独立预测因素。受访年轻女性将电视广告、教育节目和电视剧等传递社会规范的措施评为鼓励 HPV 疫苗接种的最有效方式（DE VISSER et al, 2011）。Bartos 等（2022）发现，向公众传递医生的新冠疫苗共识持续地促进了新冠疫苗接种。Anderson 等（2022）发现，向公众传递群体免疫目标阈值会影响接种意愿，并且目标阈值的设定至关重要：较高的阈值会使得公众相信更多的人会接种疫苗，从而增强自我接种意愿；但是过高的目标阈值又可能降低公众对实现目标阈值的信心，从而降低接种意愿。然而，如果社会层面存在普遍的疫苗犹豫，社会规范是不鼓励接种疫苗的时候，个人可能会拒绝接种疫苗以避免社会反对。所以，应该在社会规范是积极正向时应用社会规范助推，如果社会规范是消极负向的，社会规范助推可能起到不好的效果。

同时，有研究表明社会规范的影响会因群体而异。美国 2020—2021 年的新冠疫苗调查研究发现，在控制其他因素后，感知的疫苗接种社会规范与疫苗接种意愿之间存在密切的关系；然而这种关系的强度随着被调查群体的不同而有所差异，社会规范对共和党人的影响仅次于家人和朋友，而同样的模式在民主党人中并不成立（RABB et al，2022）。

（五）启动型助推

启动型助推是指通过提供一定的线索，使得事物在脑海中更具有可及性，从而促进人们行为的改变。启动型助推更多能够实现由意愿向行为的转变。在疫苗接种领域，可以通过提供接种地点、预约电话和链接等信息，来提高疫苗接种服务的可见性（visibility）、可及性（accessibility）、可获得性（availability），进而启动人们的接种行为。例如，通过短信提醒公众接种点已经为他们预留足够疫苗，并且提供预约链接，这些信息显著提升了公众的新冠疫苗预约率和接种率（DAI et al，2021）。

第四节　行为经济学与健康保险

传统经济学假定消费者在保险市场中的行为是完全理性的。在完全理性假设下，消费者会对那些合理定价的保险产品产生需求，能够在多个不同的保险产品选项中进行选择以满足需求，并根据其不断变化的需求更换相应的健康保险计划。但在现实生活中，很多消费者没有购买健康保险计划，大多消费者也无法准确地根据其自身实际情况选择能够满足其真实需求的健康保险计划，并且即使有健康保险计划也无法根据需求变化及时更换。这一现象显示，消费者在健康保险市场中并不是完全理性的，消费者容易产生一系列的系统性偏见，而这些偏见会影响其作出合理的健康保险计划决策的能力。这种系统性偏见与行为经济学的"不完全理性"假设相一致。此外,健康保险的目的是将风险分摊到更多投保人身上,而行为经济学研究的是个体或群体在风险下的决策行为。因此,健康保险与行为经济学有着密不可分的关系,行为经济学在健康保险领域的应用一直是历代经济学家研究的重点。

行为经济学在健康保险领域的应用主要集中在两个方面:①解释消费者在健康保险市场中的决策行为及其影响因素;②开展行为经济学干预以促进消费者作出更好的健康保险决策。本节将结合具体案例,阐述行为经济学在健康保险决策及其干预领域中的应用。

一、健康保险决策的行为经济学解释

现实中很多消费者没有购买健康保险计划,对未投保者的研究即保险覆盖范围的研究一直是行为经济学研究的重点。传统经济学对健康保险覆盖领域的研究主要侧重于市场领域,即市场的作用形式和市场失灵现象,而较少考虑或者直接忽视个人决策的影响;并且假设人们具有稳定的偏好,能够全面评估其选择健康保险的成本和收益而选择最有利的保险方案。将行为经济学引入健康保险领域后,会充分考虑个人决策在健康保险覆盖和接受中的作用,可以对人们实际行为与标准假设存在偏差的现象提供解释。根据行为经济学的不同理论,本文对健康保险相关研究进行总结梳理。

(一) 损失厌恶

损失厌恶是指人们对损失的敏感程度远大于对同等金额收益的感受。在健康保险市场中,损失厌恶对消费者决策产生了重要影响。损失厌恶既可以用来解释人们购买保险的决策,同样也可以用来解释人们不购买保险的决策(VAN WINSSEN et al,

2016）。产生这两种完全不同的行为决策，究其根源是因为不同人对同一类决策所设置的参照点不同。

当消费者内心的参照点是"不购买保险时的当期财富水平"时，购买保险意味着支出，相较于参照点，保费支出对其而言本身就是损失，会导致其当期财富水平的降低。并且，如果该年购买了保险但并没有发生任何风险，就会在消费者心中产生一种"这一年的保费被浪费掉了"的想法，这种心理会加重其损失厌恶的程度。在这种情况下，不购买保险就成了此类消费者所谓的理性决策（HWANG，2021）。在同样的参照点下，也会出现消费者在购买时偏好低保费高自付额的保险计划。尽管这类消费者清楚地意识到风险发生的可能性而选择购买保险，但损失厌恶会使其选择尽可能降低损失，即避免支付较高保费而选择低保费的保险计划。这可能导致消费者在选择保险计划时过度关注保费而忽视了保险收益等其他关键因素，如保险的覆盖范围和理赔过程的便利性等。这种行为可能会使消费者最终选择了并不适合自身需求的保险计划。

当消费者内心的参照点是"购买保险后的财富水平"时，不购买保险会被视为一种赌博行为，其潜在收益是节省的保费（不发生风险时收益将会实现），潜在损失是失去保险公司相应的赔偿（发生风险时损失将会实现）。持有这种内心参照点的消费者，在损失厌恶的影响下，则会选择购买保险以避免任何可能发生的损失。类似地，在同样的参照点下，消费者倾向于将自付额看作是损失，而不是一种风险承担。这使得消费者对高自付额的保险计划更加抵触，因为他们对面临高额自付费用的厌恶远大于对保费的厌恶。于是这类消费者会选择购买高保费低自付额的保险计划，即使该计划并不适合其真实的自身需求。

综上所述，损失厌恶对健康保险市场中消费者决策产生重要影响,不同消费者参照点不同,这将决定他们将保费、自付额、保险赔付等看成是收益还是损失。了解这些行为因素并采取相应的措施,如提供更好的保险信息展示、个性化的保险选项和权衡风险与收益的教育,可以帮助消费者作出更符合自身需求的保险决策。

(二)选择超载

选择超载是指随着选项数量的增多,人们会变得不知所措,从而什么都不选择。当消费者面临过多健康保险计划时,他们什么都不购买的可能性将大大增加。消费者需要在众多保险计划中进行选择,每个保险计划都有不同的保费、自付额和保险覆盖范围等要素(BAICKER et al,2012)。这种选择超载不仅使消费者难以理解和比较各个选项,还使得他们往往作出次优的决策,甚至可能选择不购买保险。Tversky 和 Shafir(1992)的研究发现,个人会因选择困难而退缩,有时候甚至会寻求完全避免选择,因而推迟决策——"这太难选择了,我明天再处理这个问题。"Iyengar、Huberman 和 Jiang 等(2004)的研究表明,在退休储蓄计划中,雇主提供的选择越多,员工参与的可能性就越小。

选择超载理论可以解释消费者在购买健康保险时出现的决策困难、满意度降低和选择偏差等行为。首先,选择超载使消费者面临的决策变得更加复杂,甚至可能导致消费者推迟或放弃购买保险。他们需要比较各种不同的保险计划,对保费、保险条款和报销额度等因素进行综合考虑,这就导致消费者在决策过程中感到压力和困惑,从而导致决策瘫痪,更有可能选择不购买任何保险计划,而不是作出有利于自己的决策。研究表明,当选择过多时,消费者更容易感到困惑和不确定,从而降低他们作出明智决策的能力。其次,选择超载还可能导致消费者的满意度下降。研究发现,当面临过多的选择时,消费者更有可能后悔自己的决策,因为他们可能会认为自己未能选择最佳选项。这种后悔感可能导致消费者对所选择的保险计划不满意，并对保险公司产生负面印象。第三，选择超载还可能引发选择偏差。消费者可能倾向于依赖简化的决策策略，例如选择最常见或最简单的选项，抑或直接选择默认选项，而不是进行全面的比较和评估。这可能导致消费者忽视更适合他们需求的保险计划，从而影响他们的保险决策。

这些研究结果表明，选择超载对消费者在健康保险市场中的决策产生了负面影响，导致决策困难、阻碍购买决策、降低满意度以及选择偏差。了解这些行为因素对消费者决策的影响，保险公司和政策制定者可以采取措施来简化选择过程、为消费者提供明确的信息和辅助工具，以帮助消费者作出更明智的保险决策。

（三）心理账户

心理账户是行为经济学中的一个重要概念，它描述了人们对于金钱或资源的感知和使用方式，会对消费者决策产生影响。人们对不同账户中的资金有不同的心理价值，即资金在不同账户中的效用是不同的。在健康保险市场中，这意味着消费者可能对来自健康账户和储蓄账户的资金有不同的心理反应。如果消费者在其内心设置了健康账户，并将健康账户中的资金视为专门用于健康消费的资金，他们可能会倾向于购买更全面的保险，以保护这个账户中的资金。相反，如果消费者没有设置健康账户，而是将所有资金都放在储蓄账户中，并视为用于未来投资或其他目的的资金，他们可能会倾向于购买更低保费的保险，以节省保费并将资金用于其他用途。在健康保险市场中，消费者往往将保费视为来自特定的健康账户，而不是整体财务预算的一部分，这种分割效应影响着消费者的健康保险决策。

然而，如果有些消费者将保费视为整个财务预算账户或者其他非健康账户的支出，当消费者考虑购买健康保险时，他们会将保费视为一种损失,而不是一种投资。他们将更关注在保险购买时个人所需要支付的保费。因此,如果一个保险计划的保费较高,这类消费者可能会觉得这笔保费支出是一笔巨大的损失,从而倾向于选择更低保费的计划,即使这意味着他们在未来就医时要承担更高的自付比例。这种效应还可能导致消费者在健康保险选择中更加关注短期利益,而忽视长期的风险和收益。他们会过分关注低保费的计划,而忽略了在重大疾病或意外事件发生时所面临的潜在高额自付费用。这可能会导致消费者忽视全面的风险管理,从而在保险选择上作出不理性的决策。

二、健康保险决策的行为经济学干预

在保险领域的行为干预研究最早可追溯到美国的一项退休储蓄养老保险计划——401(k)计划。在401(k)计划中,员工可以选择将一部分工资直接存入一个免税的投资账户中,以用于退休储蓄。研究表明,许多人不愿意选择存入401(k)账户,这可能导致他们在退休时面临财务困境。根据 Madrian 和 Shea 等(2001)的研究,如果采取自动注册的方式,即应用助推理论中的"默认选项"设置,可以使该健康保险计划的注册人数得到显著增加。该发现影响了当时美国保险立法和监管的变化,开始鼓励采用自动注册的方式来增加退休储蓄计划等保险类型的参保人数。从401(k)计划开始,"默认选项"在保险中的应用越来越广泛,也进一步影响着人们在健康保险市场中的决策行为(BARNES et al, 2022)。

应用行为经济学来改善健康保险决策的各项干预中,主要是基于助推理论中的六大助推架构原则进行干预,其中应用最广泛的是前文所提及的"默认选项"设置。默认选项是一种强大的助推工具,根据消费者的惯性倾向和心理账户理论,将某种选择设为默认选项可以对消费者决策产生重要影响。在健康保险市场中，将某个保险计划设置为默认选项可以鼓励更多的消费者选择该计划。研究表明，当保险计划设置为默认选项时，大多数消费者会选择保持默认，而不会主动选择其他计划。这可以帮助消费者避免信息过载和选择困难，有助于提高公众参与率和保险覆盖率。合理设置默认选项还可以促进消费者选择更全面和适合自身需求的保险计划。

六大助推架构原则之一的"激励措施"也常被应用到健康保险场景中，通过激励消费者采取积极的健康行为和参与健康促进活动来改善健康状况、降低医疗费用和风险。例如，保险公司可以要求消费者参与定期健康检查、接种疫苗等健康行为，在消费者实现这些健康行为后可以降低保费、减少自付额或提供额外保险福利。这样的奖励计划可以激励消费者更加关注自身健康，定期进行预防性保健，促进积极的健康行为，及时发现和管理潜在健康问题，减少疾病发生，降低医疗费用，并提高保险公司的整体风险管理能力。

此外，"复杂选择的结构化"原则在干预应用中也经常被提及。健康保险决策通常涉及复杂的保费结构、保障水平和自付额等要素，在面对这些复杂信息时消费者常常倍感困惑和压力。行为经济学强调可以通过提供简化和可视化的信息来帮助消费者更好地理解和比较保险计划。例如，使用简明扼要的图表或工具将不同保险计划的保费、保障水平和自付额进行可视化比较，可以帮助消费者更快速、直观地理解不同保险计划之间的差异。提供明确和透明的信息，比如费用估算、实际支付案例和保障水平说明，也可以帮助消费者更准确地评估自身的风险和收益，从而作出更理性的决策。

综上所述，行为经济学可以通过干预消费者的决策行为，提高健康保险市场效率和保险决策质量。默认选项设置、激励措施和复杂选择的结构化等干预措施都有助于消费者更理性地选择和使用健康保险,提高保险可及性和可持续性(GRAMINHA et al,2017)。这些措施需要综合考虑消费者的心理账户、认知偏差和行为限制,以及市场的结构和政策环境,以实现最佳效果。

📖 主要参考文献

［1］孙彦,李纾,殷晓莉.决策与推理的双系统——启发式系统和分析系统［J］.心理科学进展,2007,(5):721-726.

［2］AKHTAR S, ROZI S, WHITE F, et al. Cohort analysis of directly observed treatment outcomes for tuberculosis patients in urban Pakistan［J］. Int J Tuberc Lung Dis, 2011,15(1):90-96.

［3］ANDERSON E, WEI R, LIU B, et al. Improving healthy food choices in low-income settings in the United States using behavioral economic-based adaptations to choice architecture［J］. Front Nutr, 2021, 8:734991.

［4］ANDERSSON P A, TINGHOG G, VASTFJALL D. The effect of herd immunity thresholds on willingness to vaccinate［J］. Humanit Soc Sci Commun, 2022,9(1):243.

［5］ARIELY D, LOEWENSTEIN G, PRELE. Coherent arbitrariness: stable demand curves without stable preferences［J］. Q J Econ, 2003, 118(1):73-105.

［6］BAICKER K, CONGDON W J, MULLAINATHAN S. Health insurance coverage and take-up: lessons from behavioral economics［J］. Milbank Q, 2012,90(1):107-134.

［7］BANERJEE A V, DUFLO E, GLENNERSTER R, et al. Improving immunisation coverage in rural India: clustered randomised controlled evaluation of immunisation campaigns with and without incentives［J］. BMJ, 2010,340:c2220.

［8］BARNES A J, RICE T. Using behavioral economics to improve people′s decisions about purchasing health insurance［M］// Hanoch Y, BARNES A J, RICE T, eds. Behavioral economics and healthy behaviors: key concepts and current research. London: Routledge,

2017.

[9] BARTOS V, BAUER M, CAHLIKOVA J, et al. Communicating doctors' consensus persistently increases COVID - 19 vaccinations [J]. Nature, 2022,606(7914):542 - 549.

[10] BLEICH S N, HERRING B J, FLAGG D D, et al. Reduction in purchases of sugar-sweetened beverages among low-income black adolescents after exposure to caloric information [J]. Am J Public Health, 2012,102(2):329 - 335.

[11] BLUMENTHAL-BARBY J S, BURROUGHS H. Seeking better health care outcomes: the ethics of using the "nudge" [J]. Am J Bioeth, 2012,12(2):1 - 10.

[12] BRONCHETTI E T, HUFFMAN D B, MAGENHEIM E. Attention, intentions, and follow-through in preventive health behavior: field experimental evidence on flu vaccination [J]. J Econ Behav Organ, 2015,116,270 - 291.

[13] CAMPOS-MERCADE P, MEIER A N, SCHNEIDER F H, et al. Monetary incentives increase COVID - 19 vaccinations [J]. Science, 2021,374(6569):879 - 882.

[14] CHAPMAN G B, LI M, LEVENTHAL H, et al. Default clinic appointments promote influenza vaccination uptake without a displacement effect [J]. Behav Sci Policy, 2016,2(2):40 - 50.

[15] DAI H, SACCARDO S, HAN M A, et al. Behavioural nudges increase COVID - 19 vaccinations [J]. Nature, 2021, 597 (7876): 404 - 409.

[16] DE VISSER R, WAITES L, PARIKH C, et al. The importance of social norms for uptake of catch-up human papillomavirus vaccination in young women [J]. Sex Health, 2011,8(3):330 - 337.

[17] DU S, YUAN C. Evaluation of patient self-management outcomes in health care: a systematic review [J]. Int Nurs Rev, 2010, 57 (2): 159 - 167.

[18] DUBE E, LABERGE C, GUAY M, et al. Vaccine hesitancy: an overview [J]. Hum Vaccin Immunother, 2013,9(8):1763 - 1773.

[19] FREEMAN D, LOE B S, YU L M, et al. Effects of different types of written vaccination information on COVID - 19 vaccine hesitancy in the UK (OCEANS-Ⅲ): a single-blind, parallel-group, randomised

controlled trial [J]. Lancet Public Health, 2021,6(6): e416 - e427.

[20] GARETT R, YOUNG S D. Online misinformation and vaccine hesitancy [J]. Transl Behav Med, 2021,11(12):2194 - 2199.

[21] GIUBILINI A, CAVIOLA L, MASLEN H, et al. Nudging immunity: the case for vaccinating children in school and day care by default [J]. HEC Forum, 2019,31(4):325 - 344.

[22] GONG Z, TANG Z, LI J. What strategy is better for promoting COVID - 19 vaccination? A comparison between gain-framed, loss-framed, and altruistic messages [J]. Ann Behav Med, 2022,56(4):325 - 331.

[23] GRAMINHA P B, AFONSO L E. Behavioral economics and auto insurance: the role of biases and heuristics [J]. J Contemp Admin, 2022,26(5): e200421.

[24] HANSEN P G, JESPERSEN A M. Nudge and the manipulation of choice: A framework for the responsible use of the nudge approach to behaviour change in public policy [J]. Eur J Risk Regul, 2013,4(1):3 - 28.

[25] HANSEN P G, SCHILLING M, MALTHESEN M S. Nudging healthy and sustainable food choices: three randomized controlled field experiments using a vegetarian lunch-default as a normative signal [J]. J Public Health (Oxf), 2021,43(2):392 - 397.

[26] HAWKES C, SMITH T G, JEWELL J, et al. Smart food policies for obesity prevention [J]. Lancet, 2015,385(9985):2410 - 2421.

[27] HAYNES R B, ACKLOO E, SAHOTA N, et al. Interventions for enhancing medication adherence [J]. Cochrane Database Syst Rev, 2008,(2):CD000011.

[28] HEATH C, LARRICK R P, WU G. Goals as reference points [J]. Cogn Psychol, 1999,38(1):79 - 109.

[29] HORNSEY M J, HARRIS E A, FIELDING K S. The psychological roots of anti-vaccination attitudes: A 24-nation investigation [J]. Health Psychol, 2018,37(4):307 - 315.

[30] HWANG I D. Prospect theory and insurance demand: empirical evidence on the role of loss aversion [J]. J Behav Exp Econ, 2021,95(2):101764.

[31] IYENGAR S S, HUBERMAN G, JIANG G. Chapter 5: How much

choice is too much? contributions to 401(k) retirement plans [M] // Mitchell O S, Utkus S P, eds. Pension design and structure: new lessons from behavioral finance. Oxford: Oxford Academic, 2004.

[32] KAHNEMAN D. Maps of bounded rationality: psychology for behavioral economics [J]. Am Econ Rev, 2003, 93(5): 1449 - 1475.

[33] LEVIN I P, SCHNEIDER S L, GAETH G J. All frames are not created equal: a typology and critical analysis of framing effects [J]. Organ Behav Hum Decis Process, 1998,76(2):149 - 188.

[34] LIU Q, ABBA K, ALEJANDRIA M M, et al. Reminder systems to improve patient adherence to tuberculosis clinic appointments for diagnosis and treatment [J]. Cochrane Database Syst Rev, 2014, 2014 (11):Cd006594.

[35] MADRIAN B C, SHEA D F. The power of suggestion: inertia in 401 (k) participation and savings behavior [J]. Q J Econ, 2001, 116(4): 1149 - 1187.

[36] MCCOY S I, FAHEY C, RAO A, et al. Pilot study of a multi-pronged intervention using social norms and priming to improve adherence to antiretroviral therapy and retention in care among adults living with HIV in Tanzania [J]. PLoS One, 2017,12(5):e0177394.

[37] MICELI A C, SURI G R. The role of attention in status quo bias [J]. Q J Exp Psychol (Hove), 2023,76(9):2122 - 2138.

[38] MORAN W P, NELSON K, WOFFORD J L, et al. Increasing influenza immunization among high-risk patients: education or financial incentive? [J]. Am J Med, 1996,101(6):612 - 620.

[39] NICOLLE A, FLEMING S M, BACH D R, et al. A regret-induced status quo bias [J]. J Neurosci, 2011,31(9):3320 - 3327.

[40] OLIVER A. Is nudge an effective public health strategy to tackle obesity? Yes [J]. BMJ, 2011,342:d2168.

[41] OPEL D J, MANGIONE-SMITH R, ROBINSON J D et al. The influence of provider communication behaviors on parental vaccine acceptance and visit experience [J]. Am J Public Health, 2015, 105 (10):1998 - 2004.

[42] PATEL M S, ASCH D A, ROSIN R, et al. Framing financial incentives to increase physical activity among overweight and obese adults: a randomized, controlled trial [J]. Ann Intern Med, 2016,164

(6):385-394.

[43] PROGRESS COLLABORATIVE GROUP. Randomised trial of a perindopril-based blood-pressure-lowering regimen among 6, 105 individuals with previous stroke or transient ischaemic attack [J]. Lancet, 2001,358(9287):1033-1041.

[44] RABB N, BOWERS J, GLICK D, et al. The influence of social norms varies with "others" groups: evidence from COVID-19 vaccination intentions [J]. Proc Natl Acad Sci U S A, 2022, 119 (29): e2118770119.

[45] REIJNEN E, KÜHNE S J, STÖCKLIN M, et al. Choosing or rejecting a food item, does framing matter? And what has sugar to do with it! [J]. Appetite, 2019,143:104410.

[46] RENOSA M D C, LANDICHO J, WACHINGER J, et al. Nudging toward vaccination: a systematic review [J]. BMJ Glob Health, 2021,6 (9):e006237.

[47] RIEGEL B, STEPHENS-SHIELDS A, JASKOWIAK-BARR A, et al. A behavioral economics-based telehealth intervention to improve aspirin adherence following hospitalization for acute coronary syndrome [J]. Pharmacoepidemiol Drug Saf, 2020,29(5):513-517.

[48] SALLIS A, BUNTEN A, BONUS A, et al. The effectiveness of an enhanced invitation letter on uptake of National Health Service Health Checks in primary care: a pragmatic quasi-randomised controlled trial [J]. BMC Fam Pract, 2016,17:35.

[49] SALMON S J, FENNIS B M, DE RIDDER D T, et al. Health on impulse: when low self-control promotes healthy food choices [J]. Health Psychol, 2014,33(2):103-109.

[50] SCHULTE-MECKLENBECK M, SOHN M, DE BELLIS E, et al. A lack of appetite for information and computation. Simple heuristics in food choice [J]. Appetite, 2013,71:242-251.

[51] SHAN L, DIAO H, WU L. Influence of the framing effect, anchoring effect, and knowledge on consumers' attitude and purchase intention of organic food [J]. Front Psychol, 2020,11:2022.

[52] SIMON-TUVAL T, SHMUELI A, HARMAN-BOEHM I. Adherence to self-care behaviors among patients with type 2 diabetes-the role of risk preferences [J]. Value Health, 2016,19(6):844-851.

[53] SOMAN D, CHEEMA A. Earmarking and partitioning: increasing saving by low-income households [J]. J Mark Res, 2010, 48 (Spec.): S14 - S22.

[54] SZILAGYI P G, ALBERTIN C, CASILLAS A, et al. Effect of patient portal reminders sent by a health care system on influenza vaccination rates: a randomized clinical trial [J]. JAMA Intern Med, 2020, 180 (7): 962 - 970.

[55] TENTORI K, PIGHIN S, GIOVANAZZI G, et al. Nudging COVID - 19 vaccine uptake by changing the default: A randomized controlled trial [J]. Med Decis Making, 2022, 42(6): 837 - 841.

[56] Thaler R H, Sunstein C R. Nudge: improving decisions about health, wealth and happiness [M]. New Haven: Yale University Press, 2008.

[57] TUCKERMAN J, HARPER K, SULLIVAN T R, et al. Short message service reminder nudge for parents and influenza vaccination uptake in children and adolescents with special risk medical conditions: the flutext-4U randomized clinical trial [J]. JAMA Pediatr, 2023, 177 (4): 337 - 344.

[58] VAN DER SWALUW K, HIEMSTRA M, LAMBOOIJ M, et al. Lottery incentives for smoking cessation at the workplace: design and protocol of the smoke-free lottery — a cluster randomized trial [J]. BMC Public Health, 2023, 23(1): 76.

[59] VAN WINSSEN K P, VAN KLEEF R C, VAN DE VEN W P. The demand for health insurance and behavioural economics [J]. Eur J Health Econ, 2016, 17(6): 653 - 657.

[60] VAN T RIET J, RUITER R A C, SMERECNIK C, et al. Examining the influence of self-Efficacy on message-framing effects: reducing salt consumption in the general population [J]. Basic Appl Soc Psych, 2010, 32(2): 165 - 172.

[61] VENEMA T A G, KROESE F M, DE RIDDER D T D. I'm still standing: longitudinal study on the effect of a default nudge [J]. Psychol Health, 2018, 33(5): 669 - 681.

[62] WILSON A L, BUCKLEY E, BUCKLEY J D, et al. Nudging healthier food and beverage choices through salience and priming. Evidence from a systematic review [J]. Food Qual Prefer, 2016, 51: 47 - 64.

［63］ ZENG Y, YUAN Z, YIN J, et al. Factors affecting parental intention to vaccinate kindergarten children against influenza: a cross-sectional survey in China ［J］. Vaccine, 2019,37(11):1449 - 1456.

第四章

医生行为经济学

在临床环境中,医生每天需要对诊断和治疗计划作出许多复杂的决定,这些决定通常是在信息有限、时间紧迫的情况下作出的。当个体在不确定条件下作出大量决策时,决策过程可能受环境影响,在启发式指导下进行决策(KAHNEMAN, 2003)。医生需要快速作出大量决策,启发式等决策策略通常行之有效,但也容易受到认知偏误(cognitive bias)的影响。系统性的认知偏误可能会影响医生的决定,从而扭曲医生对概率的估计并损害信息整合(DAWSON et al, 1987)。这种偏见可能导致医生有时提供低价值的医疗服务。

采取何种干预措施以抵消这些认知偏误带来的不利影响,正成为越来越多学者关注的内容。医生是医疗服务的核心践行者,因此通过行为经济学方法来影响医生决策具有重要意义。在医疗领域,行为经济学干预措施主要用于改变患者的行为,例如改善饮食选择(BUCHER et al, 2016)、增加健康筛查(BARNES et al, 2016)和提高疫苗接种率(KORN et al, 2018)。为弥补既往研究的不足,本章关注医生的临床决策,通过梳理行为经济学在医生行为中的干预研究,助力医生提供更优质的医疗服务。

本章将列举在医生行为干预研究中常见的 7 个理论,包括损失厌恶(loss aversion)、启发式、现状偏误、自我约束、框架效应、助推、相对社会排名(relative social ranking),分别介绍这些行为经济学理论如何对医生行为进行干预。本章最后一节将根据医生执业场景来介绍行为经济学理论的应用,将医生执业场景分为处方开具、临床治疗、检验检查 3 个主要场景,以方便在医院管理实践中更好地运用行为经济学来改善医疗服务。

第一节　损失厌恶与医生行为

作为前景理论的重要基石,损失厌恶理论认为,损失和收益所得到的心理效用并不一致,同等数量的损失要比收益所带来的心理效用更大。损失厌恶常常被行为经济学家应用到消费决策、生产/供给、投资等多个领域。同等数量损失带来的负效用往往比同等数量收益带来的正效用更高。大多数人对于得失的敏感性是不对称的,损失引起的痛苦往往比收益带来的幸福更深刻。此外,损失厌恶反映了人们的风险偏好是存在差异的,当涉及收益时,人们表现为风险厌恶;当涉及损失时,人们表现为风险寻求。因此,人们更倾向于确定的收益,而避免因为不确定的行为所带来的损失。

损失厌恶作为行为经济学中前景理论的重要特征之一,在医生行为中同样有所体现。医生作为患者的"代理人",对患者进行医疗决策的时候,往往面临着情况复杂、时间有限、涉及风险和不确定性结果等复杂情况,医生的行为特征在这一过程中发挥着重要的作用。有证据表明,随着医疗经验的增加,损失厌恶现象越为明显(SIMIANU et al, 2016)。因此,损失厌恶这一行为经济学概念在医生行为研究中具有重要意义。

本节通过文献综述的形式,在 Medline、Cochrane Library、

EBM Reviews、PsychINFO、EconLit、Business Source Complete、Web of Science 等数据库中，以"loss aversion"和"physician＊"的相关词进行系统检索，来获取医生行为中的损失厌恶研究文献。下面分 3 个场景——薪酬激励、防御性医疗、转诊决策来总结梳理损失厌恶在医生行为领域的研究。

一、薪酬激励

损失厌恶能够为医疗管理部门在制订医生薪酬激励制度时提供依据，促使医生在实施医疗行为过程中为患者提供高价值的医疗服务，并且能够提高不同部门医生沟通交流的效率。医生在薪酬激励中的行为不仅受到期望利益的影响，同时还受到损失厌恶心理的影响。医生更倾向于选择不会带来损失的奖励方案，即使这些奖励方案相对于其他方案来说利益更小。此外，医生更容易对潜在的损失作出反应。调整奖励方案时，医生往往对可能失去的收入作出反应，而不是对可能获得的收入作出反应。

基于前景理论中的损失厌恶原则，将激励方案设计成损失框架将更为有效，使医生更关注潜在损失而非收益。基于此，可以将一部分薪酬设为"预付奖金"，如果医生未达到某项指标，则需要退还这部分奖金。这种设计将激励视为潜在损失，可能比传统的激励机制更能激发医生实现绩效目标的积极性。因此，如果在年初时为医生支付奖金，并且告知他年底未达标准的后果，那么医生更有可能达到质量要求和绩效考核的标准。损失厌恶在医生薪酬方面的应用主要是给予医生负反馈，即扣除部分工资或者对未达标的罚款(LIN et al, 2022)。现有研究证明，在医疗保健系统中引入奖金和罚款的薪酬激励系统，对于医疗部门的质量改善是具有重要意义的。例如，美国马萨诸塞州 2006 年开展了一项医疗质量激励计划，为医生提供预付款以提高医疗服务质量和安全。该计划在诸多方面取得了重要成效,为利用行为经济学制订卫生政策提供了更多证据(TORCHIANA et al,2013)。另一项回顾性研究显示,在实施综合改革措施(包括基于损失厌恶的罚款机制)期间,满足所有质量改善指标的科室数量显著增加,从 2015 年的 2 个(28%)增至 2016 年的 5 个(71%),再到 2017 和 2018 年的 7 个(100%)($P<0.01$)(MOLOO et al,2022)。当外科医生面临失去资金的前景时,他们会更努力地工作以达到质量改善指标。同样,这一基于损失厌恶的激励措施,在教师身上也取得了成效(FRYER et al,2022)。

另一方面,损失厌恶也能够解释针对医生的政策未达到预期效果的原因。例如,印度的初级卫生保健医生常常被指责没有达到专业标准,对政策的执行也不够有力,而政策制定目的与实施效果之间存在的偏差,在很大程度上与医生的风险厌恶、损失厌恶的心理有关(RAMANI et al,2021)。

二、防御性医疗

医生在面临潜在的法律风险和职业损失时,可能会受到损失厌恶心理的影响,从而采取过度保守的诊疗措施以规避风险。这种行为可能导致过度医疗、患者负担加重和整体医疗资源浪费等现象,被称为防御性医疗(STUDDERT et al,2005)。医生作为风险厌恶者,在向患者提供医疗服务过程中存在发生医疗纠纷的可能性,这一纠纷可能对医生造成一定的经济损失甚至其他损害,因此在这种情况下医生为了避免损失,可能会主动规避医疗风险,选择夸大患者的病情和危害程度,产生偏离正常规范的诊疗行为,从而导致防御性医疗行为(刘俊荣,2003)。在医患关系紧张的情况下,医生更容易规避风险。基于无过错责任原则,医生对不确定性的损害持厌恶态度,他们会不断提高预防意识、强化防御性医疗行为来规避风险(吕昱 等,2022)。尽管防御性医疗的成因是复杂的、多因素的,但损失厌恶这一行为经济学的概念能够帮助我们更好地认识和理解医生行为,并为改善这一问题提供解决思路。

前景理论表明,当面对不确定的结果时,人们表现出损失厌恶,宁愿冒更大损失的风险,也不愿承担确定的较小的损失。临床医生经常在结果不确定的情况下作出选择,但损失厌恶可能会影响他们的选择。一项基于场景的调查研究探讨了损失厌恶和前景理论在多大程度上解释了不确定性下的临床决策。该研究招募了462例参与者来模拟医疗现场中医生的决策行为,包括非医学专业本科生、医学专业本科生、规培医生和临床医生(SIMIANU et al,2016)。参与者需要完成两个模拟医疗场景下的选择:①标准化场景下参与者在较少或较多风险规避的决定之间作出选择(防御性医疗);②参与者是选择具有确定结果的治疗,还是冒着增加或损失额外寿命风险的治疗。研究结果发现,随着医疗经验的提升,防御性决策有所下降,而与前景理论相一致的避免损失决策则增加。也就是说,随着医疗经验的提升,防御性医疗现象会减少,但是损失厌恶现象会增加。

此外,根据前景理论,个人评估涉及风险和不确定性的替代方案,并不是基于结果的效用,而是基于参考点(referent point),在参考点上方为"收益",在参考点下方为"损失"。在很多情况下,医生往往需要在有限的时间内作出医疗决策,这很大程度上依赖医生过去的实践经验。对于风险厌恶的医生而言,他们会更倾向于选择确定的过去的疗法,这也被称为确认偏见(confirmation bias)。经典的医学案例显示,在医生决定使用放疗还是手术来治疗癌症的时候,若将手术效果信息描述为"拯救生命",那么支持放疗的比例仅有 18%;而如果将手术效果信息描述为"失去生命",

那么支持放疗的比例则提高到 40％。这表明框架效应和损失厌恶心理可能会影响医生的决策，使他们在不同信息呈现方式下作出不同选择（TVERSKY et al，1986）。损失厌恶的引入可以更好地帮助理解医生的行为，在改善医疗环境、提高医疗服务质量、缓解医患矛盾等方面都具有重要的潜在价值。

三、转诊决策

损失厌恶也会体现在医生之间的跨部门沟通和患者转诊中。当患者转诊时，家庭医生提供的信息对患者后续的治疗具有重要价值，高价值的转诊信息能够帮助更快地治疗患者或降低专科医生的成本。转诊患者时家庭医生向专科医生提供患者相关信息可以视为利他行为。他们提供信息的质量会有差异，可能是关于患者病史和诊断结果的完整的高质量信息，也可能是不完整的低质量信息。

一项实证研究基于损失厌恶理论展开实验，为转诊时家庭医生信息提供行为提供奖金，检验不同奖金条件下家庭医生转诊患者时向专科医生提供信息这一利他行为的差异（BROSIG-KOCH et al，2022）。该研究结果表明，没有奖金支付的情况下家庭医生很少向专科医生提供信息，即使提供信息，其质量也较低；如果为信息提供支付奖金，未能传递高价值的转诊信息就会面临潜在的奖金损失，那么就会在损失厌恶心理下促使家庭医生传递高价值的信息，对利他行为造成影响；并且随着奖金支付的增加，家庭医生会传递更多信息并且信息质量更高。基于损失厌恶理论，如果家庭医生面临的是潜在损失，向专科医生提供患者信息这一利他行为可能会减少。另外，在转诊时损失厌恶同样也会影响医生的转诊决策，在不确定的情况下医生更倾向于将患者转诊给其他部门，以规避潜在的责任和负面结果（BORNSTEIN et al，2010）。

总之,损失厌恶作为行为经济学中前景理论的重要概念,能够有效帮助理解医生行为,包括临床决策、防御性医疗、绩效考核、薪酬激励等方面,并基于此为医院管理者、卫生系统监管者制订合理的规章制度和监管条例提供建议,从而促进医生提供高价值医疗服务,提高医生的工作积极性。然而,医生的行为受到多种因素的影响,有时在激励措施下运用损失厌恶的干预措施并不会大幅提高医生提供服务的质量,因此在政策制订过程中,除损失厌恶外还需要考虑其他潜在的因素以及这些因素之间的相互作用,例如扩大奖金规模与明确惩罚条款等方式。通过这些因素相互协调以改善医疗服务质量,调节医生行为。损失厌恶需要结合前景理论和其他行为经济学理论,才能有效促使医生提供高价值医疗服务。

　　表4-1总结了损失厌恶在医生行为领域的应用研究。

表4-1　损失厌恶在医生行为中的应用

研究者	应用场景	研究设计	干预	结果
MOLOO H, et al. 2022	薪酬激励	回顾性研究	设置质量改善指标,对达到指标要求的科室发放奖金激励,对未达到指标要求的科室进行罚款	质量改善的程度:在研究期间,满足所有质量改善指标的科室数量显著增加,从2015年的2个(28%)增至2016年的5个(71%),再到2017和2018年的7个(100%)($P < 0.01$)。当外科医生面临失去资金的前景时,他们会更努力地工作以达到质量改善指标

（续表）

研究者	应用场景	研究设计	干　预	结　果
NAVATHE AS, et al. 2019	薪酬激励	随机临床实验和队列研究	将医生随机分为3组,接受不同干预——奖金激励、罚款(基于损失厌恶的干预)和社会压力,探究医生服务质量的变化情况	服务质量情况:奖金规模激励显著改善医生服务质量,而损失厌恶和社会压力并没有提高医生服务质量,这可能与样本量太小有关
SIMIANU VV, et al. 2016	临床治疗	情景调查	招募462例医学生、住院医生和专科医生,要求参与者完成两个模拟医疗场景下的选择:①标准化场景下在较少或较多风险规避的决定之间作出选择(防御性医疗);②选择具有确定结果的治疗,还是冒着增加或损失额外寿命风险的治疗(损失厌恶)	参与者的选择情况:随着医疗经验的提升,防御性决策有所下降(防御性医疗得分:医学生 2.1 ± 0.9,住院医师 1.6 ± 0.8,专科医生 1.6 ± 1.1; $P<0.001$);而与前景理论相一致的避免损失决策则增加(医学生 25.4%、住院医生 33.9% 和专科医生 40.7%; $P=0.016$)
BROSIG-KOCH J, et al. 2022	转诊决策	实验经济学	转诊患者时家庭医生向专科医生提供患者相关信息可以视为利他行为。他们提供信息的质量会有差异,	为信息提供支付奖金能否改善医生之间的信息交流:基于损失厌恶理论,如果家庭医生面临的是潜在损失,向专科医生提供患者

(续表)

研究者	应用场景	研究设计	干 预	结 果
			可能是关于患者病史和诊断结果的完整的高质量信息，也可能是不完整的低质量信息。基于损失厌恶理论展开实验，检验不同奖金条件下家庭医生转诊患者时向专科医生提供信息这一利他行为的差异	信息这一利他行为可能会减少。在没有奖金支付的情况下，家庭医生很少向专科医生提供信息，即使提供信息，其质量也较低；随着奖金支付的增加，家庭医生会传递更多信息并且信息质量更高。医生也可能会根据参考点（即他们的收入）来决定是否提供信息：如果提供高质量信息导致收益减少（即产生损失）而提供低质量信息则能增加收益，那么在某些奖金水平下，医生可能会选择提供低质量信息以避免损失

第二节　启发式认知与医生行为

人们往往认为信息越多越好，但是在做出医疗决策时则相反。在医疗现场中使用启发式，基于少数信息可能对作出医学决策更有帮助。启发式是简单的决策策略，也可称为经验法则（rules of thumb)。这些决策捷径忽略了部分可用信息,仅基于少数相关的预测因素帮助医生和患者作出明智的决策(MAREWSKI et al, 2012)。

启发式通常非常有用,因为它可以节省时间,并将评估概率的复杂任务转换成简单的判断过程。启发式允许根据假设和经验快速解决问题。医生依靠这些捷径进行推理,以尽量减少临床决策中的延迟、成本和焦虑。但这种方法同样有着固有的缺点,它可能导致判断中的系统性错误,即认知偏误。例如,在前景理论的损益框架中,人们倾向于认为损失比相应的收益更大。人们根据回忆的容易程度而不是实际的概率来判断事件发生的可能性或频率(KAHNEMAN et al, 1982),允许之前花费的时间和金钱影响当前或未来的决策。

我们以"heuristics"和"physician ∗"为检索词,以"title/abstract"为检索类别,检索了Medline、Cochrane Library、EBM Reviews、PsychINFO、EconLit、Business Source Complete 和 Web of Science 等数据库,来获取医生行为中的启发式研究文献,进而总结梳理启发式在医生行为领域的研究。下面我们介绍医生行为中的启发式研究,包括可得性启发式和代表性启发式。

一、可得性启发式

可得性启发式(availability heuristic)是一种用于估计概率的启发式(TVERSKY et al, 1973),认为对事件可能性的评估受到事件被回忆起来的容易程度的影响。可得性启发式被认为是影响医生决策最常见的启发式之一。依据可得性启发式,我们分别介绍过往不良事件发生情况和过往疾病发生率对医生未来决策的影响。

（一）过往不良事件发生情况影响医生未来决策

在可得性启发式下，过往的不良医疗事件比良好事情会给医生留下更深刻的印象，这些事件更容易被回忆起来，这就导致医生在决策过程中更容易受到过往不良医疗事件的影响。

加拿大的研究人员在 2006 年开展了一项回顾性队列研究（CHOUDHRY et al, 2006），收集了 1994—2002 年房颤患者的病例数据，进行基于医生的患者配对分析，评估不良事件对医生为房颤患者开具华法林处方的影响。抗凝剂华法林可以降低房颤患者的卒中风险，该研究将与华法林相关的不良事件定义为患者在首次住院后再次入院时发生上消化道出血或脑内出血，并且在入院出血前 120 天内曾被开具华法林处方。暴露于华法林相关出血这一不良事件的医生为研究对象，研究共纳入 530 位医生；将每位医生治疗的患者进行配对，分为医生暴露前治疗的患者和暴露后治疗的患者，比较医生暴露于不良事件前后为患者开具华法林处方的差异。结果显示，暴露于不良事件的这 530 位医生中，与暴露前 90 天相比，暴露后 90 天内为房颤患者开具华法林的概率降低了 21%。华法林相关出血事件的经历会降低医生后续为同样患者开具华法林处方的概率。这项研究证明可得性启发式会影响临床决策，华法林导致的患者出血不良事件是印象深刻的、容易记住的。正如结果所示，这些事件最终对医生开具华法林处方的决策行为产生了负面影响。

另一项针对美国老年人的观察性研究也获得了类似的结论，该研究使用 2005—2010 年美国医疗保险（medicare）中按项目付费的患者，评估结肠镜检查严重并发症经历对医生开具结肠镜检查的影响（KEATING et al, 2017）。该研究将不良事件定义为胃肠道出血或穿孔导致在结肠镜检查后 14 天内住院或死亡，收集了 30 704 位医生治疗的 536 万例患者数据，其中 6 095 例患者

(0.1%)出现了不良事件,4 864 位医生(16%)至少有一例患者出现过不良事件。研究以医生-月份为单位,计算了每位医生每月患者中结肠镜检查的比例。通过评估结肠镜检查严重并发症事件后4 个季度该医生给患者结肠镜检查比例的变化发现,在医生经历结肠镜检查不良事件后的第二季度,其患者的季度结肠镜检查比例显著下降(约降低 2.1%),然后恢复到没有不良事件时的预期水平。也就是说,患者经历严重的结肠镜检查不良事件与该医生的其他患者结肠镜检查率下降有关。这一发现为不良医疗事件对医生决策的影响提供了实证证据,可以用可得性启发式作出解释。

(二)过往疾病发生概率影响医生未来决策

除了过往不良事件,医生行为也会受到过往疾病发生概率的影响。为了研究过往疾病发生概率是否会通过可得性启发式影响医生决策,Ly 等(2021)以呼吸短促患者肺栓塞风险评估为例,来评估可得性启发式是否会影响常见的高风险临床场景中医生的检验检查行为。该研究纳入美国一些医院 2011—2018 年的电子病例数据,测量急诊医生经历肺栓塞患者后对后续呼吸短促患者进行肺栓塞检测的比例,比较了医生在肺栓塞患者之前 60 天和之后60 天开具肺栓塞检测的比例。结果显示,急诊医生在经历肺栓塞患者的 10 天内对后续患者的肺栓塞检测率增加了 1.4 个百分点(平均肺栓塞检测率为 9.0%),相对于平均肺栓塞检测率约有15%的增加;不过之后 50 天没有发现肺栓塞检测率有显著变化。也就是说,在经历肺栓塞患者后,医生可能会暂时将后续呼吸短促患者出现肺栓塞的可能性提高,进而增加对后续患者的肺栓塞检测率,但这种增加不会持续下去。这些结果提供了大量的证据,证明可得性启发式可能在复杂的临床检查检验决策中发挥作用。

需要注意的是,使用可得性启发式并不一定会导致概率估计的偏差。如果常见事件因为频率高而容易记忆，不常见事件因为频率低而不易记忆，那么利用基于事件可记忆性的可得性启发式可以得到准确的概率估计。然而，信息的心理可用性往往与实际频率无关。Detmer 等（1978）提供了这种情况的一个例子，要求外科医生估计整个服务的住院死亡率。高风险科室（手术死亡率高）的医生（如神经外科医生）估计的死亡率是低风险科室（手术死亡率低）的医生（如整形外科医生）估计的 2 倍以上。显然个人的经验比别人的经验更容易获得，因此，个人手术的死亡率对整个服务的死亡率的判断产生了不成比例的影响。

二、代表性启发式

另一个可能导致概率估计偏差的因素是代表性启发式（representativeness heuristic），它被用来评估物体或人是否属于给定的某类。使用代表性启发式时，"A"属于"B"类的概率与"A"和"B"的相似程度直接相关。

例如，一位心脏科医生哀叹："通常每个周末急诊室里至少有 5 例心肌梗死病例。今天是周日晚上，我们还没遇到过呢。下一个胸痛患者一定是心肌梗死。他们早该来了。"（DAWSON，1987）。在这个例子中，5 例心肌梗死病例可能是每个周末的代表性数字，但这对下一个进入急诊室的患者的胸痛没有因果影响。此外，该心脏科医生高估了后续心肌梗死的概率。

代表性启发式的一项研究是向医生假设一例年轻男性患者就诊，症状为胸痛、咯血和气短，在没有任何其他信息的情况下，要求医生估计该患者肺炎球菌性肺炎与肺梗死的概率（DAWSON et al，1987）。由于患者症状与两种诊断一致，使用代表性启发式会使医生相信此时两种诊断的可能性是相等的。事实上，目前的症状并不能帮助区分两种诊断，所以医生对每一种诊断可能性的最佳估计将基于它的先验概率或者当前门诊男性人群中的流行率。这一考虑将引导医生作出评估,即肺炎链球菌性肺炎往往是更有可能的诊断。

　　另一项西班牙初级保健中心的研究评估了医生对呼吸困难新发患者的诊断是否受到启发式的影响(FERNÁNDEZ-AGUILAR et al,2022)。在接收患有呼吸困难的新病例时,家庭医生会填写对病例的第一印象;在咨询结束到下一个患者就诊之间,医生会完成调查问卷的其余部分。结果显示,49.6%病例的确认诊断与医生在识别呼吸困难发作时所作出的第一印象诊断相匹配,这表明在诊断过程中使用了代表性启发式。在检测到的 33 个诊断错误中,仅有 17 个(占 51.5%)显示第一诊断印象和确认诊断之间存在一致性,可见基于代表性启发式来进行诊断似乎不会导致诊断错误的增加。

　　总之,启发式对医生快速决策意义重大,然而启发式相关的认知偏误可能导致医生不准确地解释相对伤害与收益比,过度依赖启发式也可能对患者产生不可逆转的伤害。因此,在临床实践中,需要将启发式与相关共享决策工具结合,确保临床决策基于损益的最佳可用证据。

　　表 4-2 总结了启发式在医生行为领域的应用研究。

表 4-2　启发式在医生行为中的应用

研究者	应用场景	研究设计	干　预	结　果
CHOUDHRY NK, et al. 2006.	处方开具	回顾性队列配对分析	选择给患者开具抗凝剂华法林后患者出现不良事件的医生,配对比较不良事件出现前后	抗凝剂华法林相关出血事件的经历对医生开具华法林处方的影响:对于有不良出血事件暴露经历并在暴露前 90

（续表）

研究者	应用场景	研究设计	干 预	结 果
			该医生治疗房颤患者时开具华法林概率的差异	天和暴露后 90 天内均治疗过其他房颤患者的医生,其在不良事件暴露后为患者开具华法林的概率比暴露前低 21%。并且医生不良事件暴露与患者治疗间隔时间较长的患者,华法林处方减少更多。然而,对于没有不良出血事件暴露的医生,华法林处方量没有显著变化
KEATING NL, et al. 2017.	检验检查	观察性纵向研究	经历患者结肠镜检查严重并发症后,医生每月为其他患者开具结肠镜检查的比例	医生经历结肠镜检查不良事件后的第二季度,其患者的季度结肠镜检查比例显著下降(约降 2.1%),然后恢复到没有不良事件时的预期水平
LY DP, 2021	检验检查	观察性研究	在经历患者肺栓塞后,医生对后续呼吸短促患者进行肺栓塞检测的比例	急诊医生在经历肺栓塞患者的 10 天内对后续患者的肺栓塞检测率增加了 1.4 个百分点(平均肺栓塞检测率为 9.0%),相对于平均肺栓塞检测率约为 15% 的增加;但未能发现这种增加会持续到后期

(续表)

研究者	应用场景	研究设计	干 预	结 果
FERNÁNDEZ-AGUILAR C, et al. 2022	临床诊断	回顾性观察研究	评估了西班牙初级保健中心371例呼吸困难新发患者诊断过程中启发式的使用情况,分析了启发式的使用和诊断错误之间的关联	在49.6%的病例中,确诊诊断与第一诊断印象一致,表明诊断过程中使用了代表性启发式。在82.3%的病例中,确诊诊断位于医生首先确定的3个诊断假设中,表明可能使用了可得性启发式。超过50%的病例中,医生对自己的诊断过于自信,9.9%的病例发生了诊断错误,然而启发式的使用与诊断错误之间没有统计上显著的相关性

第三节 现状偏误与医生行为

现状偏误是指人们对现有情况的偏好,即倾向于保持现状而不改变。这种偏误可能导致人们作出不合理的决策,因为他们过度依赖于已有的状态而不愿改变,即使改变可能更好。医疗现场需要经常作出临床决策,医生往往对现状保持倾向的偏好,除非有明确规定或政策要求,他们通常不会改变现有的习惯。在医生行为中,现状偏误可能导致医生不愿意采用新技术或改变诊疗习惯,而坚持使用自己熟悉和习惯的方法。这可能导致不良诊疗习惯的固化，以及阻碍医疗新技术的推广应用。现状偏误是普遍存在的决策偏差，存在于医生的临床决策中，对这一现象的研究具有重要意义。

本节以"status quo bias"和"physician＊"为相关词，在Medline、Cochrane Library、EBM Reviews、PsychINFO、EconLit、Business Source Complete、Web of Science等数据库中检索，以获取现状偏误在医生行为领域的研究文献。下面我们将总结梳理医生行为中的现状偏误，并介绍一些改进不良现状偏误的措施。

一、电子处方系统中的默认选项

现状偏误主要表现为默认选项（default option）。相较于其他选项，人们往往更倾向于选择默认选项。这是因为默认选项通常被认为包含了潜在的建议，并且人们也倾向于选择阻力最小的路径，如果决策者不选择退出则会发生默认的操作。在医生行为中，"默认选项"指在医生决策时，系统或工具中提供的预设选项，以及医生可以选择的备选选项。在医疗实践中，设置恰当的默认选项可以潜在地影响医生决策。例如，在临床检查或手术中，将最适宜的检查或手术设为默认选项，可能会鼓励医生选择这些适宜技术。

在医疗现场设置默认选项，对医生和患者的行为影响颇深。当医生开具处方时，如果药品管理系统上的默认药品为仿制药而不是品牌药，那么医生将会开出更多的仿制药，帮助医疗保健系统减少不必要的支出。美国宾夕法尼亚大学医院在2012年实施了类似的干预措施，即调整电子处方系统中的默认选项为仿制药，目的是提高非专利药物的处方开具，以节省医疗保健成本（PATEL et al，2014）。研究结果显示，这项措施显著提高了医生开具仿制药品的数量,节约了成本。另一项在美国康奈尔大学医学院开展的回顾性队列研究也同样证实,对电子处方系统界面进行重新设计以后,增加通用非专利药物作为默认选项,能够显著提高处方中仿制药的开具,从原有的 39.7% 提升到 95.9%(MALHOTRA et al,2016)。相较于其他干预措施,基于现状偏误理论,改变电子处方系统中的默认选项或者重新设计界面,能够有效帮助医生提供高价值医疗服务(ARIELY et al,2015)。

然而,很多时候医生往往有一些不良行医习惯,需要采取措施改变这些不合理的现状偏误。例如,医患双方一直有偏好使用抗生素的不良习惯,抗生素滥用已经成为全球健康重大问题,导致患者面临不必要的不良药物风险、抗生素耐药以及医疗保健成本增加。通过行为经济学的干预,可以帮助减少不必要的抗生素应用。美国南加州大学在呼吸道感染门诊开展过抗生素处方的行为经济学干预。为了克服抗生素滥用的现状偏误,向医生提供两种行为干预——建议非抗生素替代方案、开具抗生素时提供负责任的理由。这两项干预措施,提醒医生除了抗生素还有其他替代方案,或者要为开具抗生素填写负责任的理由,来克服开具抗生素的习惯,最终有效地减少了抗生素处方,促使医生根据医疗指南进行决策(MEEKER et al,2016)。

默认选项设置的优点在于,它可以在不干扰医生自主决策的情况下,通过设置默认选项来影响医生的选择,从而有效促使医生改变行医习惯。但默认选项也可能对医生的决策自主性和专业性产生负面影响,因为它可能削弱医生的选择权并将他们引导向特定的行动方向。此外,设置不合适的默认选项有可能导致不必要的医疗风险和费用支出,因为医生可能会忽略一些更合适的备选方案。为了最大限度地利用"默认选项",医疗机构应该谨慎地考虑选项设置,确保默认选项符合最佳实践和最新证据。医生也应该时刻保持警惕，避免受到默认选项的不当影响，坚持以患者的最佳利益为出发点，作出明智决策。

二、医疗新技术的推广应用

现状偏误揭示人们不愿意改变的倾向，在某些情况下会阻止医疗领域新技术的应用。医生可能存在对新技术的不信任或者认知偏误，使得他们更倾向于维持现状的治疗方式而不愿尝试新的技术。他们习惯过去的操作逻辑或者技术后，往往不愿意对抗阻力以接受新的事物，也可能担心新技术的安全性和有效性，或者认为传统的治疗方式已经足够有效，因此不愿意冒险尝试新技术。这种现状偏误可能导致医生延迟采用新技术，从而影响患者的治疗效果（CROSKERRY et al，2003）。

我国台湾地区在医疗保健系统推广健康云技术的过程中就遇到了很大的阻力。研究证实，造成健康云推广阻力的主要原因在于用户的心理承诺（沉没成本和避免遗憾）、认知误解（惯性和感知价值）和理性决策（转换成本和感知威胁）等，这些与医生和患者的现状偏误倾向密切相关（HSIEH，2015）。医生对这些医疗新技术的应用持观望态度，在推广过程中现状偏误会导致医疗保健人员安于现状，改变被认为是一种损失或者学习新技术也会花费一定成本，除非政策规定，否则在现状下不做出改变才是最为省力的方式。另外，医生通常需要一定时间来适应新的技术或治疗方法，并且只有当他们感到新方法相较于现有方法更具有明显优势的时候才会采取新方法，这也表现出医生有明显的现状偏误（JARDIM et al，2008）。因此，医疗新技术的推广应用需要充分考虑现状偏误的影响，并采取相应的措施，如提供更多的信息和教育、改变医生的激励机制、优化医疗流程等，以促进新技术的应用和发展。

总之,现状偏误作为常见的认知偏误,可能导致诊断和治疗决策不理想、医疗新技术推广不顺利等结果。为了应对现状偏误,可以通过改变诊疗过程中的默认选项、提供新技术的更多信息和培训等方式,来改进医疗服务实践。

　　表4-3总结了现状偏误在医生行为领域的应用研究。

表4-3　现状偏误在医生行为中的应用

研究者	应用场景	研究设计	干　预	结　果
PATEL MS, et al. 2014	处方开具	准实验设计	将品牌药和仿制药的显示选项改成默认显示仿制药:干预前,医生在电子处方系统检索时会出现品牌药和仿制药;干预后,显示的默认选项为仿制药,当选择退出后才显示品牌药	设置默认选项为仿制药后,仿制药处方增加5.4%($P<$0.001)
MALHOTRA S, et al. 2016	处方开具	回顾性队列研究	重新设计电子处方系统的显示界面:干预前,检索药物名称时会出现品牌药和仿制药,医生点击品牌药时会出现仿制药名,除非医生再次点击覆盖默认选项后,	电子处方系统界面重新设计默认选项为仿制药后,仿制药处方比例增加1倍多,从39.7%上升到95.9%($P<$0.001)

（续表）

研究者	应用场景	研究设计	干　预	结　果
			处方才会改为仿制药；干预后,电子处方系统开具的默认为仿制药处方	
MEEKER D, et al. 2016	处方开具	随机对照实验	为了克服抗生素滥用的现状偏误,向医生提供两种行为干预——建议非抗生素替代方案、开具抗生素时提供负责任的理由	在美国 47 个家庭医生诊所干预 18 个月后发现,与对照组相比,替代方案组的急性呼吸道感染抗生素处方率多减少 5.0%（$P=0.66$）,负责任的理由组多减少 7.0%（$P<0.001$）
HSIEH P J, 2015	医疗新技术推广	横断面研究	基于现状偏误设计调查问卷,评估 209 位医务人员对健康云等医疗技术的接受程度及原因	医务人员对使用健康云的抵制是避免遗憾、惯性、感知价值、转换成本和感知威胁导致的结果,态度、主观规范和感知行为控制对医务人员使用健康云的意图具有积极和直接的影响

第四节　自我约束与医生行为

对大多数人来说,事情发生的时间很重要。他们更愿意今天收到100元奖金,而不是1年之后再收到100元奖金。同样地,在健康领域人们更愿意在今天获得健康收益,而不是在以后才获得。跨期选择(intertemporal choice)是指人们在进行不同时期的决策时,往往会面临即时损益与长期损益之间的抉择。例如疾病预防常常需要在短期付出代价但是能够在长期获得好处。而在跨期选择的情境下,行为经济学家认为,人们往往会对自己的未来预期不准确,当涉及长期的决策时往往会出现不耐烦,从而更加关注当下的损益情况。理性的、目光长远的自我与当下的、冲动的自我之间产生了矛盾,这便是自我约束问题。

自我约束理论反映了人们在不同时期决策下的时间偏好。医生在临床决策时,也会遇到跨期选择的问题,例如在现在治疗可能带来的不利影响和将来更优的健康状况之间进行权衡。因此,自我约束理论在医生行为中有重要意义。

本节通过文献综述的形式,在 Medline、Cochrane Library、EBM Reviews、PsychINFO、EconLit、Business Source Complete、Web of Science 等数据库中,应用"self-control"和"physician＊"的相关词进行系统检索,并对检索结果进行引文检索,以获取自我约束理论在医生行为领域的研究文献,加以总结梳理。

越来越多的实证文献调查了人们对拯救生命和改善健康措施之间的社会选择,以及个人管理自身健康的时间偏好方面对健康收益贴现的态度。多数研究者通过对时间偏好研究发现,医生更加重视长期利益,比患者更加耐心。在跨期决策中,医生往往扮演理性、目光长远的角色,而患者则容易注重当前利益。

Galizzi 等(2016)在希腊雅典的一所医院门诊进行了一场涉及67位医生和300例患者的现场试验,将每例患者随机分配给所选科室的一位医生之后,双方被要求根据自己的喜好来选择不同的药物治疗方案。受试者被要求在考虑自身目前健康状况的情况下进行三轮选择，每轮包含 5 个选择题，要求在可能的治疗方案 A 和治疗方案 B 中作出选择。两种方案的差异在于，治疗方案 A 最终获得的完全健康天数比治疗方案 B 更多，但是使用治疗方案 A 后患者需要延迟几天才能完全恢复健康，使用治疗方案 B 则可以立刻恢复健康。在每轮选择中，方案 B 获得的完全健康天数会逐渐增加，方案 A 不变；而 3 个轮次中，治疗方案 A 获得的完全健康天数不变，但是获得疗效的延迟天数会逐渐增加。具体选项设定如表 4－4 所示。

表 4－4　治疗方案组合

轮次	选择题号	治疗方案 A	治疗方案 B
第一轮	1.1	1 周后获得 360 天完全健康天数	立刻获得 60 天完全健康天数
	1.2	1 周后获得 360 天完全健康天数	立刻获得 120 天完全健康天数
	1.3	1 周后获得 360 天完全健康天数	立刻获得 180 天完全健康天数
	1.4	1 周后获得 360 天完全健康天数	立刻获得 240 天完全健康天数
	1.5	1 周后获得 360 天完全健康天数	立刻获得 300 天完全健康天数
第二轮	2.1	1 个月后获得 360 天完全健康天数	立刻获得 60 天完全健康天数
	2.2	1 个月后获得 360 天完全健康天数	立刻获得 120 天完全健康天数
	2.3	1 个月后获得 360 天完全健康天数	立刻获得 180 天完全健康天数
	2.4	1 个月后获得 360 天完全健康天数	立刻获得 240 天完全健康天数
	2.5	1 个月后获得 360 天完全健康天数	立刻获得 300 天完全健康天数

轮次	选择题号	治疗方案 A	治疗方案 B
第三轮	3.1	3 个月后获得 360 天完全健康天数	立刻获得 60 天完全健康天数
	3.2	3 个月后获得 360 天完全健康天数	立刻获得 120 天完全健康天数
	3.3	3 个月后获得 360 天完全健康天数	立刻获得 180 天完全健康天数
	3.4	3 个月后获得 360 天完全健康天数	立刻获得 240 天完全健康天数
	3.5	3 个月后获得 360 天完全健康天数	立刻获得 300 天完全健康天数

该研究假设，人们会优先选择获得更多完全健康天数的治疗方案 A，但是随着治疗方案 B 获得的完全健康天数增加将会有人们选择治疗方案 B 来代替治疗方案 A，并将个体从方案 A 转向方案 B 的切换点作为个人时间偏好的简单衡量标准，个体从治疗方案 A 转向治疗方案 B 的时间越晚说明其有着更低的贴现率。试验结果显示，有相当大比例的医生和患者始终选择了治疗方案 A，第一轮中为 50%，第二轮中为 28%，第三轮中为 19%。而在作出决策转换的受试者中，每一轮医生的平均转换点都比患者要高/晚，即在治疗方案 A 不变的前提下，治疗方案 B 需要有更多的完全健康天数才能让医生选择更换治疗方案。其中，大约 50% 患者的转换点比医生的转换点要早 2 题甚至更多。这个试验反映出医生在选择不同时期的治疗方案时，会比患者更加耐心，更加看重长期的健康收益。

即使在引入死亡风险的情境下，医生同样对长期治疗效果有着更高的偏好。Enemark 等(1998)对瑞典 25 位血管外科医生开展了问卷调查和选择实验，通过他们在腹主动脉瘤治疗中早期择期手术和非手术治疗（观察等待）的选择来计算隐性贴现率，测量他们在治疗腹主动脉瘤时的时间偏好。在腹主动脉瘤治疗中，手术治疗存在死亡风险，但是成功后可以治愈腹主动脉瘤，从而活得更久；而非手术治疗（观察等待）相对保守，医生通过定期扫描监测瘤体从而及时采取手术治疗，但破裂风险相关的焦虑会导致生命质量略低于手术组。手术成功后的预期寿命为 11.7 年，不同手术死亡率下选择非手术治疗（观察等待）的预期寿命介于 9.1～10.9 年；研究者要求医生指出在多大的手术死亡风险下会选择手术治疗或非手术治疗（观察等待），通过对医生在给定的死亡风险下选择手术而非观察等待所增加或减少的寿命年数来计算隐性贴现率。研究发现，一部分外科医生只建议死亡率在 2%～3% 之间的手术，而多数外科医生则建议死亡率在 10%～11% 之间的手术。在观察等待和手术治疗之间的选择上，即使是非常同质的外科医生群体，时间偏好也存在很大差异，他们时间偏好所隐含的贴现率为 5.3%～19.4% 不等。不过 25 位调查对象中有 9 位医生的贴现率聚集在 5%～6.5% 的狭窄范围内，拥有较低的贴现率，这说明他们更加看重长远收益（时间偏好研究中贴现率越低代表越关注长远利益），即使手术风险处于较高水平时大部分血管外科医生也会偏好手术治疗。

Höjgård 等（2002）在 Enemark 等（1998）的基础上进一步研究，研究对象在血管外科医生的基础上增加了内科医生、全科医生、无症状腹主动脉瘤患者以及 60 岁以上未患有无症状腹主动脉瘤的健康男性。研究结果显示，不同科室医生有着不同的时间偏好。与所有血管外科医生建议在 1% 的死亡率下进行手术不同，一些全科医生、内科医生和患者都不建议这样做。在所有研究群体中，内科医生的贴现率最高（最关注当下利益），几乎是血管外科医生的 2 倍。血管外科医生推荐手术的可能性相对最高，平均贴现率最低,最注重长远利益。

自我约束理论作为行为经济学中的重要概念,能够帮助理解医患共同决策中医生与患者的行为。在跨期选择的情境下,医生往往更加注重长期收益,患者更加关注当前的收益。医患双方时间偏好上的差异,可能导致医生和患者医疗决策的不同(GALIZZI et al, 2016),以及患者的低依从性(FELDMAN et al, 2002)。但是这一差异也为医患沟通的改善提供了思路,医患双方相对较大的时间偏好差异强调了医生和患者之间信息交流的重要性(HÖJGÅRD et al, 2002)。医生作为患者的代理人,在推荐特定的治疗方案时应该更多地了解患者的偏好,通过沟通与共同决策等途径在取得更好疗效的同时提升患者满意度(GREENFIELD et al, 1985)。患者对未来有着较高的贴现率,更加注重当前收益。Becker和Mulligan(1997)认为患者对于未来的较高贴现率并不可取,医生作为代理人应该尝试帮助患者克服他们立即从治疗中获得收益的想法,最终获得更好的治疗效果。

表4-5总结了自我约束理论在医生行为领域的应用研究。

表4-5　自我约束理论在医生行为领域中的应用

研究者	应用场景	研究设计	干　预	结　果
GALIZZI M M, et al. 2016	临床治疗	基于场景的随机实验	医生和患者完成相同的时间偏好测量问卷,要求他们在治疗方案 A 和 B 之间选择,A 和 B 在不同时间点可获得不同的健康天数,共有 3 轮 15 次选	有相当大比例的医生和患者始终选择方案 A。而在作出决策转换的受试者中,每一轮医生的平均转换点都比患者要高/晚,即在方案 A 不变的前提下,方案 B 需要有更多的完全健康天

研究者	应用场景	研究设计	干 预	结 果
			择。方案 A 获得的健康天数比方案 B 多但疗效有一定延迟，而方案 B 总是立即可得。每轮中方案 B 获得的健康天数逐渐增加，方案 A 的时间延迟在轮次之间逐渐增加	数才能让医生选择更换方案。其中，大约 50% 患者的转换点比医生的转换点要早 2 题甚至更多
ENEMARK U, et al. 1998	临床治疗	基于场景的调查	腹主动脉瘤治疗中手术成功后的预期寿命高于观察等待；研究者要求瑞典 25 位血管外科医生指出在多大的手术死亡风险下会选择手术治疗或观察等待	外科医生在观察等待和手术治疗之间的选择上存在很大差异，他们时间偏好所隐含的贴现率为 5.3% ~ 19.4% 不等。不过 25 位调查对象中有 9 位拥有较低的贴现率，更加看重长远收益
HÖJGÅRD S, et al. 2002	临床治疗	基于场景的调查	研究设计同上篇文献（ENEMARK et al, 1998），研究对象在血管外科医生的基础上增加了内科医生、全科医生、无症状腹主动脉瘤患者以及 60 岁以上未患有无症状腹主动脉瘤的健康男性	内科医生相较血管外科医生、全科医生、实际和预期患者表现出更高的隐性贴现率，更关注当下利益。血管外科医生的贴现率最低，更加看重长远收益

第五节　框架效应与医生行为

　　框架效应理论可以用来解释人们在决策过程中从规避风险到承担风险的转变,偏好的逆转可以通过改变选项的框架、结果和决策问题的概率而发生。决策系统依赖的直觉推断和损失厌恶等偏差是产生框架效应的潜在原因(BIZER et al,2011)。框架效应不认同理性选择理论中选择的一致性和连贯性原则,认为"偏好不是一组预先设定的无差异曲线,而是高度可延展性的环境"(BUI et al,2015)。前景理论也可以对框架效应作出解释,即人们根据损失和收益的潜在价值而非最终结果来进行决策。

　　框架效应是一种广泛而稳健的现象,在心理学中已经得到很好的证实,并存在于经济、资源配置和管理等各个领域(KUO et al,2009;HUANG et al,2010)。在医学领域,许多风险决策必须由医生在临床实践中作出,框架效应挑战了原本临床决策是独立于信息、统计数据或研究结果呈现给医生的方式的假设,是调查医疗决策中决策偏见和影响因素的最有价值的方法之一,然而它在医学界的重要性还没有得到充分重视。目前,大多数关于医疗决策中框架效应的文献集中于患者决策,只有少数研究调查了框架效应对医生决策的影响。因此,本节将通过梳理医生决策中的框架效应来弥补这些差距。

　　我们以"framing effect"和"physician * "为检索词,以"title/abstract"为检索类别,检索了 Medline、Cochrane Library、EBM Reviews、PsychINFO、EconLit、Business Source Complete 和 Web of Science 等数据库,来获取医生行为中的框架效应研究文献,进而总结梳理框架效应在医生行为领域的研究。下面我们按

照框架效应的 3 种类型——风险选择框架、属性框架、信息框架，分别介绍医生行为中的框架效应研究。

一、风险选择框架

风险选择框架（risk choice framing），又称损益框架，也就是卡尼曼和特沃斯基提出的框架效应，是最典型的一种框架效应。它指对同一事实强调其损失属性或收益属性会导致行为人作出不同的决策结果（BUI et al, 2015）。在感知风险或结果的不确定下，损失带来的负效用的绝对值大于同等大小收益带来的正效用的绝对值。卡尼曼和特沃斯基用享乐的术语表达了这一原则："一个人失去一笔钱时所经历痛苦的程度似乎大于得到相同金额时所获得快乐的程度。"这可以用损失厌恶理论来解释，即人们的风险偏好是存在差异的，当涉及收益时，人们表现为风险规避（即前景理论中的"确定效应"），通过避免风险以保证收益的获得；当涉及损失时，人们倾向于追求风险（即前景理论中的"反射效应"），通过追求风险以减少损失（TVERSKY et al, 1974）。因此，人们更倾向于确定的收益，而避免因为不确定的行为所带来的损失。

1982 年，特沃斯基和几位临床医生合作开展了一项研究，在医疗决策场景中证明了风险选择框架效应（MCNEIL et al, 1982）。该研究假设参与者（患者和医生）罹患肺癌，需要在放疗和手术治疗之间进行选择，已知手术的死亡率要大于放疗，两种治疗方案的效果信息以生存率或死亡率展示。结果表明，如果两种治疗方案的效果按照生存率来展示，参与者会倾向于选择手术；如果两种治疗方案的效果改为按照死亡率来展示，那么参与者会更倾向于选择短期收益但长期损失的放疗方法，对于风险较大的手术方法则更谨慎。有趣的是，与经典框架效应相比，医疗领域的框架效应在决策过程中产生了相反的模式：在收益框架中倾向于风险寻求选项,在损失框架中更倾向于风险厌恶选项(MCNEIL et al,1982)。许多研究表明,当医疗决策触发的框架效应涉及手术等侵入性治疗时,这些治疗在收益框架下比在损失框架下更受青睐。具体解释如下:当参与者被告知存活率时,他们将其视为机会而不是威胁;但当他们得知死亡率时,他们认为这是一种威胁而不是机会。大量研究表明,当决策者感知机会多于威胁时,他们更倾向于寻求风险;相反,当他们感知更多的威胁而不是机会时,他们就会更加保守(HIGHHOUSE et al,1996;THOMAS et al,1993)。

Almashat等(2008)进行了一项类似的研究,他们发现,当生存率和死亡率以累积概率的形式表现时,年轻人在生存场景中更倾向于手术,而在死亡场景中则倾向于放疗,与1982年特沃斯基等的结果一致。然而,当结果信息以区间概率或总体预期寿命的形式展示时,这种特殊的框架效应并不存在,这表明在医疗决策中,结果信息的框架和类型都会对医生的治疗选择产生影响。

需要注意的是,并不是所有医疗领域的框架效应在决策过程中都会产生相反的模式。2011年瑞士的研究人员进行了一项随机邮件调查,探索不同的风险选择框架是否会影响医生和患者对新药的选择(PERNEGER et al,2011)。在该研究中,新药与旧药相比增加了生存益处,但会造成更多的副作用,因此此新药被视作一种寻求风险的选择。在发给医生的邮件中,使用4种风险描述框架来比较新旧药:绝对生存率、绝对死亡率、相对死亡率降低以及全面提供上述3种信息。研究者发现,认为新药更有效的医生比例因风险表现形式的不同而不同。当医生被告知新药与旧药的绝对生存率为96%和94%时,认为新药更好的医生比例为51.8%;当医生被告知新药和旧药的绝对死亡率为4%和6%时,认为新药更好的医生比例增加到 68.3％；当被告知使用新药后相对死亡率降低了 1/3 时，认为新药更好的医生比例进一步增加到 93.8％；当上述 3 种信息全部被告知时，认为新药更好的医生比例为 69.8％（结果相当于绝对风险框架）。也就是说，当结果信息以相对死亡率或绝对死亡率的降低来表示新药疗效时，认为新药有效的医生比例增加。这表明，新药作为一种风险寻求选项，在损失框架中更受青睐，这不同于上述特殊的框架效应模式，而是与经典的框架效应一致。

二、属性框架

属性框架（attribute framing）指对象特征的积极或消极描述会影响人们的评价。特沃斯基和卡尼曼在 1974 年已经证明，个体决策往往会受到背景因素等属性的影响，这些属性会诱发代表性启发式，导致判断不是基于证据和统计概率（TVERSKY et al，1974）。

曾有研究者向临床医生提供一个假想场景"一个患者表现出心脏病发作的临床症状"，其中一半的临床医生只接受一个简单的"患者"场景，另一半医生接受一个"近期失业"场景（BRANNON et al，2003）。该研究中，所有"患者"框架下的临床医生都将症状归因于心脏病发作，但在接受"近期失业患者"框架的临床医生中，26％的临床医生将症状归因于压力反应。

另外，1970 年开展的一项针对心理专家的问卷调查表明（BROVERMAN et al，1970），心理健康专业人员在描述成熟、心理健康的成年人时，会受到性别信息的影响。虽然对性别不明的健康成年人和健康男性的特征描述非常相似，但对健康女性与性别不明的健康成年人的特征描述不同。基于这种偏见，女性可能更容易被错误地归为不健康和心理不成熟的成年人。

三、信息框架

信息框架(information framing),即信息的呈现方式和框架会潜在地影响医生对治疗价值的看法。1999 年澳大利亚的一项随机对照试验(NIKOLAJEVIC-SARUNAC et al, 1999)评估了信息框架是否会影响家庭医生开具激素替代疗法,长期使用该疗法可能会降低髋关节骨折和心肌梗死的风险,但是会增加乳腺癌的风险,其效果可以表述为相对风险或者绝对数量改变。该试验中,家庭医生被随机分为 3 组:第一组医生收到激素替代疗法效果的相对信息,即与不使用相比,使用激素替代疗法导致髋关节骨折和心肌梗死的相对风险比例降低,以及乳腺癌的相对风险比例增加;第二组医生收到激素替代疗法效果的绝对数量,即需要多少人治疗 10 年才可以预防 1 例髋关节骨折或心肌梗死,以及导致 1 例乳腺癌;第三组为对照组,不接受任何信息。研究结果显示,相对于对照组和相对风险组,接受绝对风险信息的医生更倾向于减少开具长期激素替代疗法。可见,信息的呈现方式会对医生决策产生不同影响。

作为信息框架的一种,信息以频率或百分比的方式展示也会影响人们决策。总体来看,频率框架中的数字往往比百分比框架中的数字更有说服力。2000 年 Slovic 等进行了一项临床试验,将精神科医生分为两组,一组医生被告知患者发生暴力行为的频率,另一组医生被告知患者发生暴力行为的百分比,评估两种信息框架下精神科医生是否允许患者出院的行为差异。结果发现,接受频率框架的精神科医生中有 41% 的人回答"现在不出院",而接受百分比框架的精神科医生只占 21%。即与等效概率(如 10%)相比,相对频率(如 10/100)会导致人们认为风险更高。此外,当所有信息都以百分比表示时,医生认为使用相对术语比使用绝对术语更有效（MARCATTO et al, 2013）。目前,已经有一些关于频率与概率的差异效应的研究,但在医生群体中关注这种特殊的框架效应的研究并不多,有必要在临床医师群体中调查这种效应。

在决策问题的框架中提供成本信息也会对医生决策产生重大影响。医生面临越来越多的下述选择,即新筛查策略比旧策略往往更有效但更昂贵,需要依据新筛查策略的成本效果信息作出决策。一项研究调查了美国 560 位初级保健医生,根据医生对场景的熟悉程度和是否提供成本效果信息向调查医生提供了不同的癌症筛查方案,包括没有成本效果信息的熟悉场景、提供成本效果信息的熟悉场景、提供成本效果信息的不熟悉场景,来评估成本效果信息如何影响医生的筛查决策（UBEL et al, 2003）。该研究结果显示,向医生提供成本效果信息对其宫颈癌、乳腺癌和结肠癌的筛查建议产生了中等影响。在熟悉的场景下,提供成本效果信息将每年宫颈巴氏涂片检查的建议从 67% 减少到 41%（$P = 0.003$）,将 40 岁开始乳腺 X 线检查的建议从 76% 减少到 63%（$P = 0.11$）,将结肠镜检查的建议从 77% 不显著地减少至 72%（$P > 0.2$）;在所有不熟悉的场景下,与相应的熟悉场景相比,医生明显更少地推荐昂贵的筛查策略（所有 $P < 0.001$）。值得注意的是,尽管成本效果相似,相比熟悉场景,更少医生会为不熟悉的场景推荐侵袭性筛查。医生相对不愿意放弃常见的筛查策略,即使他们知道这些策略很昂贵,并且不愿意采用不熟悉的筛查策略,即使他们知道这些策略很便宜。

总之,通过梳理框架效应对医生行为的干预研究,有助于我们了解该行为经济学理论对医生决策偏好的作用。可以预见,在医生决策场景中选择合适的框架对医生行为开展干预将是未来的研究趋势。

表 4 - 6 总结了框架效应在医生行为领域的应用研究。

表4-6 框架效应在医生行为中的应用

研究者	应用场景	研究设计	干 预	结 果
BUI TC, et al. 2015	临床诊断	随机对照试验	同一临床场景中的疗效信息分别设定为频率或百分比、死亡率或生存率；女性或男性患者、提供或不提供成本信息	医生的临床建议变化：当预测发生宫颈癌的概率以频率表示时，与百分比相比，医生会建议缩短下一次巴氏试验检查的时间（约2年）；当不干预造成的后果以增加死亡率而不是降低生存率表示时，医生更倾向于推荐对侧预防性乳房切除术（63.7% vs.45.8%）；当提供医疗费用或患者性别背景时，医生的建议没有显著差异
MCNEIL BJ, et al. 1982	临床治疗	随机对照试验	参与者被要求在肺癌的放疗或手术之间进行选择，治疗信息以生存率或死亡率为框架，数据形式进行了调整，包括累积概率形式和总体预期寿命形式	参与者选择放疗还是手术：如果手术结果是按照死亡率而不是生存率来框定的，那么参与者会更倾向于短期收益且长期损失的放疗
PERNEGER TV, et al. 2011	临床治疗	随机试验	假设一项新药比旧药增加了生存益处但造成了更多副作用，	医生对新药益处的看法变化：对新药的不同描述假设下医生认为新药更好

（续表）

研究者	应用场景	研究设计	干　预	结　果
			以不同的描述向医生介绍新药	的比例分别为：描述绝对存活率时（约50%）、描述全面信息或绝对死亡率时（约70%）、描述相对死亡率或相对生存期时（约90%）
BRANNON LA, et al. 2003	临床诊断	随机对照试验	向医生提供一个假想场景"一个患者表现出心脏病发作的临床症状"，其中一半临床医生只接受一个简单的患者场景，另一半接受一个近期失业的患者场景	医生对患者症状的判断：所有"患者"框架下的临床医生都将症状归因于心脏病发作，但在接受"近期失业患者"框架的临床医生中，26%的临床医生将症状归因于压力反应
NIKOLAJE-VICSARUN-AC J, et al. 1999	处方开具	随机对照试验	长期激素替代疗法的风险可以相对比例或绝对值呈现。家庭医生被随机分组来接受以相对比例或者绝对值表示的治疗风险，对照组没有接受任何信息	家庭医生开具长期激素替代疗法的意向：相对于对照组和相对风险组，接受绝对风险信息的医生更倾向于减少开具长期激素替代疗法，不过各组差异较小
SLOVIC P, et al. 2000	临床治疗	临床试验	精神科医生被告知患者发生暴力行为的频率或百分比	精神科医生是否允许患者出院：当患者发生暴力行为以频率框架告知时，

（续表）

研究者	应用场景	研究设计	干　预	结　果
				41%的精神科医生回答"现在不出院"；而以百分比框架告知时，只有21%医生回答"现在不出院"
UBEL PA, et al. 2003	检验检查	随机对照试验	根据医生对场景的熟悉程度和是否提供成本效果信息向调查医生提供不同的癌症筛查方案，包括没有成本效果信息的熟悉筛查场景、提供成本效果信息的熟悉场景、提供成本效果信息的不熟悉场景，来评估成本效果信息如何影响美国初级保健医生的筛查决策	向医生提供成本效果信息对其宫颈癌、乳腺癌和结肠癌的筛查建议产生了中等影响。在熟悉的场景下，提供成本效果信息将每年宫颈巴氏涂片检查的建议从67%减少到41%（$P = 0.003$），将40岁开始乳腺 X 线检查的建议从76%减少到63%（$P = 0.11$），将结肠镜检查的建议从77%不显著地减少至72%（$P > 0.2$）。值得注意的是，尽管成本效果相似，相比熟悉场景，更少医生会为不熟悉的场景推荐侵袭性筛查（所有 $P < 0.001$）

第六节　助推理论与医生行为

助推是指非强制性和低成本的一种干预政策。2008 年,塞勒和桑斯坦提出行为科学领域的助推,即在保证人们自主选择权的同时,提供简约且低成本的选择架构(choice architecture),以推动决策者作出正确的决策。1974 年卡尼曼和特沃斯基发表的《不确定情况下的判断:启发式与偏差》可视作理论起源,即"助推"是应对"启发式与偏差"的政策干预措施(HERTWIG et al,2017)。决策和推理的双系统理论认为人类包含基于直觉的启发式系统和基于理性的分析系统两套系统。启发式系统由个人心理过程驱动,如情感、社会影响、心理捷径和几乎或不需要思考的习惯。这些个人心理过程也被称为认知偏误,助推所提供的选择架构可以有效规避人们在认知和动机上的不足。助推也可以解释为对外部环境细微的设计、选择和调整,它能在不限制决策者选择自主权的情况下,借助鼓励、引导、暗示等策略使人们的行为朝着预期方向改变。助推理论表明,我们需要改变作出选择的环境,以便"推动"人们采取更健康的行为。

目前,基于助推理论对医生行为的干预研究和实践探索都还很缺乏,医疗卫生行业专注于通过经济收益激励医生兼顾生产力和医疗服务质量。因此,本文将综述助推对医生行为进行干预的策略和效果,为解决与医生相关问题提供新的视角与干预路径。

我们以"nudge""nudge theory"和"physician *"为检索词,以"title/abstract"为检索类别,检索了 Medline、Cochrane Library、EBM Reviews、PsychINFO、EconLit、Business Source Complete 和 Web of Science 等数据库,来获取医生行为中的助推研究文献,

进而总结梳理助推理论在医生行为领域的研究。下面我们按照不同的助推类型——默认效应助推、警告助推和社会规范助推，分别介绍医生行为中的助推研究。

一、默认效应助推

默认效应(default effect)作为最有名的助推工具，被证实能够促进个体健康行为(LI et al, 2013)。默认效应指设置默认选项时，决策者会表现出坚持默认选项的倾向，即如果决策者不主动作出反对的决定，该选项就会生效。现状偏误理论可用来解释人们对默认选项的偏好，个体在衡量作出改变的潜在收益和潜在损失时，会更重视等量的潜在损失，故不愿意改变现状(SAMUELSON et al, 1988)。在器官捐赠领域，改变默认选项已被证明是非常有效的(DAWSON et al, 1987)。在一些国家，器官捐献是默认选项，拒绝器官捐献则要选择退出选项；而在其他一些国家，不捐赠器官则是默认选项，人们自愿登记捐献器官。通过统计上述国家的器官捐献率发现，在器官捐献为默认选项的国家，注册器官捐赠者的数量要远比那些自愿登记捐献的国家要多得多(JOHNSON et al, 2003)。

2012 年一项基于美国宾夕法尼亚大学普通内科和家庭医生诊所的准试验性研究，将诊所电子处方系统的默认选项从显示原研药和仿制药改为仅显示仿制药，并设置退出选项以便选择原研药。通过测量医生开具的 β 受体阻滞剂、他汀类药物和质子泵抑制剂原研药和同效仿制药的月度处方发现，使用默认选项是提高仿制药使用比例的有效方法(PATEL et al, 2014)。2014 年，美国宾夕法尼亚大学卫生系统选择重新设计电子处方系统，不是直接在医生开具处方的屏幕上更改默认值，而是将"照单配药"的退出复选框添加到处方屏幕上，如果不选中，则默认开具等效仿制药。结果显示，这一默认选项助推实施后，仿制药的开药率从 75% 上升到 98％（PATEL et al, 2016）。

默认选项也被用于促进医护人员疫苗接种。荷兰某医疗机构在 2016 年开展了一项随机对照试验，尝试使用默认效应助推来提高医护人员的流感疫苗接种率（LEHMANN et al, 2016）。该机构每年为医护人员接种流感疫苗的常规流程是向所有员工发送电子邮件告知 10 月中旬的某一天可以免费接种疫苗，想接种疫苗的员工必须回复电子邮件，根据回应的员工人数来购买疫苗，然后在邮件指定的日期由护士上门为员工接种疫苗。本次随机对照试验中，所有员工被随机分配到干预组或对照组：干预组采取接种作为默认选项并给予选择退出的自由，参与者收到一封电子邮件，其中包含预先安排的流感疫苗接种预约，该预约可以更改或取消；对照组的参与者收到一封电子邮件，解释说如果想接种疫苗，他们必须安排预约。结果显示，默认同意接种并给予退出自由的干预组医护人员比对照组更有可能预约接种流感疫苗。在本次试验之前，该机构开展过多次教育活动但收效甚微。因此，改变疫苗接种的默认选项，可能是近年来疫苗接种运动的一个简单且具有成本效益的替代方案。

Halpern 和同事（HALPERN et al, 2007）认为，当人们对健康行为持中立态度且不太容易选择退出时，默认程序的效果最大。如果没有引导决策的强烈偏好，人们更有可能将默认选项作为推荐行为接受。上述荷兰医疗机构研究的作者在之前的文章中指出，默认选项对医护人员的推动可能会受到明确偏好的影响，比如在流感疫苗接种中会表现出支持或反对流感疫苗接种的倾向，这会对默认效果产生干扰（LEHMANN et al, 2015），赞成接种疫苗和没有形成明确偏好的人应该是该策略的最大受益者。以往的研究表明，当医护人员的自主权被剥夺时，也有可能会对接种疫苗产生更多的抵制（LEHMANN et al, 2014）。因此，在研究默认效应对医生行为的影响时,在退出条件下应尽可能让医生更容易的选择退出,不干扰其自主权,但这也可能导致默认效果不显著。

二、警告助推

警告助推通过警告的形式向干预对象提供理性决策所必需的信息,引导人们做出正确的行为改变。最经典的警告助推应用是烟草生产商被要求在香烟外包装上注明"吸烟有害健康",这是将健康信息转化为消费干预的成功尝试。作为一种信息提示,"警告"不影响个人自主权,但可以通过吸引干预对象的注意力来引导个体行为改变。

在医疗领域,警告助推可以结合计算机技术减少医生的违规医疗行为。利用计算机技术进行编程,当医师开出不必要的检查单或不合理用药的处方时,系统会自动弹出警告,询问医生对该检查单或处方是否有把握(李筱永 等,2022)。同时,警告也可以链接到已有的表明该检查或药品经常被过度使用或使用不当的证据。美国医学专业委员会列出了医学实践中常见的低价值医疗服务,如常规 X 线检查没有并发症的下背部疼痛、CT 检查鼻窦炎等,当医生开出这些检查时,系统会自动跳出警告。如果医生在结合患者利益进行判断后决定继续当前的操作,需要点击"是,我确定"以处理该警告(EPSTEIN,2018)。警告以诸如行业协会医疗指南等权威的实践经验为依据,可以有效减少医生的低价值医疗行为。同时,警告助推工具可以为医生提供具体的临床决策建议,且不会影响医生的专业自主性,在充分考虑患者的个体差异后,医生拥有最终的决策权。

三、社会规范助推

社会规范是指在特定社会或文化中被认可的行为标准或行为

模式。它们是一组非正式的规则，约束个体在特定环境下的行为，可以是行为、语言或其他社交互动方面的规范。不同于默认选项和框架效应通过改变信息的呈现方式或结构来影响决策，社会规范更注重信息内容，借助定制化的信息促进医生行为改变。

社会规范包括描述性规范（descriptive norm）和指令性规范（injunctive norm），它们共同构成了一个社会对人们行为的期望和规定。描述性规范是指社会中群体成员实际行为的共有期望，而指令性规范是指社会中群体成员应有行为的共有期望。描述性规范描述了人们通常会采取的行为方式，以及他们如何在特定情境下行事，它描述了"是什么"和"正在发生什么"，而不是规定应该采取何种行动。例如，在医疗场景中，描述性规范可以是"大多数医生为某种疾病开具某种处方"。指令性规范则规定医生应该采取什么行动或不采取什么行动的规则，它基于社会期望和价值观，并且通常涉及道德方面的问题。例如，"不要过度医疗"或"严禁收红包"。

（一）描述性规范

描述性规范理论通过告知个体某一特定情境中大多数人的典型做法，使个体在决策时有所参考（SCHULTZ et al, 2018）。已有研究证实社会环境中家人、朋友、同事或同龄人的行为会影响个体对该环境的应对方式，大多数人的做法会被认为是最佳选项，从而引起模仿和遵循（CIALDINI et al, 1998）。因此，采取描述性或示范性规范对医生行为进行助推，可能是非常行之有效且低成本的一种途径。

已有多项研究开展了医生行为的描述性规范干预。专家建议或反馈作为描述性规范的一种，可以激励医生相应地调整医疗行为。阿根廷开展的一项随机对照试验将基于专家共识的抗生素处方规范作为干预手段，向干预组发送电子邮件；在为期半年的干预下,干预组的医生减少了 5.8％的抗生素使用(TORRENTE et al,2020)。另一项德国儿科医生的实验性研究也探究了专家反馈(描述性规范)对儿童的抗生素处方行为的影响(EILERMANN et al,2019)。该研究将儿科医生随机分配到干预组和对照组,向干预组提供专家反馈,研究发现为儿科医生提供简单的定向专家反馈可将儿童的抗生素使用时间降低 10％,并且儿科医生的处方当中抗生素使用时间也向专家推荐时间靠近。这一实验数据表明,专家基准作为规范能够促进儿科医生更恰当地使用抗生素。

英国的一项全国性随机对照试验也表明(HALLSWORTH et al,2016),以英国首席医疗官的名义向临床医生发送信和传单,指出当地诊所的抗生素处方开具量已经比英国医疗系统 80％的医疗机构要高,收到这些传单后当地诊所的抗生素处方减少了3.3％。在美国 47 个家庭医生诊所开展的随机对照试验中(MEEKER et al,2016),通过电子邮件向干预组医生反馈他们自身以及表现最好医生的抗生素处方率数据,干预 18 个月后发现,电子邮件反馈组比对照组的不恰当抗生素处方率多减少了5.2％。

(二) 指令性规范

与描述性规范相比,指令性规范基于社会期望和价值观对医生行为做出约束,对医生自主性的干预更强。公开承诺书是一种利用社会责任的深远影响进行助推的干预措施。Meeker 等(2014)设计了一项随机对照试验来测试这种干预措施的助推效果,干预组的医生签署"仅在必要时开抗生素"的承诺书后将承诺书挂在诊室,对照组的医生不签署公开承诺书。结果显示,与对照组相比,签署承诺书使医生开具的不适当抗生素处方率下降了19.7 个百分点。可以说,这种简单、低成本的干预,可以与一些高成本的治疗改进措施相媲美。

总之,在医疗卫生领域,有效助推的机会比比皆是,因为无论被助推主体是否知道,选择架构都会引导主体的行为。尽管在创造有效助推方面涉及一些常识,但也需要一些专门知识用于确定目标、设计概念方法和技术实施、管理获得利益相关者支持的过程中。需注意,助推行为干预是推动临床医疗服务改善的重要工具,但必须量身定制,以尊重医生的自主权和专业精神。

　　表4-7总结了助推理论在医生行为领域的应用研究。

表4-7　助推理论在医生行为中的应用

研究者	应用场景	研究设计	干预	结果
PATEL M S, et al. 2014.	处方开具	准实验性研究	电子处方系统中默认选项从显示原研药和仿制药改为最初仅显示仿制药但设置退出选项	β受体阻滞剂、他汀类药物和质子泵抑制剂的原研药和等效仿制药的月度处方:使用仿制药作为默认选项后,β受体阻滞剂和他汀类药物的仿制药处方增加了,但是质子泵抑制剂的仿制药处方没有显著变化
PATEL M S, et al. 2016.	处方开具	准实验性研究	不是直接在医生开具处方的屏幕上更改默认值,而是将"照单配药"的退出复选框添加到处方屏幕上,如果不选中,则默认开具等效仿制药	将仿制药作为默认选项助推后,仿制药的开药率从75%上升到98%

（续表）

研究者	应用场景	研究设计	干 预	结 果
LEHMANN B A, et al. 2016.	疫苗接种	随机对照试验	医生被随机分配到两组：在选择退出的条件下（接种为默认选项），参与者收到一封电子邮件，其中包含预先安排的流感疫苗接种预约，该预约可以更改或取消；在选择加入的条件下，参与者收到一封电子邮件，解释说如果他们想接种疫苗，他们必须安排预约	在选择退出的条件下（接种为默认选项），医护人员更有可能预约接种流感疫苗
TORRENTE F, et al. 2020.	处方开具	随机对照试验	向抗生素处方率高的全科医生发送关于抗生素处方率的专家反馈信，反馈信件中包括告知医生自己的抗生素处方开具情况以及正确的抗生素开具指导	医生抗生素处方率的变化：收到专家反馈信件医生的抗生素处方率降低了3.69%（$P < 0.001$），能减少124952份的抗生素处方
EILERMA-NN K, et al. 2019.	处方开具	随机对照试验	对照组中的儿科医生自主决定抗生素治疗时间；干预组中的儿科医生以专	儿科医生抗生素治疗时间：提供专家基准干预前后，儿科医生的抗生素平均治疗时间从7.98

研究者	应用场景	研究设计	干　预	结　果
			家基准的形式收到描述性反馈，使他们能够将自己的处方决定与专家建议进行比较	天降低到7.23天，减少了10%
HALLSWO-RTH M, et al. 2016.	处方开具	随机对照试验	向医生提供英国首席医疗官的信件和患者抗生素用药的传单。信件内容为英国首席医疗官提醒当地诊所的抗生素处方开具量已经比英国医疗系统80%的医疗机构要高，提示医生要调整自己的处方行为	每1 000位加权人群中抗生素处方的比例：干预后，每1 000位人口中的抗生素处方数量在干预组为126.98，在对照组为131.25，两组相差4.27（3.3%，$P<0.000\,1$），干预措施预计少开具73 406份抗生素处方
MEEKER D, et al. 2016.	处方开具	随机对照试验	评估行为干预对急性呼吸道感染门诊抗生素滥用的影响，包括3种行为干预措施：建议的替代方案（提出抗生素之外的其他治疗方案）；负责任的理由（要求开具抗生素的医生提供详细的说明）；	在美国47个家庭医生诊所干预18个月后发现，与对照组相比，替代方案组的抗生素处方率多减少5.0%（$P=0.66$），负责任的理由组多减少7.0%（$P<0.001$），同行比较组多减少5.2%（$P<0.001$）

（续表）

研究者	应用场景	研究设计	干 预	结 果
MEEKER D, et al. 2014.	处方开具	随机对照试验	同行比较（向临床医生发送电子邮件，将他们的抗生素处方率与"表现最好的医生"进行比较） 在医生诊室展示医生的公开承诺书，为期12周。承诺书以临床医生的照片和签名为特色，表明他们承诺避免为急性呼吸道感染开具不适当的抗生素处方	对照组和干预组的基线比例分别为43.5%和42.8%。干预期间，对照组的不适当处方率上升到52.7%，但在公开发布承诺书条件中下降到33.7%。控制基线处方率后，与对照组相比，公开发布承诺书导致不适当的抗生素处方率绝对值下降19.7个百分点（$P=0.02$）。

第七节　相对社会排名与医生行为

相对社会排名是指人们对自己在社会中的地位和地位变化的认知与感受。这个概念起源于社会比较理论（social comparison theory），该理论最早由社会心理学家利昂·费斯廷格（Leon Festinger）于1954年提出。社会比较理论认为，个体在评估自己的能力和观点时，往往会与他人进行比较。这种比较可以是向上的(与地位较高的人比较)或向下的(与地位较低的人比较),并可能对个体的心理健康、自尊和满意度产生影响。随着社会比较理论的发展,研究者开始关注相对社会排名对个体心理和行为的影响。在此过程中,社会阶层和社会地位的概念也与相对社会排名紧密相连。社会阶层通常根据个体的经济、教育和职业地位来划分,而社会地位则涉及个体在社会中的权力、声望和影响力。

20世纪90年代起,相对社会排名在研究中得到广泛关注。迈克尔·马尔莫(Michael Marmot)领导的"白厅研究"(whitehall study)发现,社会地位较低的公务员健康状况较差、死亡率较高(MARMOT et al, 1991)。这一研究表明,相对社会排名与个体健康状况有密切关系,社会排名较高的人往往获得更好的教育和医疗资源以及较高的健康意识。之后的研究进一步发现,相对社会排名不仅与身体健康相关,还与心理健康、幸福感、教育成就和犯罪行为等多个方面息息相关。21世纪研究者对相对社会排名的关注逐渐扩展到多个领域,包括医学、心理学、经济学和社会学等。在这些领域中,研究者关注相对社会排名对个体心理、行为和健康的影响,并探讨如何改善相对社会排名较低人群的生活质量。相对社会排名为理解不同领域的个体差异提供了一个重要的理论框架。

在医生行为研究中,相对社会排名往往被用于讨论医生之间的竞争和激励机制,以及如何影响医生的行为和绩效。医生通常会对自己的能力有很高的评价,也乐于竞争;此外,医生更加关注自己的社会地位和公共形象,这些都与相对社会排名密切相关(LUBARSKY et al, 2019)。因此从相对社会排名角度研究医生行为,对理解和改善医生行为具有重要意义。本节以"relative social ranking"和"physician *"为相关词,在 Medline、Cochrane Library、EBM Reviews、PsychINFO、EconLit、Business Source Complete、Web of Science 等数据库中检索,以获取相对社会排名在医生行为领域的研究文献。下面我们将总结梳理相对社会排名在医生服务质量改进和患者就诊选择两个方面的应用。

一、医生服务质量改进

相对社会排名可以通过竞争机制,促使医生提供高价值医疗服务,减少低价值医疗服务的供给,改进医疗服务质量和绩效。例如,如果医生出现不适当抗生素处方就会被记录到相应的排行榜中,这一相对社会排名措施会促使医生谨慎考虑是否应当开具抗生素处方,从而最终降低处方中抗生素药品的比例,为患者提供高价值医疗服务(MEEKER et al, 2016)。

排名能够激发医生的潜在动力,促使其提高绩效。外科医生绩效报告卡是一种对外公开医生绩效的透明度工具,会提供外科医生的专业水平等信息,旨在帮助患者、医疗机构和政府监管机构作出更明智的决策(KOLSTAD, 2013)。内在动机是影响行为的重要因素,当外科医生受到内在动机驱使时,他们更愿意关注绩效报告卡中的信息,并努力改善自己的表现。绩效报告卡在激发外科医生内在动机方面起到了积极作用,使医生更有动力追求完美的治疗结果。研究表明,相较于传统的经济激励,使用外科医生绩效报告卡对于医生服务质量提升的效果要高出 4 倍。这样的排名机制对于医生的内在驱动力要高于金钱激励,说明医生更看重自己行为在社会规范下的价值。可见,相对社会排名在提高外科医生报告卡中信息质量和自身医疗服务质量方面都具有重要作用,可以激发医生的内在驱动力,促使他们关注自己的绩效并努力改善,最终提高医疗质量和保证患者安全。

此外,医院绩效报告也是相对社会排名的重要应用。医院绩效报告作为一种透明度工具,向患者、保险公司、政府监管机构等提供医院绩效信息,旨在促进竞争、提高质量、降低成本并帮助各方做出更明智的选择。医院绩效报告对医疗质量、市场份额和声誉产生了积极影响。通过公开医院绩效数据，医院受到激励去改进其服务质量，从而吸引更多患者。同时，绩效报告不仅提高了医疗市场的透明度，使患者能够根据绩效指标选择最佳的医疗服务，而且医院绩效报告有助于提高医院声誉，使其在竞争激烈的医疗市场中脱颖而出（HIBBARD et al，2005）。

在排名机制的反馈下，医生和医院可以获得额外报酬，从而更加努力提高绩效。但是，排名机制的引入也存在一定的问题和弊端。一方面，医疗效果的不确定性较大，会受到患者病情的影响，可能导致优秀医生排名垫底。例如，身患绝症的患者往往会寻求优秀医生就诊，但患者本身的身体情况难以回力，而且医生也因此可能会采取更加保守的治疗方式以确保自己的排名或者声誉，这在一定情况下会阻碍新技术、新疗法的使用。另一方面，排名会放大细微的差异，即使两人相差不大，但第一名和第二名之间的关系会放大这种差异。并且，在组织内部引入排名机制会使组织内部的个体产生竞争关系，一方面竞争关系会促进个体努力提高工作表现和绩效，另一方面排名的反馈机制也会诱使某些人采取不正当、不道德的手段以提高自己的排名。这些行为源于人们对于社会地位的渴望。那些处于较低地位的人往往也会受到一定的社会排斥，导致更多的负面情绪和社会隔离。相对社会排名下的竞争可能带来的负面影响还包括自我关注、攀比、心理不适以及社会排斥等，这些对个人和整个社会都有很大的不利影响。为了尽可能地减轻这种不利影响，需要建立良好的团队合作和社会支持网络来降低竞争的负面影响（CHARNESS et al，2014）。

二、患者就诊选择

在社交媒体时代，医患之间的信息传递变得更加透明，公众对于医院的名声和手术效果也愈发了解。因此,患者在选择进行手术时,医院和医生的信誉排名常被作为重要的参考因素。但由于医疗环境的特殊性,患者在选择过程中,还会考虑家人、朋友的推荐,外科医生的声誉以及自己过往的就诊经验等一系列因素,而不单单参照社交媒体的评分或者新闻媒体提供的排名(CHAPON et al,2022)。患者对于医生的看法也会对医患关系产生影响,并影响到医疗服务效果(FRANKS et al,2006)。

　　研究人员曾对患者特征与初级保健医生临床表现排名之间的相关性展开研究,通过收集初级保健中心医生和患者的就诊数据,对医生的服务质量进行综合排名,进而分析患者特征对医生临床表现排名的影响(HONG et al,2010)。研究结果表明,医疗服务质量高的医生更容易去照顾合并症较为严重的老年患者,即便缺乏医疗保险、少数民族患者会导致初级保健医生的综合排名较低。对患者特征进行调整后不同级别的医生排名会发生很大变化,说明收治患者的特征会对医生的服务质量产生影响,从而导致临床表现排名产生变化。另外,随着医疗保健咨询平台的构建,医生与患者的沟通变得相对容易。有研究探究在线医疗咨询平台上影响患者付款或预付款的因素,对咨询就诊次数最多的 3 个部门(儿科、妇科和皮肤科)10 年间医生-患者互动数据进行分析发现,相较于声誉而言,医生的服务交付质量更能促使患者支付款项(JIANG et al,2020)。因此,尽管社会相对排名对于患者来说是重要参考,但在医疗过程中,医生应当努力提高自身服务质量,患者也应当综合考虑各方因素以选择最合适的医生或者医疗服务。

　　总之,相对社会排名在医生处方、患者选择和医疗质量提升等方面具有重要作用。通过相对社会排名,可以促使医生改善医疗行为,医院提高整体服务质量,为患者提供更加优质的医疗服务。

　　表 4 - 8 总结了相对社会排名在医生行为领域的应用研究。

表4-8 相对社会排名在医生行为领域的应用

研究者	应用场景	研究设计	干预	结果
MEEKER D, et al. 2016.	医生服务质量改进	随机对照试验	向临床医生发送电子邮件将他们的抗生素处方率与"表现最好的医生"进行比较，以评估同行比较对急性呼吸道感染门诊抗生素滥用的影响	在美国47个家庭医生诊所干预18个月后发现，与对照组相比，同行比较组多减少5.2%（$P<0.001$）
KOLSTAD J T, 2013	医生服务质量改进	回顾性研究	评估引入外科绩效报告卡后医生后续表现的变化，以此来研究在非经济激励下内在动机对医生服务质量的影响	在公布外科医生绩效报告卡以后，美国宾夕法尼亚州的风险调整死亡率降低3%。并且医生对绩效报告卡的反应程度是薪酬激励的4倍，即内在驱动力更能促使医生服务质量的改进
JIANG J, et al. 2020	患者就诊选择	观察研究	基于中国最大的在线医疗咨询平台2009—2018年患者-医生的1582564条咨询记录，评估患者有偿预约或支付的影响因素及其相对重要性	影响患者选择的因素：与医生声誉特征相比，医疗服务特征（服务交付质量、咨询对话强度和医生回复率等）、患者来源（如线上与线下的回头患者）以及患者参与度（提供社会反馈和透露以前的治疗等）似乎对患者的

（续表）

研究者	应用场景	研究设计	干　预	结　果
				支付决策更重要。促进医生与患者间多次及时互动对鼓励患者支付至关重要
HONG CS, et al. 2010	患者就诊选择	观察研究	比较临床表现排名最高和最低的初级保健医生收治患者的特征,调整患者特征差异后检验了医生表现排名的变化,比较了表现排名中上升或下降医生的患者特征	患者特征对医生服务质量排名的影响:医疗服务质量高的医生更容易照顾合并症较为严重的老年患者,即使缺乏保险、少数民族患者会导致医生综合排名较低

第八节　总　　结

本章前面部分从损失厌恶、启发式、现状偏误、自我约束、框架效应、助推、相对社会排名这 7 个与医生决策密切相关的行为经济学理论出发,介绍了不同理论对医生行为的影响。为了方便在不同执业场景下有效利用行为经济学理论,本节将根据医生 3 个主要的执业场景——处方开具、临床治疗、检验检查,分别总结每个执业场景可能涉及的行为经济学理论。

一、处方开具

在医学领域,医生有专业义务为患者的最佳利益行事。然而,像其他专业人士一样,医生并不总是以患者的最佳利益行事,这也许可以解释为什么看似完全知情的医生继续使用低价值或无价值服务。这种低价值或无价值服务的一个主要表现是开具不适用的处方,如抗生素的过度使用等。为了减少不恰当的处方开具行为,行为经济学干预措施可能比基于教育的干预措施更具成本效益。在处方开具场景中,使用最广的行为经济学理论便是启发式、现状偏误和助推理论。

启发式理论对医生处方开具行为的影响主要表现为过往的不良事件给医生留下的深刻印象会左右医生当前开具的处方。例如,当开具的处方导致患者出现脑卒中、出血等不良事件时,这类令人印象深刻的不良事件会使医生以后减少开具此类处方的概率。

现状偏误也可以用于处方开具场景。为了克服医生开具抗生素的现状偏误倾向,在抗生素开具时为医生提供建议的非抗生素替代方案,或要求医生填写开具抗生素的负责任的理由,可以有效减少抗生素开具。利用计算机技术进行编程,当医师开出不必要检查单或不合理用药处方时,系统会自动弹出警告,询问医生是否对该检查单或处方有把握,也可以克服医生的现状偏误倾向。

助推理论在医生开具处方这一场景中应用最多,主要集中在基于默认效应或社会规范的干预。在医院的电子处方系统中,将默认选项从显示原研药和仿制药改为仅显示仿制药(可选择退出),可以有效提高医生对仿制药的使用;也可以不直接更改默认值的设置,而是在电子处方系统界面增加"照单配药"的退出复选框,医生不主动选中则默认开具等效仿制药,这也是提高仿制药使用的一种常见干预。默认值也会影响医生对某类药物的处方选择,例如在电子处方系统中,重新设计阿片类药物的字段选项,从"空白、供应 7 天或 30 天"变为"3 天供应、每天 4 次",干预后阿片类药物的使用量增加。

社会规范助推在医生处方开具行为中也有多种干预形式,比如借助描述性规范。在医生诊室张贴医生本人签署的"仅在必要时开具抗生素"的承诺书,可以降低不恰当的抗生素处方率。也有研究探讨医生预先承诺对处方的影响,如医生承诺提供高质量的医疗服务、避免开具不必要的抗生素等。另一种比较常见的社会规范助推是专家信息反馈,比如利用电子邮件向医生发送基于专家共识的处方规范,或者向医生提供专家对处方行为的反馈。通过短信和传单的形式告知医生某项处方行为与当地平均水平的差异,也可以达到减少不恰当处方的目的。

表4-9总结了医生处方开具的行为经济学理论干预研究。

表4-9　医生处方开具的行为经济学理论干预

理　　论	处方开具的行为经济学干预措施
启发式	过往不良医疗事件的影响:给房颤患者开具抗凝剂华法林并出现不良事件后,医生在治疗其他房颤患者时开具华法林的概率会降低
现状偏误	利用计算机技术进行编程,当医生开具不必要检查单或不合理用药处方时,系统会自动弹出警告,询问医生是否对该检查单或处方有把握; 抗生素开具时为医生提供建议的非抗生素替代方案,或要求医生填写开具抗生素负责任的理由,以克服现状偏误的影响
默认效应助推	电子处方系统中默认值从显示原研药和仿制药改为最初仅显示仿制药并能够选择退出; 不直接更改默认值的设置,而是在电子处方系统界面增加"照单配药"的退出复选框,医生不主动选中则默认开具等效仿制药
社会规范助推	向抗生素处方率高的医生发送关于抗生素处方率的专家反馈信,在反馈信件中告知医生自身抗生素处方情况和正确的抗生素开具指导;

（续表）

理　　论	处方开具的行为经济学干预措施
	向医生发送专家反馈的电子邮件,包括尼莫地平的循证证据和个人处方水平;
	儿科医生以专家基准的形式收到描述性反馈,使他们能够将自己的抗生素处方决定与专家建议进行比较;
	向医生提供权威部门的提醒和抗生素用药水平的比较,提醒当地诊所的抗生素处方量已经比多数诊所要高,提示医生要调整自己的处方行为;
	在医生诊室展示医生公开承诺书,承诺书以临床医生的照片和签名为特色,表明他们承诺避免为急性呼吸道感染开具不适当的抗生素处方

二、临床治疗

医生有很大的机会使用到行为经济学理论评估患者的治疗方案,以制订更好的治疗策略。在临床治疗场景中,使用最广的行为经济学理论便是损失厌恶、框架效应和自我约束理论。

损失厌恶是临床治疗中常用的行为经济学理论。在患者预期治疗效果不佳、治疗风险较大时,医生基于损失厌恶理论,往往更倾向于将患者转诊给其他部门,以规避潜在的责任和负面结果。现实中,常见的推诿患者就是损失厌恶的体现。另外,为转诊过程中的信息提供支付奖金后,不提供信息的家庭医生将会面临潜在的奖金损失,所以家庭医生就会向专科医生传递更多信息并且信息质量更高。

框架效应在临床治疗中使用较多,包含 3 种类型——风险选择/损益框架、属性框架、信息框架。在临床治疗中,治疗方案利弊信息的呈现方式、疗效信息以死亡率或生存率展现数据表现格式的差异(如累积概率格式和总体预期寿命格式),均会影响医生对不同治疗方案的偏好。例如,将同一临床场景中的治疗风险信息设定为频率或百分比,频率往往比百分比影响更大,这是信息框架的应用。将同一临床场景中的治疗风险信息设定为死亡率或生存率,死亡率往往比生存率影响更大,这是损益框架的应用。以相对比例或者绝对值表示治疗风险,接受绝对风险信息的医生会比相对风险组更倾向于减少开具该治疗方案。这些都体现了框架效应在临床治疗中对医生决策的影响。

自我约束理论基于跨期选择影响医生的临床决策,医生对不同治疗情境的时间偏好会影响其对治疗方式的选择。在跨期决策中,医生往往扮演理性、目光长远的角色,而患者则容易注重当前利益。医生在选择不同时期的治疗方案时,会比患者更加耐心,更加看重长期的健康收益。而且不同科室医生的时间偏好也不同,例如外科医生比内科医生更注重长期收益。

表 4-10 总结了医生临床治疗的行为经济学理论干预研究。

表 4-10　医生临床治疗的行为经济学理论干预

理　　论	临床治疗的行为经济学干预措施
损失厌恶	为转诊过程中的信息提供支付奖金后,家庭医生会向专科医生传递更多信息并且信息质量更高。医生可能会根据参考点(即他们的收入)决定是否提供信息:如果提供高质量信息导致收益减少(即产生损失)而提供低质量信息则能增加收益,那么在某些奖金水平下,医生可能选择提供低质量信息以避免损失
框架效应	将同一临床场景中的治疗风险信息设定为频率或百分比(信息框架)、死亡率或生存率(损益框架):频率比百分比影响更大,死亡率比生存率影响更大; 假设一项新疗法比旧疗法增加了生存益处但造成更多副作用,以不同描述(绝对存活率、绝对死亡率、相对死

（续表）

理　论	临床治疗的行为经济学干预措施
自我约束	亡率或相对生存期）向医生介绍新疗法：认为新疗法更好的医生比例在相对死亡率或相对生存期描述中最高，绝对死亡率描述中次之，在绝对存活率描述中最低； 以相对比例或者绝对值表示治疗风险：接受绝对风险信息的医生比相对风险组更倾向于减少开具该治疗方案 在跨期决策中，医生往往扮演理性、目光长远的角色，更加看重长期的健康收益，而患者则容易注重当前利益。不同科室医生的时间偏好也不同，例如外科医生比内科医生更注重长期收益

三、检验检查

临床检验检查中也会用到许多行为经济学理论，比如启发式、框架效应等。启发式，特别是可得性启发式会通过过往行医经历影响医生对某项检验检查项目的必要性或相关不良事件概率的判断，从而增加或减少该项检验检查项目。在最近诊断为某种疾病的患者就诊后，医生可能会暂时将随后出现相同症状的患者患该种疾病的可能性提高，进而增加后续患者这类疾病的筛查率。另外，如果医生开具某项检验检查项目后出现患者不良医疗事件，那么医生就会认为这项检验检查项目发生不良事件的概率很高，从而在后续诊疗过程中可能减少这项检验检查项目。

框架效应对医生检验检查行为的影响表现为，当对同一种检验检查的效果进行不同描述时，比如以生存率还是死亡率来描述或以频率还是百分比来描述，医生对这种检验检查的倾向会发生变化。提供新筛查策略的成本效果信息，也会对医生的筛查建议产生影响。

表4-11总结了医生检验检查的行为经济学理论干预研究。

表 4-11　医生检验检查的行为经济学理论干预

理　　论	检验检查的行为经济学干预措施
启发式	在经历患者肺栓塞后,医生对后续呼吸短促患者进行肺栓塞检测的比例显著增加; 经历患者结肠镜检查严重并发症后,医生为其他患者开具结肠镜检查的比例显著下降
框架效应	不同形式呈现筛查效果信息会影响医生的筛查决策,比如筛查效果被描述为提高 5 年生存率和提高早期发现,或者降低癌症死亡率和增加发病率; 以频率而非百分比来描述发病概率,更能使医生进行疾病筛查; 提供成本效果信息,对医生的筛查建议会产生影响

📖 主要参考文献

［1］刘俊荣.防御性医疗的成因及对医患关系的影响［J］.中华医院管理杂志,2003,(8):49-52.

［2］吕昱,范云艳,吕鸿轩,等.医生自卫性医疗行为的经济学分析及对策［J］.现代医院,2022,22(4):598-601.

［3］ARIELY D, LANIER W L. Disturbing trends in physician burnout and satisfaction with work-life balance: dealing with malady among the nation's healers ［J］. Mayo Clin Proc, 2015,90(12):1593-1596.

［4］ALMASHAT S, AYOTTE B, EDELSTEIN B, et al. Framing effect debiasing in medical decision making ［J］. Patient Educ Couns, 2008,71(1):102-107.

［5］BARNES A J, GROSKAUFMANIS L, THOMSON N B. Promising approaches from behavioral economics to improve patient lung cancer screening decisions ［J］. J Am Coll Radiol, 2016,13:1566-1570.

［6］BECKER G S, MULLIGAN C B. The endogenous determination of time preference ［J］. Q J Econ, 1997,112(3):729-758.

［7］BIZER G Y, LARSEN J T, PETTY R E. Exploring the valence - framing effect: negative framing enhances attitude strength ［J］. Polit Psychol, 2011,32:59-80.

［8］ BORNSTEIN B H, EMLER A C. Rationality in medical decision making: a review of the literature on doctors' decision-making biases ［J］. J Eval Clin Pract, 2010,7(2):97–107.

［9］ BRANNON LA, CARSON KL. The representativeness heuristic: influence on nurses' decision making ［J］. Appl Nurs Res, 2003,16(3): 201–204.

［10］ BROSIG-KOCH J, GRIEBENOW M, KIFMANN M, et al. Rewards for information provision in patient referrals: A theoretical model and an experimental test ［J］. J Health Econ, 2022,86:102677.

［11］ BROVERMAN I K, BROVERMAN D M, CLARKSON F E, et al. Sex-role stereotypes and clinical judgments of mental health ［J］. J Consult Clin Psychol, 1970,34(1):1–7.

［12］ BUCHER T, COLLINS C, ROLLO M E, et al. Nudging consumers towards healthier choices: a systematic review of positional influences on food choice ［J］. Br J Nutr, 2016,115:2252–2263.

［13］ BUI T C, KRIEGER H A, BLUMENTHAL-BARBY J S. Framing effects on physicians' judgment and decision making ［J］. Psychol Rep, 2015,117(2):508–522.

［14］ CHAPON M P, GHABI A, CHOUFANI C, et al. How do patients choose their surgeon? Example of anterior cruciate ligament reconstruction ［J］. Orthop Traumatol Surg Res, 2022,108(3):103037.

［15］ CHARNESS G, MASCLET D, VILLEVAL M C. The dark side of competition for status ［J］. Manage Sci, 2014,60(1):38–55.

［16］ CHOUDHRY N K, ANDERSON G M, LAUPACIS A, et al. Impact of adverse events on prescribing warfarin in patients with atrial fibrillation: matched pair analysis ［J］. BMJ, 2006,332(7534):141–145.

［17］ CIALDINI R B, TROST M R. Social influence: social norms, conformity and compliance ［M］//GILBERT D T, FISKE S T, LINDZEY G. eds. The handbook of social psychology. Oxford: Oxford University Press, 1998.

［18］ CROSKERRY P A T. The importance of cognitive errors in diagnosis and strategies to minimize them ［J］. Acad Med, 2003,78(8):775–780.

［19］ DAWSON N V, ARKES H R. Systematic errors in medical decision making: judgment limitations [J]. J Gen Intern Med, 1987,2(3):183 - 187.

[20] DETMER D E, FRYBACK D G, GASSNER K. Heuristics and biases in medical decision-making [J]. J Med Educ, 1978,53(8):682 - 683.

[21] EILERMANN K, HALSTENBERG K, KUNTZ L, et al. The effect of expert feedback on antibiotic prescribing in pediatrics: experimental evidence [J]. Med Decis Making, 2019,39(7):781 - 795.

[22] ENEMARK U, LYTTKENS C H, TROëNG T, et al. Implicit discount rates of vascular surgeons in the management of abdominal aortic aneurysms [J]. Med Decis Making, 1998,18(2):168 - 177.

[23] FELDMAN S R, CHEN G J, HU J Y, et al. Effects of systematic asymmetric discounting on physician-patient interactions: a theoretical framework to explain poor compliance with lifestyle counseling [J]. BMC Med Inform Decis Mak, 2002,2:8.

[24] FERNÁNDEZ-AGUILAR C, MARTÍN-MARTÍN J J, MINUÉ LORENZO S, et al. Use of heuristics during the clinical decision process from family care physicians in real conditions [J]. J Eval Clin Pract, 2022,28(1):135 - 141.

[25] FRANKS P, JERANT A F, FISCELLA K, et al. Studying physician effects on patient outcomes: physician interactional style and performance on quality of care indicators [J]. Soc Sci Med, 2006,62(2):422 - 432.

[26] FRYER R G, LEVITT S D, LIST J, et al. Enhancing the efficacy of teacher incentives through framing: a field experiment [J]. Am Econ J: Econ Policy, 2022,14(4):269 - 299.

[27] GALIZZI M M, MIRALDO M, STAVROPOULOU C, et al. Doctor-patient differences in risk and time preferences: A field experiment [J]. J Health Econ, 2016,50:171 - 182.

[28] GREENFIELD S, KAPLAN S, WARE J E J R. Expanding patient involvement in care. Effects on patient outcomes [J]. Ann Intern Med, 1985,102(4):520 - 528.

[29] HALLSWORTH M, CHADBORN T, SALLIS A, et al. Provision of social norm feedback to high prescribers of antibiotics in general practice: a pragmatic national randomised controlled trial [J]. Lancet, 2016,387(10029):1743 - 1752.

[30] HALPERN S D, UBEL P A, ASCH D A. Harnessing the power of default options to improve health care [J]. N Engl J Med, 2007, 357 (13):1340 - 1344.

[31] HERTWIG R, GRÜNE-YANOFF T. Nudging and boosting: steering or empowering good decisions [J]. Perspect Psychol Sci, 2017, 12(6): 973 - 986.

[32] HIBBARD J H, STOCKARD J, TUSLER M. Hospital performance reports: impact on quality, market share, and reputation [J]. Health Aff (Millwood), 2005, 24(4):1150 - 1160.

[33] HIGHHOUSE S, PAESE P W. Problem domain and prospect frame: choice under opportunity versus threat [J]. Pers Soc Psychol B, 1996, 22(2):124 - 132.

[34] HöJGåRD S, ENEMARK U, LYTTKENS C H, et al. Discounting and clinical decision making: physicians, patients, the general public, and the management of asymptomatic abdominal aortic aneurysms [J]. Health Econ, 2002, 11(4):355 - 370.

[35] HONG C S, ATLAS S J, CHANG Y, et al. Relationship between patient panel characteristics and primary care physician clinical performance rankings [J]. JAMA, 2010, 304(10):1107 - 1113.

[36] HSIEH P J. Healthcare professionals' use of health clouds: Integrating technology acceptance and status quo bias perspectives [J]. Int J Med Inform, 2015, 84(7):512 - 523.

[37] HUANG Y, WANG L. Sex differences in framing effects across task domain [J]. Pers Indiv Differ, 2010, 48(5):649 - 653.

[38] JARDIM J B. Diffusion of innovations in health service organisations: a systematic literature review [J]. Cadernos De Saúde Pública, 2013, 24 (6):1456 - 1457.

[39] JIANG J, CAMERON A F, YANG M. Analysis of massive online medical consultation service data to understand physicians' economic return: observational data mining study [J]. JMIR Med Inform, 2020, 8(2):e16765.

[40] JOHNSON E J, GOLDSTEIN D. Medicine. do defaults save lives [J]? Science, 2003, 302(5649):1338 - 1339.

[41] KAHNEMAN D, SLOVIC P, TVERSKY A. Judgment under uncertainty: heuristics and biases [M]. New York: Cambridge

University Press, 1982.

[42] KAHNEMAN D. Maps of bounded rationality: psychology for behavioral economics [J]. Am Econ Rev, 2003, 93: 1449 – 1475.

[43] KEATING NL, JAMES O'MALLEY A, ONNELA J P, et al. Assessing the impact of colonoscopy complications on use of colonoscopy among primary care physicians and other connected physicians: an observational study of older Americans [J]. BMJ Open, 2017, 7(6): e014239.

[44] KOLSTAD J T. Information and quality when motivation is intrinsic: evidence from surgeon report cards [J]. Am Econ Rev, 2013, 103(7): 2875 – 2910.

[45] KORN L, BETSCH C, BÖHM R, et al. Social nudging: The effect of social feedback interventions on vaccine uptake [J]. Health Psychol, 2018, 37: 1045 – 1054.

[46] KUO F Y, HSU C W, DAY R F. An exploratory study of cognitive effort involved in decision under Framing — an application of the eye-tracking technology [J]. Decis Support Syst, 2009, 48(1): 81 – 91.

[47] LEHMANN B A, CHAPMAN G B, FRANSSEN F M, et al. Changing the default to promote influenza vaccination among health care workers [J]. Vaccine, 2016, 34(11): 1389 – 1392.

[48] LEHMANN B A, RUITER R A, VAN DAM D, et al. Sociocognitive predictors of the intention of healthcare workers to receive the influenza vaccine in Belgian, Dutch and German hospital settings [J]. J Hosp Infect, 2015, 89(3): 202 – 209.

[49] LEHMANN B A, RUITER R A, WICKER S, et al. "I don't see an added value for myself": a qualitative study exploring the social cognitive variables associated with influenza vaccination of Belgian, Dutch and German healthcare personnel [J]. BMC Public Health, 2014, 14: 407.

[50] LI M, CHAPMAN G B. Nudge to health: harnessing decision research to promote health behavior [J]. Soc Personal Psychol Compass, 2013, 7: 187 – 198.

[51] LIN T K, WERNER K, WITTER S, et al. Individual performance-based incentives for health care workers in Organisation for Economic Co-operation and Development member countries: a systematic

literature review [J]. Health Policy, 2022,126(6):512 - 521.

[52] LUBARSKY D A, FRENCH M T, GITLOW H S, et al. Why money alone can't (always) "nudge" physicians the role of behavioral economics in the design of physician incentives [J]. Anesthesiology, 2019,130(1):154 - 170.

[53] LY D P. The influence of the availability heuristic on physicians in the emergency department [J]. Ann Emerg Med, 2021,78(5):650 - 657.

[54] MALHOTRA S, CHERIFF A D, GOSSEY J T, et al. Effects of an e-prescribing interface redesign on rates of generic drug prescribing: exploiting default options [J]. J Am Med Inform Assoc, 2016,23(5): 891 - 898.

[55] MARCATTO F, ROLISON J J, FERRANTE D. Communicating clinical trial outcomes: Effects of presentation method on physicians' evaluations of new treatments [J]. Judgm Decis Mak, 2013,8(1):29 - 33.

[56] MAREWSKI J N, GIGERENZER G. Heuristic decision making in medicine [J]. Dialogues Clin Neurosci, 2012,14(1):77 - 89.

[57] MARMOT M G, SMITH G D, STANSFELD S, et al. Health inequalities among british civil servants: the whitehall II study [J]. Lancet, 1991;337(8754):1387 - 1393.

[58] MCNEIL B J, PAUKER S G, SOX HC J R, et al. On the elicitation of preferences for alternative therapies [J]. N Engl J Med, 1982, 306 (21):1259 - 1262.

[59] MEEKER D, KNIGHT T K, FRIEDBERG M W, et al. Nudging guideline-concordant antibiotic prescribing: a randomized clinical trial [J]. JAMA Intern Med, 2014,174(3):425 - 431.

[60] MEEKER D, LINDER J A, FOX C R, et al. Effect of behavioral interventions on inappropriate antibiotic prescribing among primary care practices: a randomized clinical trial [J]. JAMA, 2016,315(6):562 - 570.

[61] MOLOO H, LAMB T, SUNDARESAN S, et al. Leveraging financial incentives and behavioural economics to engage physicians in achieving quality-improvement process measures [J]. Can J Surg, 2022,65(2): E290 - E295.

[62] NAVATHE A S, VOLPP K G, CALDARELLA K L, et al. Effect of

financial bonus size, loss aversion, and increased social pressure on physician pay-for-performance: a randomized clinical trial and cohort study [J]. JAMA Network Open, 2019,2(2):e187950.

[63] NIKOLAJEVIC-SARUNAC J, HENRY D A, O'CONNELL D L, et al. Effects of information framing on the intentions of family physicians to prescribe long-term hormone replacement therapy [J]. J Gen Intern Med, 1999,14(10):591 – 598.

[64] PATEL M S, DAY S C, HALPERN S D, et al. Generic medication prescription rates after health system-wide redesign of default options within the electronic health record [J]. JAMA Intern Med, 2016,176 (6):847 – 848.

[65] PATEL M S, DAY S, SMALL D S, et al. Using default options within the electronic health record to increase the prescribing of generic-equivalent medications: a quasi-experimental study [J]. Ann Intern Med, 2014,161(10 Suppl):S44 – S52.

[66] PERNEGER T V, AGORITSAS T. Doctors and patients' susceptibility to framing bias: a randomized trial [J]. J Gen Intern Med, 2011,26(12):1411 – 1417.

[67] RAMANI S, GILSON L, SIVAKAMI M, et al. Sometimes resigned, sometimes conflicted, and mostly risk averse: primary care doctors in india as street level bureaucrats [J]. Int J Health Policy Manag, 2021, 10(7):376 – 387.

[68] SAMUELSON W, ZECKHAUSER R. Status quo bias in decision making [J] J Risk Uncertain, 1988,1(1):7 – 59.

[69] SCHULTZ P W, NOLAN J M, CIALDINI R B, et al. The constructive, destructive, and reconstructive power of social norms: reprise [J]. Perspect Psychol Sci, 2018,13(2):249 – 254.

[70] SIMIANU V V, GROUNDS M A, JOSLYN S L, et al. Understanding clinical and non-clinical decisions under uncertainty: a scenario-based survey [J]. BMC Med Inform Decis Mak, 2016,16(1):153.

[71] SLOVIC P, MONAHAN J, MACGREGOR D G. Violence risk assessment and risk communication: the effects of using actual cases, providing instruction, and employing probability versus frequency formats [J]. Law Hum Behav, 2000,24(3):271 – 296.

[72] STUDDERT D M, MELLO M M, SAGE W M, et al. Defensive

medicine among high-risk specialist physicians in a volatile malpractice environment [J]. JAMA, 2005, 293(21):2609 - 2617.

[73] THOMAS J B, CLARK S M, GIOIA D A. Strategic sensemaking and orga-nizational performance: linkages among scanning, interpretation, action, and outcomes [J]. Acad Manage J, 1993, 36(2):239 - 270.

[74] TORCHIANA D F, COLTON D G, RAO S K, et al. Massachusetts general physicians organization's quality incentive program produces encouraging results [J]. Health Affairs, 2013, 32(10):1748 - 1756.

[75] TORRENTE F, BUSTIN J, TRISKIER F, et al. Effect of a social norm email feedback program on the unnecessary prescription of nimodipine in ambulatory care of older adults: a randomized clinical trial [J]. JAMA Netw Open, 2020, 3(12):e2027082.

[76] TVERSKY A, KAHNEMAN D. Availability: a heuristic for judging frequency and probability [J]. Cognitive Psychol, 1973, 5:207 - 232.

[77] TVERSKY A, KAHNEMAN D. Judgment under Uncertainty: heuristics and Biases [J]. Science, 1974, 185(4157):1124 - 1131.

[78] TVERSKY A, KAHNEMAN D. Rational choice and the framing of decisions [J]. J Bus, 1986, 59(4):S251 - S278.

[79] UBEL P A, JEPSON C, BARON J, et al. The influence of cost-effectiveness information on physicians' cancer screening recommend-ations [J]. Soc Sci Med, 2003, 56(8):1727 - 1736.

第五章

医疗纠纷与医生行为

在探讨了行为经济学理论在医生行为中的运用后,本章将结合医生执业环境,分析医疗纠纷背景下的医生行为经济学。行为经济学强调宏观的社会环境对个体行为的影响,医患关系便是医生行为决策的重要执业环境,影响着医生决策行为。处在紧张医患关系的宏观环境中,医疗纠纷下的医生行为主要体现在防御性医疗上,防御性医疗成为国内外医疗费用上涨的重要原因。

本章将在行为经济学理论指导下,研究医患关系如何影响医生行为决策和医疗费用,为我国防御性医疗行为研究的开展提供借鉴,为改善医生行为、控制医疗费用提供证据支持。第一节对医疗纠纷背景下的医生决策行为进行理论分析,构建医疗纠纷背景下医生决策的行为经济学模型,从理论上解释医疗纠纷对医生决策的短期和中长期影响。第二节通过文献综述,总结梳理医疗纠纷对医生行为和医疗费用影响的实证研究。第三节重点关注医疗纠纷背景下的防御性医疗行为,对其概念界定、成因、测量方法、影响进行综述。

第一节　医疗纠纷下的医生行为经济学理论

近年来,我国医疗费用增长过快,人均卫生费用从 2012 年的 2 069 元增长至 2021 年的 5 440 元,10 年间增长 2.63 倍,可能存在过度医疗的现象(孔少楠,2020;王贞 等,2021;ZHAO et al,2021)。在此背景下,"控费"成为医疗体制改革的重要目标,2015 年至今国家各部委多次发文,要求控制医疗费用的不合理增长。作为患者的代理人,医生在医疗服务过程中占据主导地位,医生行为在医疗费用上涨过程中发挥着重要作用,因此亟须从卫生服务提供方角度入手,分析过度医疗的产生原因,改善医生行为,从而实现控费目标。

在控制医疗费用时,通常采用支付方式改革等经济激励措施来调节医生行为。然而,支付方式改革会使医生在经济约束下被动采取措施,容易引起医生对医改的消极态度。医生行为应该放在更大的社会环境中进行考量,医患关系便形成了医生行为决策的重要社会环境。只有在良好医患关系环境下,医生才会主动积极地调整医疗行为决策,主动控制费用。宏观的医疗执业环境和中微观的支付方式相结合,才能形成调控医生行为的有效动力,起到控制医疗费用的效果。

近年来我国医患关系紧张,医疗纠纷频繁,伤医甚至杀医等暴力事件时常发生。在这样的医患环境下,医生很有可能为了自我保护而做出偏离规范化医疗准则的防御性医疗行为,进而造成医疗资源的浪费和医疗费用的上涨。防御性医疗在美国、日本、意大利、加拿大、中国台湾地区等许多国家和地区普遍存在,大大提高了医疗成本。有研究显示,2013—2016 年,我国每个全国性的典型医闹事件平均会导致门诊支出增加 7.81 亿元,住院支出增加 21.81 亿元(王贞 等,2021)。我国的过度医疗有多大程度上是由医患关系紧张所致防御性动机引起的,是一个非常重要的理论和现实问题。现有研究很少涉及这一方面,缺乏医患关系对医生行为影响的理论和实证研究。因此,亟须构建一套适用性较强的理论模型,用于帮助理解当前医患关系紧张的社会环境对医生决策过程的影响。

本节试图从行为经济学视角,对医疗纠纷背景下医生的行为决策做出解释,通过梳理与防御性医疗的产生和外延相关的行为经济学理论,构建医生行为决策模型,对非理性行为做出解释,帮助理解医疗纠纷如何扭曲医疗服务供给,为改善医生行为、控制医疗费用提供新的视角和理论依据。其意义在于更加客观地反映不良医患关系给医生带来的先验性、情绪化、非理性影响;更好地理解真实世界中医生的行为动机和认知规律,更好地了解医生决策过程的各个环节、存在的偏好以及由于行为偏差而造成的社会福利损失,为提高医疗服务质量、避免医疗资源浪费、降低非必要卫生支出提供理论依据。

一、基于行为经济学研究医生决策的意义和理论框架

传统经济学包含完全理性、完全信息、自利性、偏好一致性以及效用最大化五大基本假设。基于这些假设,传统经济学认为医生和患者双方作为理性人都具有完备的知识,可利用市场信息使自身收益最大化(崔丽伟 等,2020)。然而,无论是从医生和患者在诊疗过程中的内部关系还是双方所处的外部环境来看,现实中的医患双方都难以满足传统经济学的基本假设。对医患双方而言,医学知识具有较强的专业性,普通患者对医学知识知之甚少,不得不依赖医生来作出医疗决策,因此医患双方不是纯粹的供需关系,而形成了一定程度的委托代理关系。医生在诊疗过程中处

于主导地位，故是医生而非价格在更大程度上决定了医疗服务的需求量。对医疗的外部环境而言，不良的医患关系会对医生的心理和认知产生负面影响，使医疗行为偏离诊疗规范，与传统市场调节的均衡性假设相违背，从而出现为减少风险采取过度诊疗、推诿危重患者等现象。

理论上，医生执业环境和支付方式是影响医生行为的两个重要驱动因素。医生执业环境包括自身所经历的负性医疗事件和整体医患关系大环境，它们通过启发式和防御性动机理论影响医生行为，导致过度医疗；支付方式则通过经济激励机制影响医生行为。执业环境和支付方式又会发生交互作用，共同影响医生行为，也就是说执业环境对医生行为的影响将因支付方式的不同而发生变化。医生行为也会受到社会、医院、医疗同行和患者等多个层面因素的影响。跨期来看，当前医疗行为会通过行为经济学中的锚定效应和维持现状偏好得以固化，影响未来医疗行为。基于此，医生行为决策的理论框架可见图5-1。

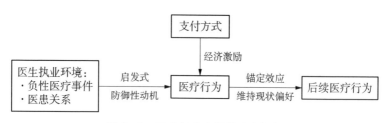

图5-1 医生行为决策的理论框架

二、医疗纠纷背景下的医生决策行为理论

本节首先描述了医疗纠纷导致的防御性医疗现象，然后基于行为经济学理论构建医生决策行为模型，来解释医疗纠纷背景下

的防御性医疗现象,分析医生决策全过程。

(一) 医疗纠纷导致的防御性医疗现象

医疗纠纷影响医生的决策行为,导致防御性医疗现象,这是过度医疗的重要体现。防御性医疗是指医生在诊疗过程中为规避医疗风险而采取的防范性医疗措施(TANCREDI et al, 1978)。这一概念描述了医生为应对医疗纠纷等潜在威胁所导致的扭曲行为,是指医务人员为了减少医疗风险、保护自我而实施的偏离规范化医疗服务准则的医疗行为。防御性医疗有两种主要形式:积极防御性医疗即医生提供对患者无益的医疗服务,以及消极防御性医疗即医生拒绝提供对患者有效的医疗服务。这些防御性医疗行为包括提供不必要的药物、检查或治疗措施以避免可能的医疗纠纷,避免可能导致医疗纠纷的危险患者或医疗措施(赵娟 等,2021)。既往研究表明,防御性医疗在我国普遍存在。2018 年全国性调查研究显示,62.9%的妇产科医生认为存在防御性医疗行为(ZHU et al, 2018);2015 年全国 9 城调查研究表明,为应对潜在的职业风险,54.9%的医生为自保会多开具检查项目和会诊单,25.4%的医生会选择性地收治患者,18.3%的医生会通过知情同意书减轻自身的责任(刘雪娇 等,2018)。

医疗纠纷导致的防御性医疗现象,可以通过行为经济学理论,包括损失厌恶和启发式等来解释和分析。损失厌恶是指人们对于损失的厌恶程度大于同等价值的收益,意味着人们在决策中更倾向于避免损失,而不是追求同等价值的收益。医疗纠纷对医生会造成一定的经济损失甚至其他损害,作为风险厌恶者,医生受到损失厌恶心理的影响可能会主动规避医疗风险,采取过度保守的诊疗措施以避免损失。另外,可得性启发式理论认为,人们倾向于基于事件被回忆起来的难易程度来衡量事件再次发生的概率,从而导致人们夸大那些容易回想起来的事件发生的概率,低估那些难以回想起来的事件发生的概率。显著的记忆会导致医生高估罕见诊断、严重患者结局或者医疗纠纷发生的可能性。医生可能很容易回想起因治疗而死亡或发生严重并发症的患者，也很容易回想起曾经发生的医疗纠纷事件，因为这种事件很罕见并且显著。特别是在医患关系紧张的情况下，医生会高估未来发生医疗纠纷或医疗事故的概率，为了避免医疗纠纷进而高估某些诊疗措施的边际收益，提供不必要的诊断或治疗服务，使得医疗服务的提供量超过了最优服务量。在这种情况下，医生提供服务的边际成本会超过边际收益，造成福利损失和资源浪费，导致医疗费用快速上涨。

图 5-2 构建了行为经济学模型，来解释医疗纠纷背景下防御性医疗造成的福利损失。假设某一诊疗措施的边际成本（MC）等于其市场价格（$P_{市场}$），最优选择是，医生提供该诊疗措施的最优数量（$Q_{最优}$）应当使得真实的边际收益（$MB_{真实}$）等于边际成本。但

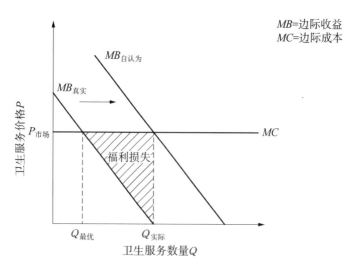

图 5-2　防御性医疗的行为经济学模型

是,可得性启发式导致医生高估了该诊疗措施的边际收益,那么医生自认为的该诊疗措施边际收益($MB_{自认为}$)将高于真实的边际收益($MB_{真实}$)。现实选择便成为,医生提供该诊疗措施的实际数量($Q_{实际}$)使得自认为的边际收益($MB_{自认为}$)等于边际成本。结果,医生现实选择的该诊疗措施数量超过了最优选择,而造成福利损失。提供额外的该诊疗措施所产生的边际成本超过真实边际收益的部分,便是福利损失额。

(二) 医疗纠纷背景下医生决策的行为经济学模型

图 5-3 基于行为经济学理论构建了医疗纠纷背景下医生决策的行为经济学模型(胡思梦 等,2023),用来解释和分析医疗纠纷背景下的医生决策全过程。医疗纠纷背景下医生决策相关的行为经济学理论包括损失厌恶、可得性启发式、框架效应、锚定效应、维持现状偏好等。下面,基于行为经济学理论分别介绍医疗纠纷对医生决策行为的短期影响和中长期影响。

1. 医疗纠纷对医生决策行为的短期影响　对于亲身经历过医疗纠纷的医生来说,无论是单纯地与患者或家属发生口角,还是上升到民事案件甚至刑事诉讼,都会对医生造成经济损失或精神伤害。这些医疗纠纷事件经由媒体报道和行业流传,也会对非涉事的其他同行造成影响,形成溢出效应。从此,这些医生会对医疗纠纷产生不同程度的恐慌、担忧等负面情绪,影响其未来的医疗决策。从短期影响来看,无论是否亲身经历过医疗纠纷,损失厌恶引发的心理效应都会导致医生对医疗纠纷更为敏感,记忆也更加深刻。受可得性启发式的影响,记忆深刻的医疗纠纷及其严重后果将会使医生夸大医疗纠纷再次发生的概率。不仅如此,高强度的医疗工作也会使医生精神疲惫,导致决策疲劳,加重可得性启发式的影响,进一步强化医疗纠纷容易发生的认知,使得医生为求自保做出防御性医疗行为。

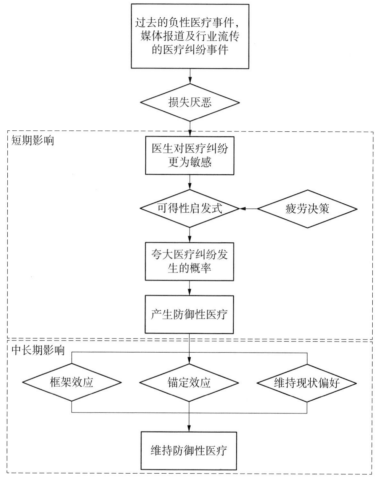

图 5-3 医疗纠纷背景下医生决策的行为经济学模型

2. 医疗纠纷对医生决策行为的中长期影响 人们的行为是环境依赖的，不同环境会影响人们的选择，简单的环境线索会对后续行为产生强大的影响。框架效应是指人们的选择取决于选择被呈现的方式或者被框架的方式；同时人们的反应也取决于引致这些反应的情境和过程,被锚定于他们意识中的其他情境(锚定效应)。医生现在的服务决策锚定于先前的行医经历,并框架于当前行医环境,受其影响。从中长期来看,受框架效应的影响,医患关系紧张的社会环境会持续强化医生对患者的负面印象。受锚定效应的影响,记忆中的医疗纠纷事件会使医生脱离"具体病例具体分析"的理性思考,而是先入为主地认为每个患者都对自己带有或多或少的敌意。人们偏好继续当前的现状或选择而不愿进行改变,维持现状偏好使医生保持自身行为的稳定和持续,延续以往的诊疗行为,在紧张医患关系下形成的行医决策在未来很难扭转。框架效应、锚定效应和维持现状偏好这 3 种行为经济学效应,会共同促使医生继续长期维持防御性医疗的现状。

三、理论研究启示

从传统经济学视角来看,医疗服务行业是十分特殊的,因为在市场主体之间处处充斥着非经济因素——医生的代理角色、治疗结果的不确定性、健康的不可估价性等,这些因素使得传统经济学理论无力面对的问题,却是行为经济学最好的应用场景。医生的决策行为决定着患者的需求量,而决策过程不仅是行为经济学关注的重点,也是将经济学与其他试图理解人们如何独自(心理学)、在社群中(社会学)、在政治单位中(政治科学)做出决策的学科联系起来的纽带。本节基于行为经济学理论构建了一项医疗纠纷背景下医生决策行为模型,通过抽丝剥茧,厘清防御性医疗的发生、发展和延续的全过程,有助于加深人们对防御性医疗行为的理解和认识,为进一步研究防御性医疗行为对价格的扭曲程度、非理性的医疗服务提供,以及造成的福利损失提供理论基础,也为未来医生行为的政策干预提供科学依据。

从防御性医疗行为的发展逻辑来看,可以通过提高医疗责任保险的覆盖率减轻损失厌恶心理,弱化医疗纠纷事件对医生的经济影响。医疗责任保险是对投保医疗机构和医务人员在保险期限内因发生医疗事故、差错等依法应由医疗机构或医务人员承担的经济赔偿或法律费用,保险公司依照事先约定承担赔偿责任(王凯妮,2018)。鼓励医院工会成立专项资金,为受到人身伤害的医务人员提供救济金和人道主义关怀。设立医疗纠纷心理干预小组,当医务人员经历负性医疗事件后,及时给予心理支持,缓解心理创伤的不良影响,降低可得性启发式对医生决策行为的负面影响。更重要的是建立一个对医务工作者更为包容的和谐社会,防止神化医疗技术的作用,使公众更加深刻地认识医学发展的局限性,缓解医务工作者的精神负担,降低框架效应和锚定效应对医生决策行为的负面影响,减少防御性医疗的发生和固化。

第二节　医疗纠纷对医生行为和医疗费用的影响

前一节我们对医疗纠纷背景下的医生决策行为进行了理论分析,构建行为经济学模型解释医疗纠纷对医生决策的短期和中长期影响。本节我们首先从理念上阐述医患关系与医疗纠纷,然后从实证出发,通过文献综述来总结医疗纠纷对医生行为和医疗费用的影响。

一、医患关系与医疗纠纷

(一)医患关系及其成因

医疗纠纷是不良医患关系的体现,医患关系等执业环境是影响医疗服务提供的重要因素。从概念上来讲,医患关系是在医疗服务过程中客观形成的医患双方以及与其密切相关的社会群体和个体之间的互动关系(严非,2023)。医患关系不仅仅是医务人员与患者及其家属的关系,更是整个社会关系在医患双方缔结关系过程中的一种体现。①医患关系是以技术性关系为核心形成的特殊人际关系,这种技术性关系是医务人员提供医疗技术、患者接受医疗诊治的互为纽带的医患交往关系。②除医学技术性关系外,医患关系也体现为医生与患者之间在医疗过程中形成的特殊人际关系,是陌生人之间信息不对称、地位不平等和不可逆转的交流。这些因素导致医患之间的互信具有风险性、不确定性、困难性和复杂性的特点,最终使得医患信任极其脆弱和不稳定。这种特殊性要求医生和患者都有更高的伦理标准和行为准则,医疗过程中应该遵循医学伦理学的基本原则,如最佳无害原则、知情同意原则和独立选择医疗原则。大多数患者对医院及医务人员是否满意并不在于医疗服务的正确和熟练程度,而是患者感知到医务人员是否认真负责,也就是医务人员是否有良好的服务态度和高尚的医德。良好的交往和真诚的情感互动对建立相互间的信任关系、消除医患间的矛盾甚至纠纷有重要意义。③医患双方都受到法律、法规的约束和保护,都应该在法律范围内行使自己的权利和义务,形成医患法律关系。

就成因而言,医患关系是由患方、医方和医疗体制等多方共同促成。从患方来讲,由于患者对医学专业知识缺乏了解,往往被动接受治疗方案,又对治疗效果期望过高,如果治疗效果不佳很容易迁怒于医方。从医方来讲,存在医疗质量不高、过度医疗等问题,医方为避免医疗风险和责任而采取的防御性医疗行为增加了患者负担,医务人员的沟通意识和技能不强、医德医风问题,这些都可能导致医患关系紧张。从医疗体制来讲,医疗机构公益性不足,追求经济利益;医疗资源分配不平衡,基层医疗资源匮乏,群众对基层医疗缺少信任。另外,随着社会进步和科学知识普及,人们开始质疑医生在医患关系中发挥主导作用的传统观念，而将医患关系视为平等的供求关系，医患共同决策成为一种趋势。互联网也成为主要的医学信息来源，患者通过互联网获得了以前仅靠与医生接触才能获得的信息，医生在决策中的主导地位和权威逐渐降低；互联网也提供了更多医患沟通的平台，有利于增加医患沟通。

（二）不良医患关系甚至医疗纠纷的影响

近年来，我国医患关系紧张，医疗纠纷频发，甚至产生一些伤医、杀医等暴力事件，医务人员对执业环境也较为悲观。2008—2018 年的 10 年间，我国暴力伤医案件在 2012 年达到峰值，随后逐渐下降。但 2016 年再度上升，当年发生 42 起轰动性的暴力伤医案例，造成 60 多位医务人员受伤或死亡。2018 年南宁市某三甲医院调查中，2/5 的医务人员表示自己曾经遇到过医疗纠纷，60% 认为医院近 3 年来医疗纠纷数量有所增加，几乎所有人都认为目前医患关系紧张（韦海妮，2019）。从科室分布来看，精神科、急诊、儿科、外科等科室的医务人员更易遭受工作场所暴力。

医疗纠纷及暴力事件不仅扰乱正常的医疗秩序，还威胁到医生的人身安全和心理健康，大大增加了医生的医疗责任风险。不良医患关系会导致医生降低责任心、道德标准和利他主义境界。在这样的执业环境下，为了避免医疗风险、规避医疗纠纷和法律责任，医生往往采取最保守的治疗方案或是偏离规范化医疗准则的防御性医疗行为，增加不必要的诊疗服务，最终患者也得不到最佳治疗。这些防御性医疗行为往往是一些不必要的检查检验，造成医疗资源浪费和医疗费用的不必要增长，也会给患者带来伤害。除了医生，医院也会采取避险行为，如拒收病情不确定性较强的危重症患者、贫困患者等。

患者由于对医务人员的不信任，追求去大医院治病、挂专家号，或找关系、送红包为自己的就医过程加一层保险。一些患者不信任医生,担心医生过度治疗和高昂的诊疗费用,有病也不敢去医院,采取自我医疗或者拖延治疗,结果小病拖成大病。此外,一些不良医疗结果是由医疗水平的局限性等不可控因素造成,但由于医患之间的信息不对称、患者对医疗不确定性风险认知不足等原因,医患之间容易产生不必要的医疗纠纷,从而损害医院和医生的社会声誉,给医生带来长期的精神和心理压力。

二、医疗纠纷对医生行为的影响综述

医疗纠纷对医生行为产生重要负面影响,主要体现为防御性医疗。防御性医疗是面临医疗风险尤其是重大医疗风险时,出于自我保护的心态,医生在诊疗过程中为规避医疗风险而采取的防范性医疗措施。防御性医疗在世界范围内普遍存在,主要集中于医疗诉讼风险较高的科室,比如神经外科、妇产科、急诊、创伤外科和骨科等(杜凡星 等,2021)。不同国家和地区的医疗法律环境不同,医疗责任风险和执业环境不同,因此防御性医疗行为的存在情况具有较大的地区差异。美国宾夕法尼亚州 2003 年调查显示,高风险科室中高达 93% 的医生存在防御性医疗行为(STUDDERT et al, 2005)。以色列 2008 年调查显示,各科室中存在防御性医疗的医生占比 60%(ASHER et al, 2012)。英国 2008—2011 年的调查显示,78% 的医生存在防御性医疗(ORTASHI et al, 2013)。2014 年多项研究显示,意大利 59% 的医生存在防御性医疗(PANELLA et al, 2017),奥地利 98% 的整形、创伤外科及放射科医生存在防御性医疗(OSTI et al, 2015),土耳其 72% 的神经外科医生存在防御性医疗(SOLAROGLU et al, 2014)。2016 年的一项跨国调查显示,存在防御性医疗的神经外科医生比例加拿大为 65%、南非为 85%(YAN S et al, 2016)。

国内研究显示,我国存在防御性医疗行为的医生比例在世界范围内处于较高水平。2011 年北京三级医院中，被调查医生均存在不同程度的防御性医疗行为（程红群，2011）。2013 年广东某市研究中，80％的医生会出于医疗纠纷的考虑而实施过度检查和大处方（和经纬，2014）。2014 年河北省某医院调查中，各项防御性医疗行为在医生中的发生比例均＞77％，仅有一项例外——曾多开药的医生占比不到 50％（曹志辉 等，2014）。2018 年全国针对妇产科医生的调查显示，63％的妇产科医生认为存在防御性医疗行为（ZHU et al, 2018）。

防御性医疗行为包含两种类型——积极防御性医疗（positive defensive medicine）和消极防御性医疗（negative defensive medicine），下面分别介绍。

（一）积极防御性医疗行为现状

积极防御性医疗，又称保证性行为（assurance behavior），是指医生出于防御性动机而在不必要的情况下实施的诊疗手段或其他相关行为。此类行为会给患者带来身体损害，造成医疗费用上涨，增加患者和卫生系统的费用负担。具体行为包括因担心医疗事故而实施多余的检查诊断、在没有必要的情况下多开药、在不具有适应证的情况下实施某些治疗程序等。①就多余检查来看，神经外科医生实施过多余的影像检查和实验室检查的比例分别为：加拿大 80％和 35％（SMITH et al, 2016）、美国 72％和 67％（NAHED et al, 2012）、土耳其 61％和 33％（SOLAROGLU et al, 2014）。美国高风险科室（STUDDERT et al, 2005）以及英国（ASHER et al, 2012）和以色列（ASHER et al, 2012）均有 59％的医生实施过多余检查，意大利和比利时的这一比例分别只有 23％（PANELLA et al, 2017）和 25％（VANDERSTEEGEN et al, 2017）。我国河北省某医院 2014 年调查中，85％的医生会增加检查项目（曹志辉等，2014）。②就多开药来看，神经外科医生曾因担忧医疗纠纷而多开药的比例分别为：美国 40％（NAHED et al，2012）、英国 23％（ASHER et al，2012）、以色列 12％（ASHER et al，2012）、意大利 11％（PANELLA et al，2017）、比利时 4％（VANDERSTEEGEN et al，2017）；而我国河北省某医院调查中这一比例高达 45％（曹志辉 等，2014）。③就实施不必要的治疗程序这一行为来看，在英国和以色列的存在比例分别为 28％（ASHER et al，2012）和 24％（ASHER et al，2012）；我国 2015 年 9 个城市开展的研究表明，为应对潜在的职业风险，55％的医生为自保会多开检查项目和会诊，25％的医生会选择性地收治患者，18％的医生通过知情同意书减轻自身的责任（刘雪娇 等，2018）。

积极性防御性医疗行为也会因医生而异，受医生特征的影响。欧洲 8 国研究显示，对医疗纠纷诉讼的恐惧程度会影响产科医生的临床实践，担心诉讼的产科医生在没有医学指征下遵从产妇剖宫产要求的可能性是不担心诉讼医生的 2 倍，对诉讼非常恐惧的产科医生遵从产妇这一要求的可能性更是其 3 倍（CUTTINI et al，2013）。我国 582 位医务人员的问卷调查显示，92％医生遇到过患者及其家属干扰诊疗方案，在这种情形下，认为不得不尽量满足患方要求的医生占 70％，而认为应该严格遵守诊疗原则的医生占比仅为 24％（樊静 等，2003）。

（二）消极防御性医疗行为现状

消极防御性医疗，又称逃避性行为（avoidance behavior），是指医生为了自我保护而规避某些诊疗程序或拒绝收治某些患者。此类行为可能会使患者错过最佳诊疗时机而延误治疗，降低医疗服务的可及性，也会阻碍医疗新技术的推广应用。具体行为包括在不必要的情况下将患者转诊，避免进行某些高风险诊疗程序，以及避免收治高风险患者等。①就非必要转诊来看，神经外科医生曾在不必要的情况下将患者转诊的比例分别为：美国 66％（NAHED et al，2012）、英国 55%（ORTASHI et al，2013）、土耳其 31%（SOLAROGLU et al，2014）、意大利 17%（PANELLA et al，2017）、比利时 10%（VANDERSTEEGEN et al，2017）；而我国河北省某医院所有参与调查的医生均出现过不必要的转诊（曹志辉等，2014），这一比例在眉山市、深圳市和承德市分别为 90%（刘宏眉 等，2016）、79%（彭康为 等，2015）和 47%（韩彩欣 等，2013），总体来看，与国外相比处于较高水平。②就避免高风险诊疗程序来看，神经外科医生因为对医疗责任问题的担忧而取消高风险诊疗程序的比例分别为：土耳其 63%（SOLAROGLU et al，2014）、美国 45%（NAHED et al，2012）、英国 21%（ORTASHI et al，2013）、比利时 17%（VANDERSTEEGEN et al，2017）、以色列 17%（ASHER et al，2012）、意大利 6%（PANELLA et al，2017）；而我国调查中该比例集中在 77%～93%，在南京、眉山、深圳和河北省某医院的调查结果分别为 93%（黄东亮 等，2016）、78%（刘宏眉 等，2016）、78%（彭康为 等，2015）和 77%（曹志辉 等，2014），普遍高于国外。③就避免高风险患者来看，英国（ORTASHI et al，2013）和意大利（PANELLA et al，2017）分别只有 9%和 4%的医生曾避免收治高风险患者；而我国研究中该比例集中在 59%～91%，分别为 91%（南京市的民营医院）（黄东亮 等，2016）、82%（河北省某医院）（曹志辉 等，2014）和 59%（深圳）（彭康为 等，2015），高于国外。

消极防御性医疗行为也会因医生而异，受到医生特征的影响。美国 2007—2009 年近 190 万例参保患者及其诊疗医生的关联分析发现，与担忧程度低的医生相比，对医疗事故担忧程度高或中等的医生接诊胸痛患者被转诊的概率更高（CARRIER et al，2013）。医疗纠纷也对医学教育产生了不良影响，对医疗事故呈现出更高恐惧程度的带教医生更有可能因为这种感知威胁而改变他们的教学行为,减少实习学生的自主权和进行实际临床操作的机会,这不利于医生的培养(REED et al, 2008)。

三、医疗纠纷对医疗费用的影响综述

医疗纠纷通过影响医生诊疗行为,进而影响医疗费用。国际研究主要关注医疗纠纷法律案件对医疗费用的影响,因为在国外医疗纠纷一般通过法律途径解决。大部分文献来自美国,研究估算医疗纠纷引致的防御性医疗成本约占美国总医疗成本的8%～20%(RESCHOVSKY et al, 2018; LAKDAWALLA et al, 2012)。美国2008年全国医生调查和参保老年患者数据的关联研究发现,医生较高水平的医疗事故担忧指数与患者较高的医疗支出显著相关,相关性大小因医生专业而异(RESCHOVSKY et al, 2018)。具体来讲,初级保健医生的医疗事故担忧指数每增加一个单位,年医疗支出将增加4%;急诊科医生的医疗事故担忧指数每增加一个单位,年医疗支出将增加2.3%。进一步的反事实研究表明,消除医生医疗事故的所有恐惧将使医疗保险支出降低20%以上,相当于每位患者减少2192美元的医疗保险支出;如果所有医生对医疗事故只是"有点担心",也能减少14%的医疗保险支出,相当于每位患者减少1481美元的医疗保险支出。该研究估计防御性医疗成本占美国总医疗成本的8%～20%。不同专科医生对防御性医疗的担忧程度不同,对防御性医疗支出的贡献也不同。尽管急诊科医生比初级保健医生更担心医疗事故责任,但各专业中初级保健医生对防御性医疗支出的贡献最大。另一项基于兰德公司陪审团裁决数据库的研究显示,1990—2003年美国医疗费用33%的增长中5个百分点由医疗事故赔偿贡献;医疗事故风险翻倍对医疗支出的直接影响约2%,总影响达到8%(LAKDAWALLA et al, 2012)。

美国另外一些研究关注医生的医疗事故赔偿金/保费对医疗费用的影响，来评价医疗侵权改革对控制费用的效果。研究发现，较高的医疗事故赔偿金/保费与较高的医疗保险支出相关。美国一项研究使用各州每位医生的医疗事故赔偿金/保费数据和参保老年患者数据发现，1993—2001年，美国医疗事故赔偿金从23亿美元增至38亿美元；每位医生的平均医疗事故赔偿金/保费每增加10%，每位患者的医疗保险支出会增加1%；各项医疗服务中增加最多的是影像学检查费用（增长2%）（BAICKER et al，2007）。另一项研究采用信诺医疗保健（CIGNA Health Care）在2004—2006年的医药索赔数据来衡量医疗成本，使用医生的医疗事故保费作为评价医生感知责任风险的侵权信号，研究发现医疗事故保费下降10%所带来的节省将不到每个专科医疗总成本的1%（THOMAS et al，2010）。这些节省额低于大多数先前的估计，他们认为医疗侵权改革对医疗成本的影响可能被夸大了。

我国大多数研究定性说明医疗纠纷对医疗费用的影响，直接测量医疗费用中医疗纠纷贡献的实证研究较少，这些实证研究证明医疗纠纷在我国医疗费用增长中起到了一定作用（胡思梦，2023）。一项研究利用2013—2017年5个城市基本医疗保险数据和百度医闹搜索指数，测量了恶性医患冲突事件对医疗费用的影响（王贞 等，2021）。该研究发现，医闹指数上升显著增加了门诊和住院费用，医闹事件对医疗费用的影响主要体现在前两个月，平均每个典型医闹事件产生的医疗费用成本近30亿元。另一项利用医院诊疗数据调查医疗事故诉讼对患者医疗支出影响的研究发现，医院发生1例医疗事故诉讼后，患者每次就诊的总医疗费用在当年增加2.8%、长远增加8.8%，这一增长主要由诊断检查和药品驱动，然而患者健康结局几乎没有发生变化（LIU et al，2023）。还有一项研究分析了2013年10月25日浙江温岭袭医事件对湖北省某医院的外溢影响,结果发现,袭医事件发生后的 4 周内,住院患者的治疗费用增加 9.5%、检查费用增加 7.1%,并且医疗费用的增加并没有带来健康结局的改善(ZHAO et al, 2021)。这些研究均表明,医疗纠纷激增导致了防御性医疗的出现,推动了我国医疗费用的增长。

四、实证研究总结

我国医务人员对医疗纠纷较为悲观,担忧自己卷入医疗纠纷。为尽可能避免医疗纠纷保护自身利益,医生往往会采取防御性医疗行为,包括开展不必要的检查、不具有临床指征下进行某些临床操作或者建议患者住院等积极防御性医疗,以及拒绝收治高风险患者或者规避高风险手术等消极防御性医疗。医疗纠纷还会对医学教育产生不良影响,减少带教医生给予实习医生临床实践操作的自主权和实践机会,不利于医生培养。

美国研究估算医疗纠纷引致的防御性医疗占美国总医疗成本的比例高达 8%～20%。我国研究也显示医疗纠纷对医疗费用起到了显著的推动作用,发生医疗事故诉讼或者袭医事件后患者医疗费用增长接近 10%,平均每个典型医闹事件产生的医疗费用成本高达 30 亿元。

总之,医疗纠纷会导致卫生服务数量和质量的扭曲,一方面增加不必要的卫生服务,另一方面也会产生推诿患者等无法利用卫生服务的情况,最终损害医患双方和社会总体利益,加剧医疗费用的增长。因此,应采取有力措施改善医患关系,为医疗服务提供和谐的社会环境。①从医方角度,应为医生提供医患沟通技巧相关的培训,提升其医患沟通能力;注重医生的情绪和心理状态,对经历不良医患关系的医生及时提供心理支持;加强医院管理者的媒介素养,与外界进行良好沟通,维护医生和医院的公信力和社会声誉。②从患方角度，普及医疗知识，提升患方对医疗不确定性风险的认知。从法律和社会角度，完善医疗纠纷处理机制，妥善处理医疗纠纷案件。

第三节　防御性医疗理论

医疗纠纷背景下的医生行为主要体现在防御性医疗上，防御性医疗是基于行为经济学而产生的医生决策结果。在我国医患关系紧张的宏观环境下，防御性医疗成为医疗费用上涨的重要原因。本节对防御性医疗的概念界定、成因、测量方法、影响进行综述，为我国防御性医疗行为研究的开展提供借鉴。

一、防御性医疗的概念界定及成因

防御性医疗（defensive medicine）是指为了避免医疗纠纷或诉讼而保护自我所采取的偏离规范化医疗准则的医疗行为（STUDDERT et al，2005）。其诊疗决策不是基于临床判断及患者的最大利益，而是为了保护自己免受潜在的纠纷。防御性医疗的概念在 1978 年被正式提出，之后得到广泛应用。

在本章第二节已经提到，防御性医疗行为包括两种类型，即积极防御性医疗和消极防御性医疗。积极防御性医疗是出于防御性动机而在不必要的情况下实施的多余的诊疗手段或其他相关行为（SATHIYAKUMAR et al，2013）。该类行为包括为确保诊断正确而实施不必要的检查，为不引起医疗纠纷而开出多余药品，无临床指征下实施某些诊疗程序，或者在不必要的情况下建议患者住院等。此类行为可造成医疗费用的不合理上涨，增加患者和卫生系统的经济负担，并且给患者的身体造成损害等。消极防御性医疗是指医生为了自我保护而规避高风险患者或某些诊疗程序行为（STUDDERT et al，2005；郑兰，2006）。该类行为包括为减少医疗纠纷而拒收某些高风险患者或将其转诊，或者规避高风险手术等。此类行为可能降低患者对医疗服务的可及性，使其因错过最佳诊疗时机而耽误治疗，也会阻碍医疗新技术的推广等。

国内外研究均将防御性医疗的直接原因归为医生对医疗纠纷或者诉讼的担忧。国外研究发现，经历过医疗事故诉讼、对医疗事故诉讼存在担忧以及医疗责任保险负担较重等因素，与更频繁的防御性医疗行为相关；国内研究发现，经历过投诉或医疗纠纷以及较高的医疗风险和紧张的医患关系，导致防御性医疗行为的发生。防御性医疗的另一个直接原因是医生为了维持医患关系、避免纠纷而满足患者的不合理要求，出于自我保护而未从临床角度考虑患者利益。

总体来看，我国防御性医疗行为产生的外部原因可归纳为三大方面：医疗实践的高风险性和不确定性、医患关系的复杂化和医患信任度的降低、医疗纠纷的频繁发生及关注。①医疗实践的高风险性和不确定性使得医生面临较高的医疗事故责任风险，当医生对医疗事故责任感到担忧恐惧时可能会为了自我保护而实施防御性医疗行为。②当前主流的生物-心理-社会医学模式也决定了医患关系同时具有社会、心理和法律的多重属性。复杂的医患关系增加了医患沟通的难度，降低了医患信任度，增加了医疗纠纷的风险，使医生更有可能进行自我保护。③医疗纠纷的频繁发生及关注降低了医生对执业环境的满意度，使其承受着过重的心理负担，因此更倾向于自我保护。

二、防御性医疗的测量方法

测量防御性医疗行为的方法主要有 4 种：医生自评、临床情景调查、基于诊疗规范的客观评判（杜凡星 等，2021）和基于真实世界数据的分析。医生自评是指根据医生对自我行为的认知来判断防御性医疗的存在情况。临床情景调查是指向医生描述与防御性医疗有关的虚拟情景，让医生在该情景下作出诊疗决策并说明决策理由。基于诊疗规范的客观评判，是指根据诊疗技术的使用规范或疾病的临床路径来对医生的诊疗行为进行客观评判。基于真实世界数据的分析，是指利用病历资料、医疗事故诉讼记录等真实世界数据来分析医生对医疗责任风险的担忧程度与诊疗行为之间的关系，进而判断防御性医疗的发生情况。表5-1总结了防御性医疗行为的测量方法研究。

表5-1　防御性医疗行为的测量方法

	使用方法	优点	缺点	使用场景
医生自评	问卷调查、自我评分、自我记录诊疗行为等	获知内心想法，识别行为动机	较主观，存在医生认知偏差和测量误差	应用广泛
临床情景调查	医生在所描述的特定临床情景中作出诊疗决策，并说明决策理由	测量内容具有针对性	研究范围小，结果不易互相比较和外推	针对特定的临床情景
基于诊疗规范的客观评判	医生自评基础上由同行专家根据诊疗规范进行客观评判	准确客观识别行为以及行为动机	复杂病例难有评判标准，研究范围小，结果不易外推	针对特定的诊疗技术或疾病
基于真实世界数据的分析	利用真实世界数据，分析医疗责任风险与诊疗行为之间的关系	样本量大，数据真实客观	难以获得内心想法	真实世界数据可获得时

（一）医生自评

医生自评是医生根据对自我行为的认知来判断防御性医疗行为。医生自评方法在防御性医疗的研究中最为普遍，此方法可获得医生的内心想法，能识别出行为动机，但具有一定主观性，医生对防御性医疗行为的认知可能存在差异，也会带来回忆偏倚和报告偏倚等测量误差。医生自评形式包括横断面问卷调查、回顾性自我评分、前瞻性自我记录诊疗行为等。

问卷调查可直接询问医生各项防御性医疗行为的存在频率以及相关认知等，可从不同地区的医院中抽取医生样本，也可针对所研究的科室从该专科的相应组织中抽取样本。问卷内容涉及积极防御性医疗行为（实施没有必要的检查、开具多余的药、在没有必要的情况下咨询专家等）和消极防御性医疗行为（规避高风险的诊疗手段、避免收治高风险患者等）。比如，以色列2012年一项调查要求医生用5分制评分来回答上述积极性与消极性防御性医疗行为实施的频率（ASHER et al, 2012）。奥地利2015年一项整形外科、创伤外科和放射科医生调查，要求医生回答在过去1个月中出于防御性动机而实施X线片、CT、超声以及MRI检查的数量（OSTI et al, 2015）。我国2018年一项妇产科医生调查询问医生是否同意在没有临床指征的情况下实施剖宫产（ZHU et al, 2018）。

自我评分的方式要求医生根据对自我行为的回顾，对既往的诊疗记录进行评分，判断过去的诊疗行为在多大程度上是出于防御性动机。美国2014年一项医生调查要求医生以五分制对前一天的诊疗记录进行评分，分为完全不防御至完全防御的5个等级（BRATEANU et al, 2014）。此方法依赖于医生的回忆和自我认知，可能存在回忆偏倚，且具有主观性。因此，该方法需要医生及时进行评分以减小回忆误差，不能对太久之前的诊疗记录进行评分，并需要医生对防御性医疗概念有明确认知。

自我记录行为的方式为前瞻性调查，需要医生对自己的诊疗行为进行实时记录，并说明是否出于防御性动机。美国2012年一项关于骨科医生开具影像学检查处方时的防御性医疗行为研究向医生邮寄一份数据表，要求医生实时记录自己所开出的影像学检查内容，同时说明该检查是出于临床所需还是防御性原因而开具的（BRATEANU et al, 2014）。此方法可消除回忆偏倚，但医生可能会因参与调查而改变行为，也难以进行质量控制。

（二）临床情景调查

临床情景调查通常向医生描述特定的临床情景，要求他们选出在该情景下自己可能作出的临床决策以及作出该决策的原因；原因选项一般包括医学指征、个人成本与收益的考虑、对医疗事故索赔的担忧以及患者的期望等。

临床情景调查可针对特定的临床情况提出具体问题，可更准确地估计这些特定领域中防御性医疗行为的现状，因此可以在防御性医疗现象最严重的临床情景中应用。调查中须简洁明确地描述模拟病例的关键特征，列出所有可能的临床选择及理由，并尽量使受访医生不知晓调查目的。

此方法的局限性在于研究结果不易外推，一个情景中给出的临床细节越多，其结果就越不适用于其他临床情况。并且，防御性医疗在不同的临床情景中有较大差异（KLINGMAN et al, 1996），不同情景的结果不能直接进行对比分析。模拟出的临床情景与现实中的执业环境不同，医生有可能在模拟临床情景调查中只依据临床规范来作出决策，而在诊疗实践中考虑防御性医疗行为。

（三）基于诊疗规范的客观评判

基于诊疗规范的客观评判是指在医生自评的基础上增加由其他专家或同行对医疗行为进行的客观判断。通过由医生进行自我评价获得防御性医疗的主观行为动机,由其他专家或同行进行的客观评判来准确识别客观的医疗行为。

客观评判法可针对某项具体的诊疗技术,根据该技术的使用规范和所需临床指征对医生行为进行客观评价,还可针对某种疾病,根据该疾病的临床路径来评价医生的诊疗行为是否偏离规范。美国2015年一项关于创伤外科医生CT检查的防御性医疗行为研究中,首先由被调查医生对自己开出的CT检查进行自我评价,然后再由另外两名医生进行同行评价,结合3人评价结果综合判断该医生的防御性医疗行为(CHEN et al, 2015)。河北省某医院2014年的研究中,根据临床路径对脑出血住院患者的住院病历资料进行专家评判,再通过对相应病例的主治医生进行问卷调查及访谈,多种渠道综合判定医生的防御性医疗行为(曹志辉 等,2014)。国内2020年发表的一项研究通过对脑卒中康复患者的病历资料进行客观评判,并对经治医生进行访谈,判断偏离临床路径的诊疗项目及原因,评估防御性医疗行为(刘琼 等,2006)。

客观评判法既可获得主观的行为动机,又可客观地识别行为,为相对较优的测量方法。但该方法只能应用于具有明确规范和临床路径的技术或疾病,对于复杂病例则难以有明确的评判依据,并且研究范围较小,测量结果不易外推。

(四) 基于真实世界数据的分析

基于真实世界数据的分析,主要利用病历资料、医疗事故诉讼记录等真实世界数据进行统计分析,探究医疗责任风险与医生诊疗行为之间的关系。

此方法常采用医疗事故发生率、医疗责任保险费用等反映医疗责任风险的大小,用患者病例数据(如诊疗记录和费用)等反映医生的诊疗行为,估计医疗责任风险与防御性医疗行为的定量关系。美国2015年一项研究利用佛罗里达州急诊医生的医疗事故索赔数据以及患者医疗花费数据进行统计分析，发现患者的诊疗费用与医生的医疗责任保险费用存在正相关（JENA et al, 2015）。

此方法可获得较大样本量，进行时间纵向分析，并且真实世界数据真实客观。但是，该方法只能得到医疗责任风险相关因素与医生诊疗行为之间有关联的结论，难以获知医生的内心想法，难以准确识别出行为动机。部分研究进一步在真实世界数据分析的基础上结合医生自评的方法，既可获知医生的内心想法，又可利用客观的真实世界数据，能够更准确地测量医生的防御性医疗行为现状及原因机制。

4 种方法比较来看，医生自评与临床情景调查都是基于医生的主观判断和想法，可测量出行为动机，但在实际行为的判断上缺乏客观性和准确性。专家同行客观评判的方法在医生自评的基础上基于标准规范来评判行为，既可获得主观的行为动机，又可客观地识别行为，为相对较优的测量方法，但其只能应用于具有明确规范和临床路径的技术或疾病的评判，对于较复杂病例则难有明确的评判依据。基于真实世界数据的分析方法较易收集数据，样本量大且较为客观，但分析范围有限，且难以准确识别行为动机。

三、防御性医疗的负面影响

防御性医疗会导致医疗资源浪费，增加不必要的医疗卫生支出，给患者和卫生系统带来额外负担。意大利研究显示，由防御性医疗带来的卫生支出约占意大利全国年度卫生支出总额的 10%（PANELLA et al, 2017）。美国由防御性医疗导致的花费每年高达 500 亿～1 000 亿美元（MELLO et al, 2010；GOMEZ et al, 2013），平均每位患者的诊疗费用中有 13% 是由防御性医疗所构成（ROTHBERG et al, 2014），在骨科和创伤外科中这一比例更是达到 20%（SATHIYAKUMAR et al, 2013）。河北省某医院

2014年研究显示,脑出血患者中因防御性医疗而产生的检查化验费占其总检查化验费的20%～25%(曹志辉 等,2014)。我国另一项研究显示,医闹事件将造成人均门诊费用增加3%以上、日均住院费用增加4%以上,使每年医疗费用增加约1227亿元,增加的医疗费用占个人卫生总支出的7%(王贞 等,2021)。

除了造成医疗费用增长外,防御性医疗相关的不必要诊疗手段也会给患者带来身体上的伤害。例如,一些侵入性手术和涉及辐射的诊疗手段会带来较为严重的副作用。消极性的防御性医疗行为会降低患者的医疗服务可及性,拒收高风险患者,使这些患者得不到及时治疗而病情加重。此外,防御性动机也会使医生不愿尝试新的医疗技术,阻碍医学进步。

四、总结

防御性医疗是指为了避免医疗纠纷或诉讼而保护自我所采取的偏离规范化医疗准则的医疗行为,包括积极性和消极性防御性医疗两种类型。该行为在世界范围内普遍存在,主要集中于神经外科、妇产科、急诊等医疗诉讼风险较高的科室。该行为的流行程度在不同国家和地区间有较大差异,我国医生中存在防御性医疗行为的比例在世界范围内处于较高水平。究其原因在于医生对医疗纠纷或者诉讼的担忧,而各国的医患关系大环境存在较大差距。

国内外测量防御性医疗行为的方法主要包括医生自评、临床情景调查、基于诊疗规范的客观评判和基于真实世界数据的分析4种。4种测量方法各有优缺点及其适用场景。实际中,应基于研究目的、具体场景以及数据可获得性来选择最适宜的测量方法,并且可将其中的两种或多种方法结合使用,以互相弥补缺陷。

防御性医疗可导致医疗资源浪费,给患者和医疗卫生系统带来经济负担,损害患者身体健康,降低医疗服务可及性,耽误疾病治疗,以及阻碍医学发展等。目前国内对于防御性医疗行为的实证研究较为缺乏,且研究范围较小,测量指标不够全面。需开展更多相关研究测量我国医生的防御性医疗行为现状,并从多个角度探讨其影响因素。

📖 主要参考文献

［1］曹志辉,陈丽丽.医疗纠纷对医师防御性医疗行为影响的实证研究[J].中国医院管理,2014,34(9):9-11.

［2］曹志辉,吴明.基于临床路径的医师防御性医疗行为测量与分析[J].中国医院管理,2014,34(9):12-14.

［3］程红群.军地医院医师防御性医疗行为比较[J].解放军医院管理杂志,2011,18(11):1041-1043.

［4］崔丽伟,周建裕,朱书平,等.基于行为经济学的医患矛盾分析[J].医学与哲学,2020,41(17):63-65;81.

［5］杜凡星,侯志远.防御性医疗行为现状及测量方法综述[J].中国卫生政策研究,2021,14(5):72-77.

［6］樊静,姜潮.医疗纠纷的现状及对医院和医务人员的影响[J].中国医院管理,2003,(1):29-31.

［7］韩彩欣,李营,韩彩芬,等.承德市某医院医疗纠纷现状及对医生诊疗行为的影响研究[J].中国卫生事业管理,2013,30(8):573-575.

［8］和经纬.公立医院医生防御性医疗行为及其影响因素研究——基于广东省某市公立医院医生问卷调查的实证研究[J].中国卫生政策研究,2014,7(10):33-39.

［9］胡思梦,侯志远.基于行为经济学理论的医患关系与医生决策行为研究[J].中国卫生经济,2023,42(4):1-3.

［10］胡思梦.医疗纠纷法律案件对医疗费用的影响——来自A市的证据[D].复旦大学,2023.

［11］黄东亮,卢建华,樊宏,等.民营医院医生防御性医疗行为实证分析与比较[J].南京医科大学学报(社会科学版),2016,16(4):301-303.

［12］孔少楠.私人诊所医生处方行为和利他性实验经济学研究[D].山东大学,2020.

［13］刘琼,胡正路.从我国转型期医患关系特征谈对防御性医疗的思考[J].中国卫生质量管理,2006,(4):50-53.

[14] 刘宏眉,杨晓枫,杨军,等.医疗纠纷对医师防御性医疗行为影响的研究[J].现代医院管理,2016,14(6):24-26.

[15] 刘雪娇,张星星,冯秒,等.医生职业风险认知对防御性医疗行为的影响[J].中国卫生政策研究,2018,11(3):15-19.

[16] 彭康为,黄奕祥.深圳市某区医生防御性医疗行为的分布和成因调查[J].华南国防医学杂志,2015,29(5):385-387.

[17] 王凯妮.我国医疗责任保险的影响因素及其发展研究[D].山东财经大学,2018

[18] 王贞,封进,宋弘.医患矛盾和医疗费用增长:防御性医疗动机的解释[J].世界经济,2021,44(2):102-125.

[19] 严非.社会医学[M].北京:科学出版社,2023.

[20] 赵娟,孙明雷,邹丹丹,等.基于实验经济学的防御性医疗行为选择的应用研究[J].中国卫生经济,2021,40(2):5-8.

[21] 郑兰.防御性医疗行为的成因与控制[J].中华医院管理杂志,2006(10):697-698.

[22] ASHER E, GREENBERG-DOTAN S, HALEVY J, et al. Defensive medicine in Israel — a nationwide survey [J]. PLoS One, 2012, 7(8):e42613.

[23] BAICKER K, FISHER E S, CHANDRA A. Malpractice liability costs and the practice of medicine in the medicare program [J]. Health Affairs, 2007,26(3):841-852.

[24] BRATEANU A, SCHRAMM S, HU B, et al. Quantifying the defensive medicine contribution to primary care costs [J]. J Med Econ, 2014,17(11):810-816.

[25] CARRIER E R, RESCHOVSKY J D, KATZ D A, et al. High physician concern about malpractice risk predicts more aggressive diagnostic testing in office-based practice [J]. Health Affairs, 2013,32(8):1383-1391.

[26] CHEN J, MAJERCIK S, BLEDSOE J, et al. The prevalence and impact of defensive medicine in the radiographic workup of the trauma patient: a pilot study [J]. Am J Surg, 2015,210(3):462-467.

[27] CUTTINI M, DA FRE M, HABIBA M. Perceived risk of malpractice suits [J]. Health Aff, 2013,32(11):2058.

[28] GOMEZ V, RAIMONDO M. "Primum Non Nocere": are we getting carried away?[J]. Dig Liver Dis, 2013,45(6):462-463.

[29] JENA A B, SCHOEMAKER L, BHATTACHARYA J, et al. Physician spending and subsequent risk of malpractice claims: observational study [J]. BMJ, 2015,351:h5516.

[30] KLINGMAN D, LOCALIO A R, SUGARMAN J, et al. Measuring defensive medicine using clinical scenario surveys [J]. J Health Polit Policy Law, 1996,21(2):185-217.

[31] LAKDAWALLA D N, SEABURY S A. The welfare effects of medical malpractice liability [J]. Int Rev Law Econ, 2012,32(4):356-369.

[32] LIU G, YI J, YUAN Y, et al. The short- and long-run effects of medical malpractice lawsuits on medical spending and hospital operations in China [J]. J Comp Econ, 2023. DDI: 10.1016/j.jce.2023.05.002.

[33] MELLO M M, CHANDRA A, GAWANDE A A, et al. National costs of the medical liability system [J]. Health Aff (Millwood), 2010,29(9):1569-1577.

[34] NAHED B V, BABU M A, SMITH T R, et al. Malpractice liability and defensive medicine: a national survey of neurosurgeons [J]. PLoS One, 2012,7(6):e39237.

[35] ORTASHI O, VIRDEE J, HASSAN R, et al. The practice of defensive medicine among hospital doctors in the United Kingdom [J]. BMC Med Ethics, 2013,14:42.

[36] OSTI M, STEYRER J. A national survey of defensive medicine among orthopaedic surgeons, trauma surgeons and radiologists in Austria: evaluation of prevalence and context [J]. J Eval Clin Pract, 2015,21(2):278-284.

[37] PANELLA M, RINALDI C, LEIGHEB F, et al. Prevalence and costs of defensive medicine: a national survey of Italian physicians [J]. J Health Serv Res Policy, 2017,22(4):211-217.

[38] REED D A, WINDISH D M, LEVINE R B, et al. Do fears of malpractice litigation influence teaching behaviors? [J]. Teach Learn Med, 2008,20(3):205-211.

[39] RESCHOVSKY J D, SAIONTZ-MARTINEZ C B. Malpractice claim fears and the costs of treating medicare patients: a new approach to estimating the costs of defensive medicine [J]. Health Serv Res, 2018,53(3):1498-1516.

[40] ROTHBERG M B, CLASS J, BISHOP T F, et al. The cost of

defensive medicine on 3 hospital medicine services [J]. JAMA Intern Med, 2014,174(11):1867 - 1868.

[41] SATHIYAKUMAR V, JAHANGIR A A, MIR H R, et al. The prevalence and costs of defensive medicine among orthopaedic trauma surgeons: a national survey study [J]. J Orthop Trauma, 2013, 27 (10):592 - 597.

[42] SMITH T R, HULOU M M, YAN S C, et al. Defensive medicine in neurosurgery: the Canadian experience [J]. J Neurosurg, 2016, 124 (5):1524 - 1530.

[43] SOLAROGLU I, IZCI Y, YETER H G, et al. Health transformation project and defensive medicine practice among neurosurgeons in Turkey [J]. PLoS One, 2014,9(10):e111446.

[44] STUDDERT D M, MELLO M M, SAGE W M, et al. Defensive medicine among high-risk specialist physicians in a volatile malpractice environment [J]. JAMA, 2005,293(21):2609 - 2617.

[45] TANCREDI L R, BARONDESS J A. The problem of defensive medicine [J]. Science, 1978,200(4344):879 - 882.

[46] THOMAS J W, ZILLER E C, THAYER D A. Low costs of defensive medicine, small savings from tort reform [J]. Health Aff, 2010, 29 (9):1578 - 1584.

[47] YAN S C, HULOU M M, COTE D J, et al. International defensive medicine in neurosurgery: comparison of Canada, South Africa, and the United States [J]. World Neurosurg, 2016,95:53 - 61.

[48] VANDERSTEEGEN T, MARNEFFE W, CLEEMPUT I, et al. The determinants of defensive medicine practices in Belgium [J]. Health Econ Policy Law, 2017,12(3):363 - 386.

[49] ZHAO X, LI X, TORGLER B, et al. Patient violence, physicians treatment decisions, and patient welfare: Evidence from China [J]. Health Econ, 2021,30(6):1461 - 1479.

[50] ZHU L, LI L, LANG J. The attitudes towards defensive medicine among physicians of obstetrics and gynaecology in China: a questionnaire survey in a national congress [J]. BMJ Open, 2018, 8 (2):e19752.

第六章

我国医生执业环境与防御性医疗行为

本章是实证研究,在 2019 年通过网络问卷形式开展医生调查,测量我国医生的防御性医疗行为和执业环境现状。调查在青海西宁、贵州铜仁、广东深圳、福建厦门、山东青岛、安徽阜阳、江苏苏州以及上海 8 个城市进行,共计 15 家二、三级医院的临床医生。

我们设计了防御性医疗行为的测量量表,通过问卷调查我国医生的防御性医疗行为现状及差异。从医患关系的角度测量并描述我国医生的执业环境现状,包括医生的负性医疗事件经历、医患关系感知和医疗风险感知 3 个方面。通过单因素方差分析和多元线性回归方法,评估各执业环境对医生防御性医疗行为的影响。在关系分析基础上构建结构方程模型,刻画负性医疗事件经历、医患关系感知和医疗风险感知等执业环境与医生防御性医疗行为之间的作用路径,为改善我国医生防御性医疗现状提供政策建议。

第一节　研究背景与目的

一、研究背景

我国存在过度医疗现象,比如大处方、过度检查、抗生素滥用

以及较高的住院率等(周魅 等,2021),不仅造成医疗费用不合理
上涨和医疗资源浪费,还会损害患者的身体健康。据估计,我国
2011 年因不必要的剖宫产手术而造成的经济负担高达 207.3 亿
元(HU et al, 2016)。上海三家医院 2014—2015 年数据显示,对
慢性阻塞性肺疾病和肺癌患者过度使用肿瘤标志物检测所产生的
费用高达 65 万～101 万元,占总检查费用的 7.7%～12.0%,占总
住院费用的 1.4%～2.1%(ZHANG et al, 2018)。我国 2016 年
住院率高达 16.4%,高于许多经济合作与发展组织(OECD)国家
(MENG et al, 2019)。另外,还存在医疗服务不足的情况,比如医
生可能会规避某些患者或诊疗程序等,从而降低患者对医疗服务
的可及性,造成不必要的疾病恶化风险(GLASZIOU et al,
2017)。

　　过度医疗和医疗不足的原因错综复杂,根据行为经济学理论,
医生所暴露的执业环境对其行为影响巨大。医生对医疗责任风险
和医患关系的担忧是导致其不合理医疗行为的重要因素。研究发
现,不同国家医疗事故诉讼风险不同,医生诊疗行为的实践也存在
巨大差异。在医疗事故诉讼高发的国家,如美国和意大利,医疗责
任风险较高,医生会为了避免医疗事故责任而实施防御性医疗行
为,比如提供不必要的检查、治疗或规避高风险的患者/诊疗程序
等。例如,意大利由防御性医疗带来的医疗卫生支出约占全国年
度卫生支出总额的 10%(PANELLA et al, 2017),美国防御性医
疗每年产生的费用高达 500 亿～1 000 亿美元(MELLO et al,
2010; GOMEZ et al, 2013)。与此相反,在荷兰和丹麦等国家,医
疗事故诉讼相对较少,医疗责任风险较小,防御性医疗行为则相对
较少(YAN et al, 2017)。因此,不同的医疗责任环境会给医生的
诊疗行为带来重要影响。

　　与国外的医疗事故责任环境不同,我国医疗纠纷较少通过法

律途径解决,更多的是非诉讼形式的医疗纠纷,比如暴力伤医、医闹等。我国医疗纠纷频繁,伤医甚至杀医等暴力事件时有发生,医患关系紧张所导致的各种形式的医疗纠纷风险对医生行为产生很大影响。2016 年,我国医患纠纷案件高达 10 万件。2018 年我国调查显示,62%的医生经历过不同程度的医疗纠纷,66%的医生经历过来自患方的暴力事件(中国医师协会,2018)。医疗纠纷及暴力事件不仅扰乱正常医疗秩序,还威胁医生的人身安全和心理健康,因此大大增加医生的医疗责任风险。在这样的执业环境下,医生很可能为了自我保护而做出偏离规范化医疗准则的防御性医疗行为,进而导致医疗资源浪费和患者健康损害。我国既往研究显示,医闹事件将造成人均门诊费用增加 3%以上、日均住院费用增加 3.8%以上,使得每年的医疗费用增加约 1 226.6 亿元,占个人卫生总支出的比例达到 7.4%(王贞 等,2021)。

因此,在我国医患关系紧张的大环境下亟须研究防御性医疗行为及执业环境的影响,为改善医生行为、控制医疗费用提供政策建议和证据支持。

二、研究目的

目前国内对于防御性医疗行为的研究大多从法律角度对其成因和影响进行探讨,实证研究较为缺乏,且现有的实证研究多集中于某个城市或某家医院、缺乏全国范围的调查,同时现有研究对防御性医疗行为的测量指标不够全面。因此,需针对防御性医疗行为开展更全面的研究,运用全面的测量指标在较大范围内测量我国医生的防御性医疗行为现状。

医生的执业环境是导致防御性医疗的重要环境,医疗执业环境包含医生的负性医疗事件经历、医患关系感知、医疗风险感知等多个方面。然而,我国现有防御性医疗研究对医生执业环境的影响关注不够,同时缺乏对医生执业环境的全面测量。

因此,本研究旨在全面测量我国公立医院医生的防御性医疗行为现状,并从医患关系角度测量医生所面临的执业环境,进而评价执业环境对防御性医疗行为的影响。具体目标如下:

(1)测量我国公立医院医生防御性医疗行为的现状及差异。

(2)测量医生所面临的执业环境现状,并评价执业环境对医生防御性医疗行为的影响。

第二节　研究假设与内容

一、研究理论、框架与假设

(一)理论框架和假设

在我国医患关系紧张的大环境下,可基于行为经济学理论探索医生的行为决策机制,并探讨改善医生行为的策略。本研究基于前景理论和可得性启发式两个行为经济学理论,构建理论框架并提出研究假设。

图 6-1 为本研究的理论框架。如图所示,过往的负性医疗事件经历会给医生带来损失,根据前景理论和可得性启发式,医生会对造成损失的事件印象更深刻,并且高估印象深刻的事件发生的概率。因此,医生会高估负性医疗事件发生的概率,进而高估某些低风险医疗服务的边际收益,从而提供过多不必要的医疗服务,产生积极性防御性医疗行为;或者高估某些高风险医疗服务的可能损失,从而避免提供某些高风险医疗服务或拒绝收治高风险患者,产生消极性的防御性医疗行为。此外,医生所感知的医患关系越紧张、医疗风险越大,就越有可能高估某些低风险医疗服务的边际

收益,或者高估某些高风险医疗服务的可能损失,进而更可能产生积极性或消极性的防御性医疗行为。

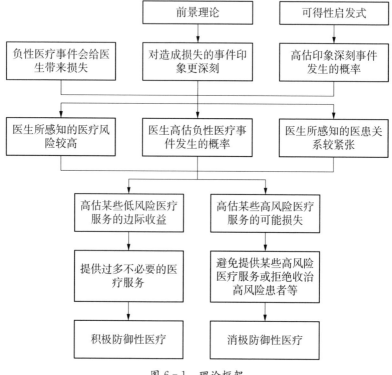

图 6-1 理论框架

基于上述理论框架,本研究提出如下研究假设:

(1)负性医疗事件经历会增加医生实施防御性医疗行为的可能性。

(2)医生所感知的医患关系越紧张,其实施防御性医疗行为的可能性越大,频率越高。

(3)医生所感知的医疗风险越高,其实施防御性医疗行为的可能性越大,频率越高。

（二）结构方程模型的概念框架和假设

医生的执业环境包括工作环境、社会环境、制度环境、组织管理和医患关系等多个方面。本研究主要关注与医疗责任风险相关的执业环境,包括工作环境中的负性医疗事件(比如医疗事故、医疗纠纷等)、医疗风险(主要指医疗事故风险和医疗责任风险)以及医患关系。医疗执业环境通过影响医生个人的经历、感受和认知来改变医生行为决策,并且医生对执业环境的感受和认知往往与实际的医疗执业环境存在差异,比如感知医疗风险往往大于实际医疗风险。因此,本研究利用医生的负性医疗事件经历、医生对医疗风险的感知和对医患关系的感知来体现医生所面临的执业环境现状。

为了更加清晰地刻画医生执业环境与防御性医疗行为之间的作用路径图,本研究在两者关系分析基础上,进一步分析他们之间的作用路径,建立用于结构方程模型分析的概念框架(图6-2)。医生执业环境与防御性医疗行为之间的作用路径主要有3条,分别如下:

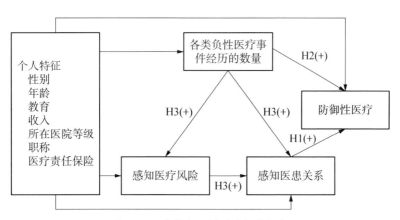

图 6-2 结构方程模型的概念框架

注:H1(＋)代表医患关系与防御性医疗行为之间存在直接作用的假设,H2(＋)代表不良医疗事件经历与防御性医疗行为存在直接作用的假设,H3(＋)代表不良医疗事件经历通过感知医疗风险和感知医患关系介导而与防御性医疗行为产生间接作用的假设。

第一条路径关注的是感知到的医患关系和防御性医疗行为之间的直接联系。不良的医患关系会导致医生降低他们的责任感、道德标准和利他主义精神（WANG et al, 2022）。当处于紧张的医患关系中时，医生在做出治疗决定时更倾向于保护自己的个人利益，而不是考虑患者的最佳利益（RAPOSO, 2019），因此可能导致防御性医疗行为。

  第二条路径集中在不良医疗事件经历和防御性医疗行为之间的直接联系。过去的不良医疗事件经历会给医生带来情绪和物质上的损失。医生不仅会感到焦虑、愤怒、不安等情绪，也会在工作、家庭关系或社会活动中受到影响（WATERMAN, et al, 2007）。根据前景理论和可得性启发式，人们对造成损害的事件印象更深刻，并高估这种事件的概率（SIMIANU et al, 2016；PURNELL et al, 2015）。因此，经历过不良医疗事件的医生可能会高估这些不良事件发生的概率。在这种情况下，他们可能比其他医生更有可能提供额外的低风险服务（即积极的防御性医疗）或避免高风险服务（即消极的防御性医疗）以防止不良医疗事件发生。

  第三条路径强调不良医疗事件经历通过感知医疗风险和感知医患关系的中介作用，与防御性医疗产生间接关联。当出现不良医疗事件时，医生会感到不安、内疚和沮丧（WU, 2000；TAWFIK et al, 2018），同时，患者或医疗机构的追诉可能会使医生承担超出其自身过错的责任，进一步增加医生的心理和经济负担（DUBAY et al, 2001）。在某些情况下，不良医疗事件是由不可控的因素造成的，如医疗技术的局限性，医生不需要承担法律责任。然而，医生仍可能因其对医疗不确定性的疏忽而被追究责任，遭遇医疗纠纷、言语攻击、暴力伤害等。因此，如果不良医疗事件不能得到很好的解决，医生可能会对医疗风险或医患关系产生负面看法，并增加实施防御性医疗行为的概率。

此外,社会人口学特征也被纳入概念框架,以控制潜在的混杂影响。

基于这个概念框架,我们提出了以下 3 个假设:

假设一:较差的医患关系与更频繁的防御性医疗行为有直接联系,即图 6-2 中的 H1(+);

假设二:更多的不良医疗事件经历与更频繁的防御性医疗行为有直接联系,即图 6-2 中的 H2(+);

假设三:更多的不良医疗事件经历与更频繁的防御性医疗行为有间接联系,而这种联系是由感知医疗风险和感知医患关系介导的,即图 6-2 中的 H3(+)。

二、研究内容

1. 调查我国医生的防御性医疗行为现状及差异　设计积极和消极防御性医疗行为的测量量表,通过问卷调查测量我国医生各类防御性医疗行为的发生频率,研究防御性医疗行为在不同特征医生中的差异。

2. 评估我国医生的执业环境及其对防御性医疗行为的影响　从医患关系的角度测量并描述我国医生的执业环境现状,包括医生的负性医疗事件经历、医患关系感知和医疗风险感知 3 个方面。通过单因素方差分析和多元线性回归方法,评估负性医疗事件经历、医患关系感知和医疗风险感知等执业环境对医生防御性医疗行为的影响。

3. 刻画执业环境与医生防御性医疗行为之间的作用路径　在关系分析基础上构建结构方程模型,评估负性医疗事件经历、医患关系感知和医疗风险感知等执业环境与医生防御性医疗行为之间的作用路径。

第三节　资料来源与方法

一、防御性医疗与执业环境测量量表设计

（一）防御性医疗测量量表设计

根据第五章关于防御性医疗的概念界定，防御性医疗是指为了避免医疗纠纷或诉讼而保护自我所采取的偏离规范化医疗准则的医疗行为(STUDDERT et al, 2005)。其诊疗决策不是基于临床判断及患者的最大利益，而是为了保护自己免受潜在的纠纷。防御性医疗行为包括两种类型——积极防御性医疗和消极防御性医疗。积极防御性医疗是医生出于防御性动机而在不必要的情况下实施的多余的诊疗手段或其他相关行为(SATHIYAKUMAR et al, 2013)。该类行为包括为确保诊断正确而实施不必要的检查，为不引起医疗纠纷而开出多余药品，无临床指征下实施某些诊疗程序，或者在不必要的情况下建议患者住院等。消极防御性医疗是指医生为了自我保护而规避高风险患者或某些诊疗程序。该类行为包括为减少医疗纠纷而拒收某些高风险患者或将其转诊，或者规避高风险手术等。

根据上述概念和文献综述，本研究构建了包含 8 个条目的积极防御性医疗测量量表和 4 个条目的消极防御性医疗测量量表（见表 6 - 1）(STUDDERT et al, 2005；MOOSAZADEH et al, 2014)。量表中，积极防御性医疗行为包括非必要情况下咨询上级、询问患者过多细节、实施多余的检查、非必要情况下要求会诊或增加随访、非必要情况下多开药或者建议患者住院、实施不必要的治疗程序等 8 项，消极防御性医疗行为包括避免收治某些高风

险患者、减少接触患者的数量、避免进行某些高风险诊疗程序、非必要情况下将患者转诊 4 项。每项防御性医疗行为出现的频率用李克特量表(Likert scale)测量,将出现频率分为 4 个等级(经常、有时、很少、从未)。

表 6-1 防御性医疗行为测量量表

序号	你在平时的工作中,由于对医疗纠纷的担忧而做出以下行为的频率	经常 (3分)	有时 (2分)	很少 (1分)	从未 (0分)
	积极防御性医疗				
1	为了保证诊断的正确性而实施多余的检查				
2	在不必要的情况下多开药				
3	在不具有适应证的情况下实施某些治疗程序				
4	在没有必要的情况下建议患者住院治疗				
5	在没有必要的情况下增加对患者的随访				
6	因担心医疗纠纷或医疗事故责任而在诊疗过程中咨询上级医生或部门主任				
7	在不必要的情况下要求会诊				
8	在不必要情况下询问患者过多细节				
	消极防御性医疗				
9	因担心医疗纠纷或医疗事故责任而减少接触患者的数量				
10	在不必要的情况下将患者转诊至其他医院或科室				
11	避免收治(本可以收治的)高风险患者				
12	避免进行(本可以进行的)高风险诊疗程序或措施				

为了计算防御性医疗的总体情况，我们将行为出现频率转化为分数，分别计算积极与消极防御性医疗的得分。每项防御性医疗行为按照发生频率分别取值：经常＝3分、有时＝2分、很少＝1分、从未＝0分，分数越高表示频率越高。积极或消极防御性医疗总分为各项行为得分之和，8项积极防御性医疗总得分的区间为0～24分，4项消极防御性医疗总得分的区间为0～12分。

　　为了保证测量准确性，本研究分别对积极和消极防御性医疗测量量表的信度和效度进行检验，包括两个测量量表的内部一致性信度、折半信度、内容效度和结构效度。经检验发现，两个量表均有很高的信度和效度。

　　（二）医生执业环境测量量表设计

　　本研究关注与医疗责任风险相关的执业环境，包括工作环境中的负性医疗事件、医疗风险以及医患关系。医疗执业环境通过影响医生个人的经历、感受和认知来改变医生行为决策，并且医生对执业环境的感受和认知往往与实际的医疗执业环境存在差异，比如感知医疗风险往往大于实际医疗风险。因此，本研究利用医生的负性医疗事件经历、医生对医患关系的感知、医生对医疗风险的感知3个方面体现医生所面临的执业环境，并针对性地设计3个量表来综合测量医生执业环境。

　　1. 负性医疗事件经历量表　　根据文献综述设计医生的负性医疗事件经历量表（表6-2），包含8项负性医疗事件经历——医疗疏忽、投诉、患者死亡、患者出现严重并发症、患方质疑诊疗费用、患方反对诊疗建议、自己是否卷入过医疗纠纷、是否有同事卷入过医疗纠纷（REUVENI et al, 2017）。

表 6-2　负性医疗事件经历量表

序号	负性医疗事件经历的类型	是	否
1	你是否出现过有可能导致医疗纠纷的医疗疏忽?		
2	是否有过患者或患者家属向你的上级投诉你?		
3	在你过往的从医经历中,是否遇到过下列情况? (1) 患者死亡 (2) 患者出现严重并发症 (3) 患者或患者家属对诊疗费用提出质疑 (4) 患者或患者家属反对你的诊疗建议		
4	你是否经历过医疗纠纷?		
5	你身边的同事是否有人卷入过医疗纠纷?		

2. 医患关系感知量表　根据文献综述设计医生的医患关系感知量表(表 6-3),包含对医患关系的总体感知以及 4 项具体感知——是否期待下一次问诊、是否曾希望某位患者不要再来、是否感到与患者沟通有困难以及是否曾因患者抱怨病情而恼火或沮丧(HAHN, 2001)。

表 6-3　医患关系感知量表

你对医患关系的总体看法如何? (1) 非常紧张　(2) 紧张　(3) 不紧张 (4) 完全不紧张				
请根据你的实际感受,表明你对以下观点或事实的同意程度或符合程度。 1:完全不同意;2:不同意;3:同意;4:完全同意。				
1	在见到你的患者之后,你期待对他们进行下一次问诊	1 2 3 4		
2	你发现自己有过潜意识中希望某个患者不要再来	1 2 3 4		
3	你觉得与患者交流起来时常有困难	1 2 3 4		
4	你曾因患者向你抱怨病情而恼火或沮丧	1 2 3 4		

3. 医疗风险感知量表　根据文献综述设计医生的医疗风险感知量表(表 6-4),包含对医疗风险的总体评分以及 4 项具体感知——是否对医疗不确定性感到不安、是否由于医疗纠纷的威胁

而认为临床判断比技术诊断风险更高、是否感受到了医疗纠纷的威胁所带来的压力以及是否担心自己未来 10 年里会卷入医疗纠纷(COLLA et al, 2016)。医疗风险的总体评分范围 0～10 分,代表完全没有医疗风险到医疗风险极大的不同等级,评分越高代表感知医疗风险越大。

表 6-4　医疗风险感知量表

你平常的工作存在多大的医疗风险? 请以 10 分制进行打分。

　　　　　　　　　　　　　完全无风险 0　　　　　　　风险极大 10

请根据你的实际感受,标明你对以下观点或事实的同意程度或符合程度。
1:完全不同意;2:不同意;3:同意;4:完全同意。

1	医疗中的不确定性让我感到不安	1　2　3　4
2	由于医疗纠纷或医疗事故的威胁,依靠临床判断而不是技术手段来做诊断变得风险更高	1　2　3　4
3	在日常的临床实践中,我感受到了医疗纠纷的威胁所带来的压力	1　2　3　4
4	我担心在未来 10 年里卷入一场医疗纠纷	1　2　3　4

二、资料收集

(一) 研究对象

本研究的目标人群为二、三级公立医院的临床医生。根据国内相关研究,临床医生防御性医疗行为的发生比例为 60%～80%,按照概率抽样中样本量计算公式得出所需样本量为 369 人。考虑到现场可行性,本研究采用方便抽样,即非概率抽样。根据既往研究经验,方便抽样所需样本量是概率抽样的 1.5～2 倍,因此本研究至少需要调查医生 554 人。

根据方便抽样的基本原则,考虑到城市的地域分布和社会经济发展水平,本研究选取以下 8 座城市开展调查,包括东部地区的

山东省青岛市、江苏省苏州市、上海市、福建省厦门市和广东省深
圳市，中部地区的安徽省阜阳市，西部地区的贵州省铜仁市和青海
省西宁市。每个城市选取 1～3 家二、三级医院，共计 15 家医院，
在每家医院中邀请临床医生参与问卷调查，最终共调查医生
767 人。

（二）现场调查

本研究于 2019 年开展现场调查，采用网络问卷调查的方式收
集数据。正式调查前，课题组在贵州省铜仁市进行了预调查，根据
预调查结果对调查问卷内容进行了改进。正式调查前对调查员进
行培训，使调查员熟悉本研究的基本信息以及调查问卷的内容，并
告知现场调查的沟通技巧和注意事项。

正式调查通过问卷星平台进行电子问卷收集，调查对象通过
扫描问卷星二维码填写问卷。调查员与调查对象进行现场沟通，
介绍本研究目的，获得知情同意后请调查对象扫描问卷星二维码
填写问卷，并在填写过程中解答调查对象的疑问，填写完成后调查
对象将通过问卷星领取 10 元红包。部分问卷由课题组将二维码
提供给所调查医院的相关负责人，由负责人将其分享至医院员工
微信群，由医生自愿填写并领取红包。

正式调查过程中，课题组成员通过问卷星平台对问卷的填写
权限进行了一定限制：①对问卷填写的地点进行了限制，在某个城
市进行调查的时间段内只允许互联网协议（IP）地址属于该城市的
用户填写问卷，从而确保问卷不会被其他地区的人群填写；②同
一 IP 地址的用户只允许提交一次问卷，以确保不会出现一人填
写多次的情况。课题组成员通过问卷星平台对已填写完成的问
卷进行逐一审核并及时与调查员进行沟通反馈。审核过程中，
不符合研究对象要求、问卷填写时间过短、存在明显的逻辑错误
等问卷被判定为无效问卷。

三、资料分析方法

（一）描述性分析

数据分析由 Stata 14.0 软件完成。由于问卷数据是分类变量，描述性分析主要报告各类别的人数及占比。

首先，描述样本人群的基本特征，包括医生的所在城市、性别、年龄、教育程度、平均月收入、医院级别、所在科室、职称、是否有正式编制以及医疗责任保险购买情况。报告各类别的人数及占比。

其次，描述医生各项防御性医疗行为的频率，报告各项防御性医疗行为中选择不同频率的人数及占比。为了计算防御性医疗的总体情况，我们将行为出现频率转化为分数，分别计算积极与消极防御性医疗的得分。每项防御性医疗行为按照发生频率分别取值——经常＝3 分、有时＝2 分、很少＝1 分、从未＝0 分，分数越高表示频率越高。积极或消极防御性医疗总分为各项行为得分之和，8 项积极防御性医疗总得分的区间为 0～24 分，4 项消极防御性医疗总得分的区间为 0～12 分。描述性分析报告样本人群积极或消极防御性医疗总得分的均值及标准差。

此外，描述医生的 8 项负性医疗事件经历；描述医生对医患关系的感知，包括医生对医患关系紧张程度的总体看法以及对医患关系 4 个维度的具体感知；描述医生的医疗风险感知情况，包括对医疗风险的总体评分以及医疗风险 4 个维度的具体感知。报告各类别的人数及占比。

（二）单因素和多因素分析

本研究通过单因素方差分析和多元线性回归方法，分析医生基本特征与积极或消极性防御性医疗得分的关系。医生的基本特征包括所在城市、性别、年龄、教育程度、平均月收入、医院级别、所在科室、职称、是否有正式编制以及医疗责任保险购买情况。

采用单因素方差分析以及多元线性回归方法,分析负性医疗事件经历、医患关系感知以及医疗风险感知对积极或消极防御性医疗得分的影响。多元回归中同时控制医生的基本特征变量,并对纳入的所有自变量进行多重共线性检验,剔除膨胀因子大于10的自变量。

在评估医患关系感知对积极或消极防御性医疗行为的影响时,将"医患关系的总体看法"变量整合为二分类变量纳入分析,将"紧张"和"非常紧张"两个选项归并、"不紧张"和"完全不紧张"两个选项归并。此外,将医患关系4个维度的具体感知变量也进行二分类,将"完全同意"和"同意"两个选项归并、"完全不同意"和"不同意"两个选项归并,得到4个二分类变量纳入分析。

在评估医疗风险感知对积极或消极防御性医疗行为的影响时,对"医疗风险总体评分"变量以5分为分界点,转变为二分类变量纳入分析。此外,将医疗风险4个维度的具体感知变量也进行二分类,将"完全同意"和"同意"两个选项归并、"完全不同意"和"不同意"两个选项归并,得到4个二分类变量纳入分析。

(三)结构方程模型

结构方程模型被用来分析负性医疗事件经历、感知医患关系和感知医疗风险对防御性医疗行为的作用路径,通过 Mplus 7.4 来实现。针对第二节提出的概念框架(见图6-2),使用结构方程模型对概念框架中的假设进行检验。

感知医患关系、感知医疗风险和防御性医疗行为都有相应的量表测量,包含多个条目,因此要先进行因子分析聚类,之后再通过路径分析刻画它们之间的相互作用路径。也就是说,我们构建的是有潜变量的结构方程模型(structural equation modeling, SEM),包括测量部分和结构部分两个部分,因此我们采用两步的估计程序:①测量部分进行验证性因子分析(confirmatory factor analysis, CFA),以测试测量模型的有效性、可靠性和拟合度,包括用来测量感知医疗风险(模型 A)、感知医患关系(模型 B)和防御性医疗行为(模型 C)的 3 个模型。我们还进行了验证性因子分析来分别测试积极和消极防御性医疗行为的测量模型。根据验证性因子分析的结果,我们删除了测量模型中效果不好的条目以建立可接受的模型。②在测量模型成功建立后,我们进行结构方程模型的结构部分,包含医生负性医疗事件经历、感知医疗风险、感知医患关系和防御性医疗行为的若干类型之间的关系。在结构方程模型的路径分析中,上述 4 个变量也是回归模型中由特征控制的因变量。

第四节　研究结果

一、样本基本特征

本次调查在全国 8 个城市进行,每个城市调查 1～3 家二、三级医院,共计 15 家医院。共回收问卷 767 份,其中有效样本 654 份,有效问卷率为 85.3%。有效样本的基本特征见表 6 - 5。接受调查的医生中,男女比例均衡,平均年龄 35.7 岁。高达 96% 的医生拥有本科及以上学位,平均月收入大多集中在 4 000～15 000 元之间。83.8% 的调查医生来自三级医院,来自内科、外科和妇产科的医生人数最多,分别占比 23.2%、17.1% 和 16.4%。初、中、高级职称分别约占 1/3,77.5% 拥有医院的正式编制。44.0% 的调查医生没有购买医疗责任保险,已购买医疗责任保险的医生中主要是由医院出资(41.0%)或个人出资(12.7%)。

表6-5　调查医生的基本特征

基本特征	人数(%)	基本特征	人数(%)
性别		骨科	62(9.5)
男	313(47.9)	五官及皮肤科	49(7.5)
女	341(52.1)	妇产科	107(16.4)
年龄(岁)*	35.7(8.3)	职称	
教育程度		无职称	34(5.2)
大专及以下	26(4.0)	初级	218(33.3)
本科	297(45.4)	中级	214(32.7)
硕士	297(45.4)	副高	126(19.3)
博士	34(5.2)	正高	62(9.5)
平均月收入(元)		编制	
<4 000	46(7.0)	否	147(22.5)
4 000~6 999	228(34.9)	是	507(77.5)
7 000~9 999	230(35.2)	医疗责任保险	
10 000~15 000	107(16.4)	已购买	366(56.0)
>15 000	43(6.6)	未购买	288(44.0)
医院级别		城市	
二级	106(16.2)	上海	110(16.8)
三级	548(83.8)	山东青岛	90(13.8)
所在科室		江苏苏州	213(32.6)
辅助检查科室	38(5.8)	福建厦门	99(15.1)
危急重症科	38(5.8)	安徽阜阳	54(8.2)
外科	112(17.1)	广东深圳	19(2.9)
儿科	41(6.3)	贵州铜仁	41(6.3)
全科及中医科	55(8.4)	青海西宁	28(4.3)
内科	152(23.2)		

注：* 年龄为连续变量,展示均值和标准差。

二、防御性医疗行为现状

根据文献综述,我们构建了包含 8 个条目的积极防御性医疗测量量表和 4 个条目的消极防御性医疗测量量表。检验发现,两个量表均有很高的信度和效度。就信度而言,两个完整量表的 Cronbach α 系数均>0.8,内部一致性信度极好;量表中的条目经过奇偶分半后奇数组与偶数组的测量结果的相关系数>0.7,具有较好的折半信度。就效度而言,两个量表中各条目的得分与量表总得分的 Spearman 相关系数范围均>0.4 且各条目的 P 值均<0.05,说明各条目的结果与整个量表的测量结果具有较好的一致性,量表具有较好的内容效度;量表中各条目对应公因子的载荷值范围均>0.6,量表具有较好的结构效度。

在本研究的 654 份有效医生问卷中,高达 94.5% 的调查医生曾出现过至少一种积极或消极防御性医疗行为。其中,93.6% 出现过至少一种积极防御性医疗行为,85.8% 出现过至少一种消极防御性医疗行为。

图 6-3 展示了我们调查中积极防御性医疗行为的测量结果。积极防御性医疗行为包括非必要情况下咨询上级、询问患者过多细节、实施多余的检查、非必要情况下要求会诊或增加随访、非必要情况下多开药或建议患者住院、实施不必要的治疗程序 8 项。在 8 项积极防御性医疗行为中,"非必要情况下咨询上级"的行为在医生中出现频率最高,共有 91.1% 的医生出现过该行为,其中 19.1% 的医生经常出现该行为。出现频率第二高的行为是"询问患者过多细节",共有 77.2% 的医生出现过该行为,其中 7.8% 的医生经常出现该行为。出现频率第三高的行为是"实施多余的检查",共有 74.8% 的医生出现过该行为,其中 8.9% 的医生经常出现该行为。67.3% 的医生曾在非必要情况下要求会诊,58.3% 的

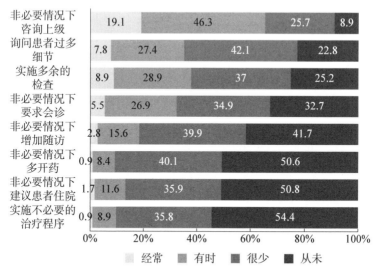

图 6-3　积极性防御性医疗行为发生频率及占比

医生曾在非必要的情况下增加随访。"非必要情况下多开药""非必要情况下建议患者住院""实施不必要的治疗程序"这 3 种行为出现的频率最低,分别有将近一半的医生曾出现过上述 3 种行为。

　　图 6-4 展示了我们调查中消极防御性医疗行为的测量结果。消极防御性医疗行为包括避免收治某些高风险患者、减少接触患者的数量、避免进行某些高风险诊疗程序、非必要情况下将患者转诊 4 项。在 4 项消极防御性医疗行为中,"避免收治某些高风险患者"的行为出现频率最高,共有 74.5% 的医生出现过该行为,其中 6.0% 的医生经常出现该行为。其次为"减少接触患者的数量",共有 70.5% 的医生出现过该行为,其中 6.3% 的医生经常出现该行为。此外,约有 64% 的医生出现过"避免进行某些高风险诊疗程序"或"非必要情况下将患者转诊"的行为。

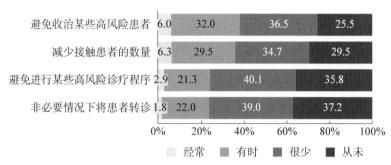

图6-4　消极性防御性医疗行为发生频率及占比

三、防御性医疗行为在不同特征医生中的差异

为分析防御性医疗行为的影响因素，我们分别计算了积极与消极防御性医疗的得分。每项防御性医疗行为按照发生频率分别取值——经常＝3分、有时＝2分、很少＝1分、从未＝0分，分数越高表示频率越高。在本研究中，积极或消极防御性医疗总分为各项行为得分之和，经计算，8项积极防御性医疗总得分的均值为7.82分（区间0～24分），4项消极防御性医疗总得分的均值为4.11分（区间0～12分）。分别以积极或消极防御性医疗总得分为因变量，与医生基本特征进行单因素方差分析和多元线性回归分析，来评估防御性医疗行为在医生中的差异，结果见表6-6。

表6-6　医生特征与防御性医疗得分的单因素方差分析和多元线性回归结果

医生特征	积极防御性医疗得分		消极防御性医疗得分	
	平均分（标准差）[b]	多元回归系数 β_1 [c]	平均分（标准差）[b]	多元回归系数 β_2 [c]
总样本	7.82(4.75)		4.11(2.83)	
性别	**		**	
男（参照组）	8.40(4.89)	—	4.53(2.92)	—
女	7.29(4.56)	−0.79	3.72(2.69)	**−0.59**[*]

（续表）

医生特征	积极防御性医疗得分		消极防御性医疗得分	
	平均分（标准差）[b]	多元回归系数 β_1 [c]	平均分（标准差）[b]	多元回归系数 β_2 [c]
年龄（岁）[a]		0.02		0.01
教育程度				
大专及以下（参照组）	7.73(4.68)	—	4.00(2.64)	—
本科	7.45(4.72)	−0.85	3.93(2.84)	−0.40
硕士	8.27(4.79)	−0.33	4.36(2.86)	−0.40
博士	7.15(4.60)	−1.36	3.50(2.56)	−1.11
平均月收入（元）			*	
<4 000（参照组）	7.61(4.78)	—	4.28(2.78)	—
4 000～6 999	7.50(5.08)	−0.23	3.91(2.97)	−0.69
7 000～9 999	8.25(4.37)	0.09	4.45(2.82)	−0.41
10 000～15 000	8.08(4.73)	0.25	4.17(2.45)	−0.50
>15 000	6.79(4.90)	−0.90	2.95(2.83)	**−1.47** *
医院级别				
二级（参照组）	8.19(4.32)	—	4.35(2.82)	—
三级	7.75(4.83)	−1.24	4.06(2.84)	−0.70
所在科室	**		**	
辅助检查科室（参照组）	5.66(3.63)	—	2.71(2.29)	—
危急重症科	9.34(5.01)	**3.84** **	4.58(2.65)	**1.84** **
外科	8.74(5.03)	**2.64** **	4.88(2.70)	**1.67** **
儿科	8.49(4.46)	**3.01** **	4.90(2.91)	**2.16** **
全科及中医科	8.36(4.74)	**2.51** *	4.27(2.60)	**1.43** *
内科	7.98(4.75)	**2.24** *	4.17(3.06)	**1.30** *
骨科	7.60(4.67)	1.88	4.24(3.06)	**1.21** *
五官及皮肤科	6.76(4.62)	1.42	3.90(2.96)	1.23
妇产科	6.93(4.57)	1.48	3.17(2.38)	0.52
职称				
无职称（参照组）	6.94(4.64)	—	3.74(2.69)	—
初级	7.61(4.64)	−0.11	3.87(2.80)	−0.41

（续表）

医生特征	积极防御性医疗得分		消极防御性医疗得分	
	平均分（标准差）[b]	多元回归系数 β_1 [c]	平均分（标准差）[b]	多元回归系数 β_2 [c]
中级	8.16(4.90)	0.09	4.45(2.86)	−0.14
副高	8.21(4.53)	0.02	4.24(2.75)	−0.24
正高	7.10(5.06)	−0.66	3.68(3.00)	−0.54
编制				
否(参照组)	7.47(5.14)	—	3.76(2.78)	—
是	7.92(4.63)	0.24	4.21(2.84)	0.56
医疗责任保险			*	
已购买(参照组)	7.59(4.96)	—	3.91(2.85)	—
未购买	8.11(4.47)	0.48	4.35(2.79)	**0.48**[*]
城市			**	
上海(参照组)	8.67(4.47)	—	5.00(2.58)	—
山东青岛	7.04(4.69)	−0.53	3.96(2.93)	−0.54
江苏苏州	7.65(4.85)	0.09	3.85(2.79)	−0.43
福建厦门	8.36(4.50)	0.71	4.46(2.70)	−0.03
安徽阜阳	8.43(4.90)	0.54	4.22(2.87)	−0.49
广东深圳	7.37(5.37)	−0.19	2.89(2.98)	−1.27
贵州铜仁	6.80(3.94)	−1.99	3.05(2.68)	**−2.35**[**]
青海西宁	6.93(5.97)	−0.12	3.89(3.41)	−0.54

注：a，年龄为连续变量。b，单因素方差分析。c，多元回归系数>0表示正相关，<0表示负相关。单因素和多因素分析的显著性水平：*，$P<0.05$；**，$P<0.01$；加粗字体表示 $P<0.05$。

　　单因素和多因素分析结果显示，防御性医疗行为在我国医生中普遍存在，医生的多数特征并不影响防御性医疗行为得分，包括年龄、教育程度、医院级别、职称、有无编制、所在城市。不过性别、收入、所在科室、医疗责任保险与防御性医疗行为相关。

就性别而言,男性医生出现防御性医疗行为的频率高于女性。单因素方差分析显示,男性医生的积极防御性医疗得分显著高于女性医生(8.40 *vs*.7.29, $P=0.003$),男性医生的消极防御性医疗得分也显著高于女性(4.53 *vs*.3.72, $P<0.001$)。多因素分析也验证了这一性别差异,即使积极防御性医疗得分的性别差异变得不显著。

收入水平不影响积极防御性医疗得分,但是显著影响消极防御性医疗得分。随着收入的提高,消极防御性医疗行为的发生频率显著降低。平均月收入超过1.5万元的医生消极防御性医疗总分显著低于平均月收入不足4 000元的医生(2.95 *vs*.4.28,$P=0.018$),多元回归系数为$-1.47(P=0.047)$。

不同科室之间的积极和消极防御性医疗得分均有显著差异。各科室中,急危重症科、外科和儿科的防御性医疗发生频率最高。急危重症科医生的积极防御性医疗得分最高(均值9.34),其次为外科和儿科的医生(均值8.74和8.49),辅助检查科室医生最低(均值5.66),单因素分析 $P=0.002$。儿科医生消极防御性医疗得分最高(均值4.90),其次为外科(均值4.88)和急危重症科(均值4.58)的医生,辅助检查科室医生最低(均值2.29),单因素分析 $P<0.001$。多因素分析也验证了防御性医疗行为在科室之间的巨大差异。

尽管是否购买医疗责任保险与积极防御性医疗行为没有显著相关,但是未购买医疗责任保险的医生消极防御性医疗得分显著高于已购买医疗保险的医生(4.35 *vs*.3.91, $P=0.048$),多元回归系数为0.48($P=0.042$)。

四、执业环境及其对防御性医疗行为的影响

本部分通过负性医疗事件经历、医生对医患关系和医疗风险

的感知 3 个方面来评价医生所面临的执业环境，并进一步通过单因素和多因素分析各种执业环境对防御性医疗行为的影响。

（一）负性医疗事件经历

医生的负性医疗事件经历包括患者出现严重并发症或死亡、患者或家属质疑诊疗费用或反对诊疗建议、被患者或家属投诉、出现过医疗疏忽、自己或同事卷入过医疗纠纷。图 6－5 展示了调查医生经历各项负性医疗事件的比例。有一半左右的医生遇到过患者出现严重并发症（53.2％）或死亡（46.6％）。分别有 80.9％和62.5％的医生经历过患者或家属质疑诊疗费用和反对诊疗建议，40.8％的医生被患者或家属投诉。43.3％的医生出现过医疗疏忽。34.9％的医生自己卷入过医疗纠纷，83.6％的同事卷入过医疗纠纷。

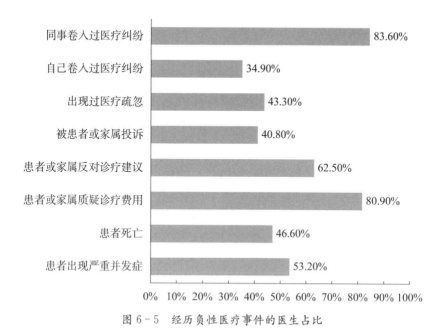

图 6－5　经历负性医疗事件的医生占比

分医疗纠纷形式而言,89.1%的医生或同事经历过言语冲突, 64.8%经历过医疗事故诉讼,45.0%经历过聚众闹事,40.4%经历 过暴力伤害。医疗纠纷对医生产生很大影响。55.7%的医生认为 自己经历或听说的医疗纠纷对平时临床决策产生了较大影响, 53.2%的医生曾出于对医疗纠纷的担忧而阅读过医疗法律文件和 诉讼文件,7.5%的医生甚至曾因医疗纠纷而改变过工作岗位或 地点。

表6-7总结了负性医疗事件经历与防御性医疗得分的单因 素方差分析和多元线性回归结果研究。单因素方差分析中,各项 负性医疗事件经历均与更高的积极或消极防御性医疗得分显著正 相关。

表6-7 负性医疗事件经历与防御性医疗得分的单因素方差分析和多元线 性回归结果

负性医疗事件经历	积极防御性医疗得分		消极防御性医疗得分	
	平均分 (标准差)[a]	多元回归 系数 β_1[b]	平均分 (标准差)[a]	多元回归 系数 β_2[b]
患者出现严重并发症	**		**	
是	8.40(4.65)	0.26	4.49(2.90)	0.31
否(参照组)	7.16(4.79)	—	3.67(2.69)	—
患者死亡	**		**	
是	8.71(4.85)	0.26	4.63(2.88)	0.04
否(参照组)	7.04(4.53)	—	3.65(2.72)	—
患者或家属质疑诊疗费用	*			
有	8.00(4.69)	−0.14	4.21(2.83)	−0.08
从未(参照组)	7.05(4.95)	—	3.68(2.82)	—
患者或家属反对诊疗建议	**		**	
有	8.49(4.78)	**0.78***[*]	4.49(2.86)	**0.44***[*]
从未(参照组)	6.71(4.51)	—	3.47(2.68)	—

（续表）

负性医疗事件经历	积极防御性医疗得分		消极防御性医疗得分	
	平均分（标准差）[a]	多元回归系数 β_1 [b]	平均分（标准差）[a]	多元回归系数 β_2 [b]
被患者或家属投诉	**		**	
是	9.31(4.63)	**1.39** **	4.86(2.79)	0.49
否（参照组）	6.79(4.56)	—	3.59(2.75)	—
出现过医疗疏忽	**		**	
是	9.03(4.73)	**0.85** *	4.79(2.89)	**0.62** *
否（参照组）	6.90(4.57)	—	3.59(2.68)	—
自己卷入过医疗纠纷	**		**	
是	9.23(4.80)	**0.93** *	4.82(2.79)	0.30
否（参照组）	7.06(4.56)	—	3.72(2.78)	—
同事卷入过医疗纠纷	**		**	
是	8.26(4.57)	**1.99** **	4.34(2.78)	**1.02** **
否（参照组）	5.57(5.06)	—	2.92(2.82)	—

注:a,单因素方差分析。b,多元回归中加入了医生基本特征进行调整，并剔除了膨胀因子>10的自变量；多元回归系数>0表示正相关，<0表示负相关。单因素和多因素分析的显著性水平: * , $P<0.05$；** P ,<0.01；加粗字体表示 $P<0.05$。

多元线性回归中，教育程度的膨胀系数>10，因此将该变量从回归模型中剔除以消除多重共线性。多元线性回归结果显示，控制了医生基本特征后，遇到过患者或家属反对诊疗建议、出现过医疗疏忽、同事卷入过医疗纠纷的医生更易实施积极或消极防御性医疗行为。被患者或家属投诉过、自己卷入过医疗纠纷的医生具有更高的积极防御性医疗得分，但与消极防御性医疗得分的关系不显著。然而，控制了医生基本特征后，患者出现严重并发症、死亡和质疑诊疗费用与防御性医疗的关系变得不显著了。

(二) 感知医患关系

我们调查了医生对医患关系的总体看法。大多数医生认为医患关系紧张或非常紧张,分别占比 62.1％和 26.2％;相反,只有10.9％的医生认为医患关系不紧张,0.9％的医生认为医患关系完全不紧张。

我们进一步建立了感知医患关系量表,包含医生对医患关系4 个维度的具体感知(图 6 - 6)。调查发现,尽管大多数医生(80.1％)在见到患者之后期待下一次问诊,但是高达 77.9％也有过潜意识中希望某个患者不要再来,61.3％的医生曾因患者抱怨病情而恼火或沮丧,将近一半(45.9％)认为与患者交流时常有困难。

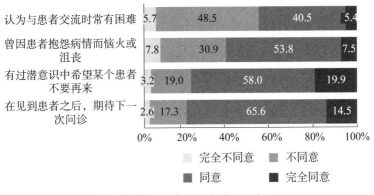

图 6 - 6 医生感知医患关系及占比

表 6 - 8 总结了感知医患关系与防御性医疗得分的单因素方差分析和多元线性回归结果研究。多元线性回归中,教育程度的膨胀系数＞10,因此将该变量从回归模型中剔除以消除多重共线性。单因素和多因素分析结果均显示,医患关系总体感知和 4 个具体的感知维度均对积极和消极防御性医疗得分有显著影响,P值均＜0.05;唯一例外是多因素分析中,"与患者交流时常有困难"

与防御性医疗得分的关系变得不显著了。也就是，认为医患关系紧张、见到患者后不期待下一次问诊、有过潜意识中希望某个患者不要再来的医生、曾因患者向自己抱怨病情而恼火或沮丧、与患者交流时常有困难的医生，有更高的积极和消极防御性医疗得分。

表6-8　感知医患关系与防御性医疗得分的单因素方差分析和多元线性回归结果

感知医患关系	积极防御性医疗得分		消极防御性医疗得分	
	平均分（标准差）[a]	多元回归系数 β_1 [b]	平均分（标准差）[a]	多元回归系数 β_2 [b]
对医患关系的总体看法	**		**	
紧张	8.11(4.73)	**1.62****	4.29(2.83)	**1.01****
不紧张（参照组）	5.61(4.35)	—	2.73(2.43)	—
见到患者后期待下一次问诊	*		**	
同意	7.60(4.54)	**1.07***	3.94(2.64)	**0.83****
不同意（参照组）	8.69(5.44)	—	4.78(3.42)	—
潜意识中希望某个患者不要再来	**		**	
同意	8.41(4.57)	**1.61****	4.51(2.73)	**1.21****
不同意（参照组）	5.75(4.83)	—	2.68(2.72)	—
与患者交流时常有困难	**		**	
同意	8.63(4.77)	0.60	4.66(2.88)	0.42
不同意（参照组）	7.14(4.63)	—	3.64(2.71)	—
曾因患者抱怨病情而恼火或沮丧	**		**	
同意	8.72(4.57)	**1.40****	4.67(2.81)	**0.71****
不同意（参照组）	6.39(4.69)	—	3.22(2.64)	—

注：a，单因素方差分析。b，多元回归中加入了医生基本特征进行调整，并剔除了膨胀因子>10的自变量；多元回归系数>0表示正相关，<0表示负相关。单因素和多因素分析的显著性水平：*，$P<0.05$；**，$P<0.01$；加粗字体表示 $P<0.05$。

医患关系总体感知对防御性医疗影响巨大。单因素和多因素分析显示,认为医患关系紧张的医生比认为不紧张的医生有更高的积极($8.11\ vs.5.61$,$P<0.001$)和消极防御性医疗得分($4.29\ vs.2.73$,$P<0.001$),防御性医疗得分相差 $2\sim3$ 分;多元回归系数分别为 $1.62(P=0.006)$ 和 $1.01(P=0.002)$。

4 个具体的医患关系感知维度中,"潜意识中希望某个患者不要再来"对防御性医疗影响最大。单因素和多因素分析显示,有过潜意识中希望某个患者不要再来的医生比没有这种潜意识的医生有更高的积极($8.41\ vs.5.75$,$P<0.001$)和消极防御性医疗得分($4.51\ vs.2.68$,$P<0.001$),防御性医疗得分相差 $2\sim3$ 分;多元回归系数分别为 $1.61(P=0.001)$ 和 $1.21(P<0.001)$。

(三) 感知医疗风险

我们让调查医生对医疗风险进行评分,评分范围 $0\sim10$ 分,代表"完全没有医疗风险"到"医疗风险极大"的不同等级,评分越高代表感知医疗风险越大。结果发现,22.1%的医生认为医疗风险极大(评分 10 分),分别有 17.4%、17.0%和 8.6%的医生评分为 7 分、8 分、9 分。高达 77.2%的医生对医疗风险的评分在 6 分及以上。

我们进一步建立了感知医疗风险量表,包含 4 项具体内容,每一项医疗风险都有 90%左右的医生感知到(图 6-7)。具体来说,92.8%的医生认为由于医疗纠纷等威胁依靠临床判断而不是技术手段来作诊断风险更高。90.0%的医生认为在临床实践中感受到了医疗纠纷的威胁所带来的压力,89.8%的医生认为医疗中的不确定性让自己感到不安,87.5%的医生担心自己在未来 10 年里卷入一场医疗纠纷。

表 6-9 总结了感知医疗风险与防御性医疗得分的单因素方差分析和多元线性回归结果研究。经检验,多元回归模型中各个自变量的膨胀因子均<10,均可纳入模型。

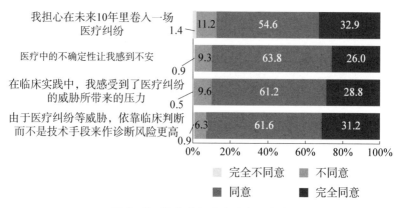

图 6-7　医生感知医疗风险及占比

表 6-9　感知医疗风险与防御性医疗得分的单因素方差分析
和多元线性回归结果

感知医疗风险	积极防御性医疗得分		消极防御性医疗得分	
	平均分 （标准差）[a]	多元回归 系数 β_1 [b]	平均分 （标准差）[a]	多元回归 系数 β_2 [b]
医疗风险评分	**		**	
6～10 分	8.21(4.80)	**1.47****	4.30(2.88)	**0.78****
0～5 分(参照组)	6.40(4.31)	—	3.39(2.53)	—
担心未来 10 年卷入一场 医疗纠纷	**		**	
同意	8.06(4.69)	**1.47***	4.22(2.80)	0.45
不同意(参照组)	6.12(4.90)	—	3.35(2.93)	—
医疗中不确定性让我感到 不安			**	
同意	7.94(4.69)	0.07	4.22(2.83)	0.75
不同意(参照组)	6.79(5.16)	—	3.12(2.67)	—
依靠临床判断而不是技术 手段来做诊断风险更高				

（续表）

感知医疗风险	积极防御性医疗得分		消极防御性医疗得分	
	平均分（标准差）[a]	多元回归系数 β_1[b]	平均分（标准差）[a]	多元回归系数 β_2[b]
同意	7.91(4.71)	1.04	4.16(2.82)	0.34
不同意（参照组）	6.66(5.18)	—	3.40(2.92)	—
临床实践中感受到了医疗纠纷的威胁所带来的压力				
同意	7.91(4.75)	−0.75	4.15(2.82)	−0.52
不同意（参照组）	7.05(4.70)	—	3.71(2.90)	—

注：a，单因素方差分析。b，多元回归中加入了医生基本特征进行调整，并剔除了膨胀因子＞10 的自变量；多元回归系数＞0 表示正相关，＜0 表示负相关。单因素和多因素分析的显著性水平：＊，$P<0.05$；＊＊，$P<0.01$；加粗字体表示 $P<0.05$。

单因素和多因素分析结果均显示，医疗风险评分与积极或消极防御性医疗得分强相关，医疗风险评分 6～10 分的医生比评分 0～5 分的医生有更高的积极（8.21 *vs.* 6.40，$P<0.001$）和消极防御性医疗得分（4.30 *vs.* 3.39，$P<0.001$），多元回归系数分别为 1.47（$P=0.002$）和 0.78（$P=0.006$）。"担心自己在未来 10 年里卷入一场医疗纠纷"也与积极或消极防御性医疗得分强相关，担心卷入医疗纠纷的医生比不担心的医生有更高的积极（8.06 *vs.* 6.12，$P<0.001$）和消极防御性医疗得分（4.22 *vs.* 3.35，$P=0.010$），多元回归系数分别为 1.47（$P=0.032$）和 0.45（$P=0.258$）。

单因素和多因素分析显示，另外 3 项感知医疗风险与防御性医疗得分不存在显著相关，包括"由于医疗纠纷等威胁依靠临床判断而不是技术手段来作诊断风险更高""在临床实践中感受到了医疗纠纷的威胁所带来的压力""医疗中的不确定性让自己感到不安"。唯一例外是，单因素分析中"医疗中的不确定性让自己感到不安"与消极防御性医疗得分显著相关(4.22 $vs.$ 3.12，$P=0.003$)，但是控制医生基本特征后的多因素分析中这种相关性变得不显著了。

五、执业环境与防御性医疗行为的作用路径

接下来我们构建结构方程模型来分析负性医疗事件经历、感知医患关系和感知医疗风险对防御性医疗行为的作用路径。在构建结构方程模型之前，需要先进行验证性因子分析(confirmatory factor analysis，CFA)，确保分析项的测量关系具有良好的质量。本研究共进行了两轮验证性因子分析，在因子分析中构建了3个测量模型，每个测量模型中的显变量来自前文相应的测量量表中的各个子条目——测量模型 A 是感知医疗风险模型，有 A1~4 四个子条目作为显变量；测量模型 B 是感知医患关系模型，有 B1~3 三个子条目作为显变量；测量模型 C 是防御性医疗行为模型，有 C1~8 八个子条目作为显变量。在第一轮因子分析中，模型 A 和模型 C 的模型拟合度较差，模型 A 中显变量 A4 和模型 C 中显变量 C6、C7、C8 的标准化估计因子载荷均 <0.4，因此我们将显变量 A4 从模型 A(感知医疗风险模型)中删除并将显变量 C6、C7、C8 从模型 C(防御性医疗行为模型)中删除，以提高模型拟合度。然后进行第二轮因子分析，评估新建立的测量模型(表 6-10)。本轮模型拟合良好，每个条目的标准化估计因子载荷均 >0.4。对于模型 C(防御性医疗行为模型)，比较拟合指数为 0.985(>0.9)，Tucker-Lewis 指数为 0.969(>0.9)，近似均方根误差为 0.079(<0.08)，标准化均方根残差为 0.021(<0.08)。

表6-10　结构方程模型中测量部分的内部一致性确认和验证性因子分析

测量模型	显变量	显著检验参数（标准化结果）				条目信度（R²）	组成信度（建构信度）	聚合效度（平均方差提取值）
		估计值	标准误	估计值/标准误	P值			
模型 A:感知医疗风险	A1	0.839	0.023	36.727	<0.001	0.704	0.815	0.595
	A2	0.742	0.025	29.977	<0.001	0.551		
	A3	0.729	0.025	29.106	<0.001	0.531		
模型 B:感知医患关系	B1	0.442	0.046	9.540	<0.001	0.195	0.600	0.344
	B2	0.538	0.050	10.784	<0.001	0.289		
	B3	0.739	0.060	12.388	<0.001	0.546		
模型 C:防御性医疗*	C1	0.769	0.020	37.760	<0.001	0.591	0.858	0.548
	C2	0.691	0.024	28.553	<0.001	0.477		
	C3	0.665	0.025	26.111	<0.001	0.442		
	C4	0.758	0.021	36.313	<0.001	0.575		
	C5	0.808	0.018	43.995	<0.001	0.653		

注:*验证性因子分析的模型拟合统计:比较拟合指数＝0.985,Tucker-Lewis指数＝0.969,近似误差均方根＝0.079,标准化均方根残差＝0.021。

在建立了可接受的测量模型后,我们构建了一个完整的结构方程模型来分析负性医疗事件经历、感知医患关系和感知医疗风险对防御性医疗行为的作用路径(表6-11,图6-8)。这个模型具有良好的模型拟合,比较拟合指数＝0.941(＞0.9),Tucker-Lewis指数＝0.916(＞0.9),近似误差均方根＝0.048(＜0.08),标准化均方根残差＝0.041(＜0.08)。结构方程模型结果显示,医生更频繁的防御性医疗行为与更多的负性医疗事件经历(标准化路径系数0.217)和更差的感知医患关系(标准化路径系数0.338)有关。较差的医患关系与更多的负性医疗事件经历(标准化路径系数0.252)和较高的医疗风险感知(标准化路径系数0.419)有关。更高的感知医疗风险与更多的负性医疗事件经历有关(标准化路径系数 0.300)。此外,男性、低级别医院、高职称或没有医疗责任保险的医生有更多的负性医疗事件经历。收入水平较低或医院级别较高的医生有较高的医疗风险感知。没有医疗责任保险的医生对医患关系的感知更差。

表 6-11　结构方程模型中结构部分的标准化路径系数

自变量	防御性医疗行为	感知医患关系	感知医疗风险	不同负性医疗事件经历的数量
感知医患关系	0.338***			
感知医疗风险		0.419***		
负性医疗事件经历	0.217***	0.252***	0.300***	
个人特征				
女性	−0.071	−0.004	0.015	−0.221***
年龄	0.031	−0.097	−0.014	0.103
教育程度#	0.021	0.017	0.023	0.069
收入水平#	−0.028	−0.041	−0.116*	0.038
所在医院等级#	−0.025	0.025	0.098*	−0.074*
职称#	−0.060	0.006	0.095	0.166**
有医疗责任保险	0.015	−0.101*	−0.070	−0.104**

注:#,以低水平组作为参照。*,$P<0.05$; **,$P<0.01$; ***,$P<0.001$。

表 6-12 总结了结构方程模型中标准化的直接和间接影响研究。医生的负性医疗事件经历对防御性医疗行为的总影响为0.344,包括直接和间接影响:直接影响为 0.217,这意味着更多的负性医疗事件经历与更频繁的防御性医疗行为有关;总的间接效应为 0.127,包括通过感知医患关系的效应(0.085),以及通过感知医疗风险和感知医患关系的效应(0.042)。另外,受访者的感知医患关系对防御性医疗行为只有直接的正向影响(0.338),这意味着更差的感知医患关系与更频繁的防御性医疗行为有关。

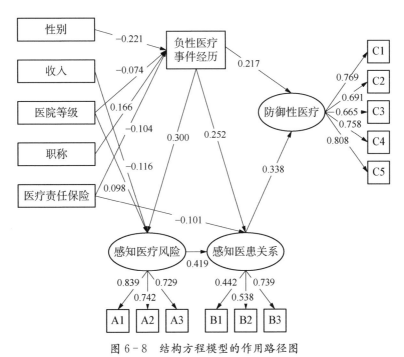

图 6-8 结构方程模型的作用路径图

表 6-12 结构方程模型中标准化的直接和间接影响

条 目	系数	P 值
感知医患关系对防御性医疗的影响		
总影响	0.338	<0.001
直接影响	0.338	<0.001
总间接影响	0	
负性医疗事件经历对防御性医疗的影响		
总影响	0.344	<0.001
直接影响	0.217	<0.001
总间接影响	0.127	<0.001
通过感知医患关系产生的间接影响	0.085	<0.001
通过感知医疗风险和感知医患关系产生的间接影响	0.042	<0.001

第五节 讨论与建议

一、讨论

（一）防御性医疗行为在我国普遍存在，应采取措施改善医生行为

本研究中，几乎所有的被调查医生（94.5％）均具有一定程度的防御性医疗行为。这一比例与美国（93％）（STUDDERT et al, 2005）、奥地利（97.7％）（OSTI et al, 2015）和南非（84.8％）（YAN et al, 2017）相似，但是远高于英国（78％）（ORTASHI et al, 2013）、土耳其（72％）（SOLAROGLU et al, 2014）、加拿大（64.5％）（YAN et al, 2017）、以色列（60％）（ASHER et al, 2012）和意大利（58.8％）（STUDDERT et al, 2005）等国家。国内其他研究也显示了我国较高水平的防御性医疗行为现象。2013 年在广东某市的研究中，有 80.4％的医生会出于医疗纠纷的考虑而实施过度检查和大处方（和经纬，2014）；2011 年在北京三级医院的研究中，被调查医生均存在不同程度的防御性医疗行为（程红群，2011）。

总体来看，我国医生中防御性医疗行为普遍存在，在世界范围内处于较高水平。积极防御性医疗行为中，"在非必要情况下咨询上级"和"实施多余的检查"出现的频率最高；消极防御性医疗行为中，"避免收治某些高风险患者"出现的频率最高。研究表明，如果相当数量的医生开始实施防御性医疗行为，其余医生将感受到压力进而遵循这种行为，使习惯行为胜过合理行为，甚至改变原有的诊疗标准（RAPOSO, 2019）。因此，亟须采取措施改善医生的防

御性医疗行为。

（二）急危重症科、儿科和外科以及男性、低收入的医生更易出现防御性医疗行为，应重点关注并改善此类人群的诊疗行为

本研究发现，急危重症科、儿科和外科以及男性、低收入的医生更易出现防御性医疗行为，应重点关注并改善此类人群的防御性医疗行为。

首先，不同科室医生的防御性医疗行为存在显著差异，急危重症科、儿科和外科是防御性医疗行为的危险因素。急危重症科的患者起病急、病情变化快；儿科患者年龄小，自我表达不够准确，易引起诊断偏差；外科以侵入性手术为主，手术风险高，患者易出现并发症。这3个科室的医疗风险高，患者及其家属心理状态较差，易迁怒于医生，较易出现医疗纠纷。因此，急危重症科、儿科和外科医生会更倾向于自我保护，更易实施防御性医疗行为。

其次，男性是防御性医疗行为的危险因素，这与国外的研究结果一致（VANDERSTEEGEN et al, 2017）。原因可能是由于女性具有更好的沟通技巧，能与患者良好沟通；较好的医患关系使女性医生更少实施防御性医疗行为。另外，男性比女性医生更容易被患者投诉，较多的医疗纠纷经历也可能导致男性医生更易实施防御性医疗行为。

另外，低收入也是防御性医疗行为的危险因素，这与2013年广东某市的研究结果相似（和经纬，2014）。收入较低的医生有更强的逐利动机，当医生的逐利动机与防御性动机同时存在时，可能会增加实施防御性医疗行为的概率（RAPOSO, 2019）。

（三）经历过负性医疗事件的医生更易实施防御性医疗行为，应减少负性医疗事件的发生及其对医生的负面影响

本研究显示，负性医疗事件经历是防御性医疗行为的危险因素，并且通过医生医疗风险和医患关系感知间接影响防御性医疗行为,验证了本研究的假设。在各项负性医疗事件中,出现过医疗疏忽、被投诉、遇到过患方质疑诊疗建议以及自己或身边同事卷入过医疗纠纷的医生实施防御性医疗行为的频率显著更高。

当医生出现医疗疏忽时,会感到不安、内疚和沮丧,成为医疗事故的第二受害者。此外,不良医疗结局也可能由医疗技术的局限性等不可控因素造成,并不是医生的责任,但患方仍可能因为对医疗风险不确定性的认知不足而追究责任,产生医疗纠纷,甚至出现暴力伤害、聚众闹事等过激行为,威胁医生人身安全,给医生带来长期精神压力。医疗纠纷可通过各种媒体报道迅速传播,也会对没经历过该医疗纠纷事件的医生产生影响。因此,曾出现过医疗疏忽,无论是医生本人还是身边同事卷入过医疗纠纷,医生都会对该类经历印象深刻,高估负性医疗事件发生的概率,进而更易实施防御性医疗行为。

经历过负性医疗事件的医生更易实施防御性医疗行为。我国医生经历过负性医疗事件的比例较高,近一半的医生出现过医疗疏忽或者被患者及其家属投诉过,1/3 的医生卷入过医疗纠纷,超过 80% 的医生有同事卷入过医疗纠纷。因此,应提高医疗服务质量,减少负性医疗事件的发生,对经历过负性医疗事件的医生及时提供各种支持以降低该类事件对医生的负面影响。

(四) 对医疗风险和医患关系感知悲观的医生更易实施防御性医疗行为,应采取措施降低医疗风险并改善医患关系

我们的结果显示,感知医疗风险较大的医生更容易实施防御性医疗行为,验证了本研究的假设。既往研究也证明,对于医疗事故风险的担忧会影响医生的诊疗决策(CUTTINI et al, 2013; DEBONO et al, 2020; CARRIER et al, 2013)。然而,目前我国医生的感知医疗风险较大,亟须加强医疗风险管理,降低医生的感知医疗风险来改善其防御性医疗行为。

此外,对医患关系的负面感知也是防御性医疗行为的危险因素,验证了本研究的假设。较差的医患关系会导致医生降低责任心、道德标准和利他主义精神,使医生在作出诊疗决策时更倾向于保护个人利益而非考虑患者的最大利益,进而做出偏离临床规范的防御性医疗行为。然而,目前我国医生对医患关系的感知较为悲观,近 90％医生认为医患关系紧张。因此,亟须改善我国医患关系现状,从而改善医生的防御性医疗行为。

(五)未购买医疗责任保险的医生更易实施防御性医疗行为,应提升医疗责任保险的覆盖率

本研究显示,医疗责任保险与防御性医疗行为显著负相关,拥有医疗责任保险的医生更加不会在非必要情况下将患者转诊或者避免收治高风险患者。医疗责任保险是一种以医生在诊疗过程中对他人造成人身或财产损害所应承担的赔偿责任为保险标的的责任保险,当参保人发生相应事故导致民事赔偿责任时,可为其承担给付赔偿金的责任(史羊栓,2001)。因此,医疗责任保险降低了高风险诊疗服务可能给医生带来的损失,使医生更少规避高风险患者,更少实施消极防御性医疗行为。此外,医疗责任保险可在医方、患方及保险人之间建立起合作共赢关系,避免医患双方处于完全对立的状态,可在一定程度上避免潜在的医疗纠纷。

然而,目前我国医生的医疗责任保险覆盖率较低,近一半调查医生未购买医疗责任保险。而许多国家医疗责任保险制度完善,强制要求医生参保,具有较高的医疗责任保险覆盖率(朱一凡,2018)。我国医疗责任保险起步较晚,医院及医生参保意愿较低,需采取措施提高医疗责任保险覆盖率,降低医生的医疗风险顾虑而避免防御性医疗。

二、政策建议

防御性医疗行为在我国普遍存在，在世界范围内处于较高水平。其中，急危重症科、儿科和外科以及男性、低收入的医生更易出现防御性医疗行为，应重点关注他们的防御性医疗行为改善。在医疗执业环境中，医生的负性医疗事件经历以及对医疗风险和医患关系的负面认知均与更频繁的防御性医疗行为有关；然而我国医生中经历过负性医疗事件的比例较高，且医生对医疗风险和医患关系的感知悲观，需要从执业环境入手改善医生行为。基于此，本研究提出下列政策建议：

（一）多方努力改善医患关系，从源头杜绝医患关系紧张所导致的防御性医疗行为

从医方、患方和社会三方入手来改善医患关系，改变医生对医患关系的负面感知，从源头杜绝医患关系紧张所导致的防御性医疗行为。①从医方角度，要减轻医生的工作负担，提供医患沟通技巧相关的培训，提升其医患沟通能力；②从患方角度，要普及医疗知识，提升患方对医疗风险的认知，促进患者及其家属对病情的理解，防止神话医疗技术的作用，使患者更加深刻地认识到目前医学发展的局限性，引导患者作出理性决策；③从社会角度，要利用网络及各类媒体引导舆情，建设和谐的医患社会心态，改善医患双方对对方错位的群体认同。

另外，加强媒体从业人员对医疗行业的认知，规范医疗纠纷相关报道，建立一个更包容的和谐社会。需要通过健康讲座、培训、访学、知识工坊等形式，提升媒体从业人员的健康素养以及对医疗行业的正确认知，培养出能够传播正确医疗健康知识，帮助大众更加客观、中立地认识医疗行业和卫生体系的新闻传媒人才。各类媒体要客观公正地报道医疗纠纷，坚持正确的舆论导向，营造医患互信的良好社会氛围。

（二）强化医疗风险管理，健全医疗纠纷化解机制，从源头避免负性医疗事件和医疗纠纷

医院应该完善医疗风险管理机制，提高医疗服务质量，从源头减少负性医疗事件的发生。

同时，各方协同完善医疗纠纷化解机制，通过对既往案例的分析总结形成应急预案，建立医疗纠纷第三方处置联动机制来妥善处理医疗纠纷案件。大力推动医疗纠纷人民调解制度的普及与发展，切实保障患者与医务人员的合法权益，同时帮助缓解当前紧张的医患关系。

（三）提高医疗责任保险的覆盖面，减轻负面执业环境给医务人员带来的财务负担，消除医生的防御性医疗动机

医疗责任保险是投保医疗机构和医务人员在保险期限内，因发生医疗事故、差错等，依法应由医疗机构或医务人员承担的经济赔偿或法律费用，保险公司将依照事先约定承担赔偿责任。提高医疗责任保险和医师执业责任保险的覆盖率，可以减少厌恶损失的发生，减轻医疗纠纷对医生的财务影响。可实行强制参与医疗责任保险的模式，鼓励商业医疗责任保险的发展，并完善医疗责任保险相关的法律制度体系，以提高我国医疗责任保险的覆盖率。

急危重症科、儿科和外科以及男性、低收入的医生更易实施防御性医疗，医疗责任保险推广应重点关注这类医生群体。

（四）加强心理支持和危机干预，降低负面执业环境给医务人员带来的心理负担，减弱负面执业环境对防御性医疗的影响

对经历过负性医疗事件的医生及时提供各种支持，以降低该类事件对医生的负面影响。可鼓励医院工会成立专项资金，为受到人身伤害的医务人员提供救济金和人道主义关怀；设立医疗纠纷心理干预小组，为经历了负性医疗事件的医务工作者及时给予心理支持，缓解心理创伤带来的不良影响。

同时，加强医院管理者的媒介素养，与外界进行良好沟通，维护医院声誉和医生利益。

主要参考文献

［1］程红群. 军地医院医师防御性医疗行为比较［J］. 解放军医院管理杂志，2011,18(11):1041-1043.

［2］和经纬. 公立医院医生防御性医疗行为及其影响因素研究——基于广东省某市公立医院医生问卷调查的实证研究［J］. 中国卫生政策研究，2014,7(10):33-39.

［3］史羊栓. 医疗责任保险的法律构筑［J］. 中国卫生事业管理,2001(07):417-419.

［4］王贞，封进，宋弘. 医患矛盾和医疗费用增长:防御性医疗动机的解释［J］. 世界经济,2021,44(02):102-125.

［5］中国医师协会. 中国医师执业状况白皮书［EB/OL］. ［2018-01-10］. http://www. cmda. net/rdxw2/11526. jhtml.

［6］周魅，赵绍阳，付明卫. 公立医院规模扩张与过度医疗——来自医院等级变化的证据［J］. 经济科学,2021(01):109-121.

［7］朱一凡. 美国医疗责任保险的发展对我国的启示与借鉴［N］. 中国保险报,2018-09-14.

［8］ASHER E, GREENBERG-DOTAN S, HALEVY J, et al. Defensive medicine in Israel — a nationwide survey ［J］. PLoS One, 2012, 7 (8):e42613.

［9］CARRIER E R, RESCHOVSKY J D, KATZ D A, et al. High physician concern about malpractice risk predicts more aggressive diagnostic testing in office-based practice ［J］. Health Aff, 2013, 32 (8):1383-1391.

［10］COLLA C H, KINSELLA E A, MORDEN N E, et al. Physician perceptions of Choosing Wisely and drivers of overuse ［J］. Am J Manag Care, 2016,22(5):337-343.

［11］CUTTINI M, DA F M, HABIBA M. Perceived risk of malpractice suits ［J］. Health Aff, 2013,32(11):2058.

［12］DEBONO B, HAMEL O, GUILLAIN A, et al. Impact of malpractice liability among spine surgeons: A national survey of French private neurosurgeons [J]. Neurochirurgie, 2020,66(4):219 - 224.

[13] DUBAY L, KAESTNE R, WAIDMANN T. Medical malpractice liability and its effect on prenatal care utilization and infant health [J]. J Health Econ, 2001,20(4),591 - 611.

[14] GLASZIOU P, STRAUS S, BROWNLEE S, et al. Evidence for underuse of effective medical services around the world [J]. Lancet, 2017,390(10090):169 - 177.

[15] GOMEZ V, RAIMONDO M. "Primum Non Nocere": are we getting carried away[J]? Dig Liver Dis, 2013,45(6):462 - 463.

[16] HAHN S R. Physical symptoms and physician-experienced difficulty in the physician-patient relationship [J]. Ann Intern Med, 2001,134(9 Pt 2):897 - 904.

[17] HU Y, TAO H, CHENG Z. Caesarean sections in Beijing, China—results from a descriptive study [J]. Gesundheitswesen, 2016,78(1): e1 - e5.

[18] MELLO M M, CHANDRA A, GAWANDE A A, et al. National costs of the medical liability system [J]. Health Aff, 2010, 29 (9): 1569 - 1577.

[19] MENG Q, MILLS A, WANG L, et al. What can we learn from China's health system reform[J]? BMJ, 2019,365: 12349.

[20] MOOSAZADEH M, MOVAHEDNIA M, AMIRESMAILI M, et al. Determining the frequency of defensive medicine among general practitioners in Southeast Iran [J]. Int J Health Policy Manag, 2014,2 (3):119 - 123.

[21] ORTASHI O, VIRDEE J, HASSAN R, et al. The practice of defensive medicine among hospital doctors in the United Kingdom [J]. BMC Med Ethics, 2013,14:42.

[22] OSTI M, STEYRER J. A national survey of defensive medicine among orthopaedic surgeons, trauma surgeons and radiologists in Austria: evaluation of prevalence and context [J]. J Eval Clin Pract, 2015, 21 (2):278 - 284.

[23] PANELLA M, RINALDI C, LEIGHEB F, et al. Prevalence and costs of defensive medicine: a national survey of Italian physicians [J]. J Health Serv Res Policy, 2017,22(4):211 - 217.

[24] PURNELL J Q, THOMPSON T, KREUTER M W, et al. Behavioral economics: "nudging" underserved populations to be screened for cancer [J]. Prev Chronic Dis, 2015,12:E6.

[25] RAPOSO V L. Defensive Medicine and the imposition of a more demanding standard of care [J]. J Leg Med, 2019,39(4):401 – 416.

[26] REUVENI I, PELOV I, REUVENI H, et al. Cross-sectional survey on defensive practices and defensive behaviours among Israeli psychiatrists [J]. BMJ Open, 2017,7(3):e14153.

[27] SATHIYAKUMAR V, JAHANGIR A A, MIR H R, et al. The prevalence and costs of defensive medicine among orthopaedic trauma surgeons: a national survey study [J]. J Orthop Trauma, 2013, 27 (10):592 – 597.

[28] SIMIANU V V, GROUNDS M A, JOSLYN S L, et al. Understanding clinical and non-clinical decisions under uncertainty: a scenario-based survey [J]. BMC Med Inform Decis Mak, 2016,16(1):153.

[29] SOLAROGLU I, IZCI Y, YETER H G, et al. Health transformation project and defensive medicine practice among neurosurgeons in Turkey [J]. PLoS One, 2014,9(10):e111446.

[30] STUDDERT D M, MELLO M M, SAGE W M, et al. Defensive medicine among high-risk specialist physicians in a volatile malpractice environment [J]. JAMA, 2005,293(21):2609 – 2617.

[31] TAWFIK D S, PROFIT J, MORGENTHALER T I, et al. Physician burnout, well-being, and work unit safety grades in relationship to reported medical errors [J]. Mayo Clin Proc, 2018, 93 (11), 1571 – 1580.

[32] VANDERSTEEGEN T, MARNEFFE W, CLEEMPUT I, et al. The determinants of defensive medicine practices in Belgium [J]. Health Econ Policy Law, 2017,12(3):363 – 386.

[33] WANG Y, WU Q. The effects of physicians' communication and empathy ability on physician-patient relationship from physicians' and patients' perspectives [J]. J Clin Psychol Med S, 2022, 29 (4): 849 – 860.

[34] WATERMAN A D, GARBUTT J, HAZEL E, et al. The emotional impact of medical errors on practicing physicians in the United States and Canada [J]. Jt Comm J Qual Patient saf, 2007,33(8):467 – 476.

[35] WU A W. Medical error: The second victim. The doctor who makes the mistake needs help too [J]. BMJ (Clinical research ed.), 2000,320 (7237):726 - 727.

[36] YAN S C, HULSBERGEN A F C, MUSKENS I S, et al. Defensive medicine among neurosurgeons in the Netherlands: a national survey [J]. Acta Neurochirurgica, 2017,159(12):2341 - 2350.

[37] ZHANG H, SONG Y, ZHANG X, et al. Extent and cost of inappropriate use of tumour markers in patients with pulmonary disease: a multicentre retrospective study in Shanghai, China [J]. BMJ Open, 2018,8(2):e19051.

第七章

支付方式与医生行为

医患关系是医生面临的执业环境，支付方式则是医生面临的经济激励环境。激励机制一直是行为经济学的研究重点，强调宏观激励环境对个体行为的影响。支付方式通过改变医疗机构和医生面临的激励环境，影响医生行为。支付方式改革是新医改的重点和难点，当前我国确立了构建管用高效的支付机制，实现医、患、保多方共赢的基本目标。2019 年以来在全国层面开启以总额预算为基础的按疾病诊断相关分组付费和按病种分值付费试点，正在推行以按病种付费为主的多元复合式医保支付方式。

本章重点探讨支付方式与医生行为之间的关系。第一节介绍常见的几种支付方式，包括按服务项目付费、按床日付费、按病种付费、按人头付费、按绩效支付。第二节结合行为经济学理论，分析每种支付方式对医生行为的影响机制，提出支付方式设计的原则和所需的配套措施。第三节结合我国支付方式改革进展，介绍目前主推的按疾病诊断相关分组与病种分值付费，实证评价它们对医生行为和医疗服务的影响。

第一节　支付方式简介

在医疗领域，医生与患者之间存在一种特殊关系，可以理解为委托-代理关系。在理想情况下,医生应当作为一个"完美的代理人"为患者作出最有利的决策,此时他们首要关心的应是患者的健康和福利。但在现实中,医生作为"经济人",可能出现自身利益与患者利益之间的冲突,加上信息不对称和治疗的不确定性,导致医生利用委托代理关系追求自身经济利益。而支付方式设计的目的就是避免或者规范这种不合理的逐利行为。

支付方式作为最主要的经济激励措施之一,通过一定的制度设计将资金从所有者转移到卫生服务提供方,是在有限的资源下调节卫生服务供需双方行为的有效工具。医生作为医疗服务的提供者,其诊疗行为与支付方式密切相关,不同的支付方式会对医生行为造成不同的影响,从而影响卫生服务提供的效率和质量。

支付方式往往以支付单元的不同来区分,支付单元可分为每项服务、每诊次、每住院日、每病例、每人每年(人头)等。根据支付单元的不同,支付方式可以分为按服务项目付费、按床日付费、按病种付费、按人头付费等,另外也可以根据绩效进行支付。依据支付单元进行付费,可以单一的服务项目(像在按服务项目付费中的各项服务)或整合的支付单元(像在按人头支付中一个人一年需要的所有服务)来确定支付价格,其他支付方式的服务捆绑程度介于两者之间。下面将分别介绍各种支付方式。

一、按服务项目付费

按服务项目付费是指支付方根据医疗服务项目提供的数量来支付费用,卫生服务提供方根据实际提供的服务项目来获得补偿。按服务项目付费可适用于任何卫生服务,服务项目的支付费率在服务之后被确定并且服务后才向服务提供方进行支付,是以投入为支付依据的事后支付。

在按服务项目付费下,提供的每项服务所产生的成本都能得到经济补偿，卫生服务提供方存在提高效率以获取更高经济回报的动力，即增加服务数量和减少单位服务的成本以产生盈余。提供的服务越多获得的补偿越多，但可能导致成本增长。因此，支付方需要设定固定的支付标准，使得支付给服务提供方的价格和他们提供这些服务的成本相一致，从而避免服务提供方盈余过多。然而，在实践过程中，许多服务项目被提供，但却难以精确测算每个服务项目的成本，支付价格和成本可能难以匹配，从而导致过度提供价格高昂的服务项目而弱化价格低廉的初级卫生保健服务。

二、按床日付费

按床日付费是指支付方根据疾病严重程度和治疗进展，以预先设定的标准来向卫生服务提供方支付固定费用，而不考虑实际服务量和成本，是以床日为计价单位对住院日所产生费用的集中支付。在这种支付方式下，医疗费用不再受到医务人员诊疗和服务项目的影响，而是与患者的病情、医疗机构等级和住院天数相关。按床日付费适用于住院服务，床日的支付费率在服务之前被确定但服务后才向服务提供方进行支付，以产出为支付依据。

在按床日付费下，可按照不同的科室和疾病类型以确定收费标准。例如，根据科室分类，分为普通内科、传染科、精神科、妇科、儿科等，依据不同科室的住院费用、天数等因素确定具体的支付标准；或者根据住院患者的病情发展情况分类，分为危重症患者、非危重症患者、择期手术患者和儿科患者等。无论哪种分类方式，按床日付费都是根据一定的标准和住院周期向服务提供方支付费用，将他们产生的诊疗、用药、检查等服务项目从收入转换为成本，促进服务提供方节约成本、提高效率以获取收益。

三、按病种付费

按病种付费是指根据特定的病种或者疾病类型,即疾病诊断相关分组,以固定费用支付因疾病治疗发生的所有服务项目,包括从住院到出院过程中发生的检查、住院、手术等服务费用。住院患者根据疾病诊断的结果进行分组,基于疾病的临床相似性和资源消耗的相似性,分成一定数目的疾病组,以此来支付固定的费用。按病种付费适用于住院服务,病种的支付费率在服务之前被确定但服务后才向服务提供方进行支付,以产出为支付依据。

在按病种付费下,无论病种服务的实际成本如何,支付方都按照固定的收费标准向服务提供方支付固定费用。在这种情况下,服务提供方存在改善效率以获取更高经济激励的动力,即增加患者数量和减少单个患者服务成本以获取盈余。服务提供方也有意愿避免或限制高昂医疗服务的使用,从而降低医疗支出,提高医保基金分配的公平性和效率。按病种付费常常用于医院管理、绩效评价和医保支付等。

四、按人头付费

按人头付费是指支付方预先向服务提供方支付一个固定的费用,服务提供方需要在一定期限内向服务接受方提供事先规定的服务内容。在某些情况下,服务提供方可以向第三方购买它自身无法提供的服务以满足设定的服务标准。按人头付费适用于初级卫生保健服务,人头的支付费率在服务之前被确定并且在服务提供之前就向服务提供方进行支付,以产出为支付依据。

在按人头付费下,卫生服务提供方掌握弹性的卫生资源利用空间,可以提高资源投入组合的效率。按人头付费常常被视为总额预算下门诊统筹最有效的支付方式。但是,按人头付费也存在一定缺陷,服务提供方可以调整资源投入或改变资源要素组合,通过降低服务质量来达到降低成本而获益的目的。

五、按绩效支付

按绩效支付是指在达到预先设定的绩效目标的条件下,支付方向实现绩效目标的服务提供方进行支付。按绩效支付方式往往与其他支付方式一起实施,目的是提高卫生服务的质量和效率。按绩效支付可适用于任何卫生服务,绩效指标的支付费率在服务之前被确定但服务后才向服务提供方进行支付,以产出为支付依据。

按绩效支付对医生行为存在激励作用,也能帮助医院的管理人员更好地评估和考核医生绩效。作为薪酬激励措施,按绩效支付往往贯穿在各种支付方式中,根据设定的绩效目标来调节卫生服务提供方的行为。

第二节　支付方式对医生行为的影响

定义支付方式的特征要素是支付单元,即每项服务、每诊次、每住院日、每病例、每人头等。无论采取什么样的支付单元,服务提供方都存在增加支付单元数量、减少每单元成本的激励。例如,按病种付费鼓励提供减少每住院病例的成本,增加治疗病例的数量。

不同支付方式在服务提供方和支付方之间经济风险的分担是不同的。支付单元越整合,服务提供方承担的经济风险越大;同样,事前的支付方式比事后的支付方式让服务提供方承担更大的经济风险(孟庆跃 等,2012)。在按项目付费、按床日付费、按病种付费、按人头付费这几种支付方式下,服务提供方承担的经济风险越来越高。当服务提供方承担卫生服务成本时,服务提供方可能因为预想不到的复杂病例或自身无效率而亏损,也可能由于比预期更健康的病例或者自身高效率/节省服务而获利。不同的经济风险分担会对医生等提供方行为产生不同的影响,这些影响有正面的也有负面的。

一、不同支付方式对医生行为的影响

表7-1和表7-2总结了不同支付方式对医生行为的总体影响,以及其对不同服务行为产生的影响。下面按照5种支付方式分别分析其对医生行为的影响。

表7-1　不同支付方式对医生行为的影响

支付方式	经济风险	正面影响	负面影响	改进策略
按服务项目付费	提供方:低; 付费方:高	提供充足的医疗服务; 促进新技术、新药的使用	过度医疗; 重复收费; 降低入院标准; 忽视疾病预防	与总额预算相结合; 患者费用分担; 对服务进行捆绑支付
按床日付费	提供方:低; 付费方:高	减少过度医疗	延长住院天数; 服务不足; 推诿重症患者	监控住院服务质量和时长; 对早期住院日设定更高费率; 与总额预算相结合
按病种付费	提供方:中度; 付费方:中度	减少过度医疗; 提高工作效率; 缩短住院天数; 诊断更加明确; 提高质量以吸引更多患者	服务不足; 升级编码; 降低入院标准; 推诿重症患者; 转移费用	医保智能监管诊疗行为; 引入效率激励和竞争

（续表）

支付方式	经济风险	正面影响	负面影响	改进策略
按人头付费	提供方：高；付费方：低	重视疾病预防；减少过度医疗；提高质量以吸引患者	服务不足；推诿重症患者；转移费用	根据人群健康风险调整人头费率；引入竞争机制
按绩效支付	提供方：中度；付费方：中度	改善服务质量；提高工作效率	非绩效指标的恶化；推诿重症患者	规制；服务指南；医生反馈

注：参考孟庆跃等（2012）和张伶俐（2021）。

表7-2　支付方式与不同服务的提供行为

支付方式	医疗服务提供	预防服务提供	对人们合理期望的回应	成本控制
按服务项目付费	＋＋	＋/－	＋＋	－－
按病种/床日付费	＋	＋/－	＋	＋
按人头付费	－	＋＋	＋	＋＋

注：＋＋，显著积极效果；＋，有些积极效果；＋/－，没有积极效果；－，有些消极效果；－－，显著消极效果。参考孟庆跃等（2012）。

（一）按服务项目付费对医生行为的影响

按服务项目付费是根据卫生服务实际发生的数量来支付相应的费用，医保支付和服务提供直接相关。在按服务项目付费下，服务发生后才根据实际提供的服务情况进行支付，卫生服务的成本均由医保等支付方而非提供方承担，卫生服务提供方的经济风险很低，但是医保等支付方承担了很高的经济风险。

按服务项目付费下，医疗机构收治的患者越多、提供的服务项目越多、服务项目的价格越高，医疗机构的收入也就越高。医生的收入与实际提供的服务数量有关，若这些服务数量与医生的绩效或薪酬激励挂钩,就容易导致医生在作为患者的"完美代理人"和追求自身利益的"经济人"双重身份之间出现冲突,进而影响医生的诊疗行为。当患者利益与自身利益发生博弈时,医生往往会更加注重自身利益而偏离"完美代理人"的身份,导致诱导需求,出现过度医疗现象,例如为患者开出不必要的检查、药品等,诱导患者住院、延长住院时间等,这很容易造成医疗费用的快速增长。有实证研究表明,按服务项目付费容易引起医生提供的卫生服务量增加,并且在一定程度上增加不必要的卫生服务。

另外,医疗机构为了获取更多收益,往往希望提供的服务项目越多越好,导致医疗机构获利的方式是通过疾病治疗而非预防保健,这样会导致诊疗过程中倾向于医治疾病而忽视疾病预防保健的行为。另外,医院若想提高收入,还可以增加昂贵医疗资源的投入,为患者提供医疗新技术或者新药,甚至通过重复收费、挂床现象来增加收入。尽管这对于新药、新技术的推广有益,但对于患者医疗成本的增加是不容忽视的。

按服务项目付费能精确反映医生的工作量和努力程度,激励医生工作更长时间、提供更多服务,被认为可以增加服务不足地区和弱势人群的可及性和服务利用,也可以增加高价值服务的可及性和利用。按服务项目付费在发展初期展示了上述优势,但是随着人民健康需求的增长以及医疗保障制度的发展,其弊端已经超过了优势,产生极大的过度服务和资源浪费。

按服务项目付费最终导致医疗费用增长,一种短期的应对策略是对服务提供方进行总额预算,设定总费用封顶来控制费用增长;并且鼓励患者费用分担通过患者的作用给医生形成压力,以最小化道德损害。从长期来看,为了调整按服务项目付费的负向激励,可以对服务项目进行捆绑支付(bundled payment)或者按疾病发生/病种支付,这样对给定疾病的相关服务起到一定的限制作

用。如果在一定程度上对服务进行捆绑并设定固定的收费标准
（如加拿大、德国、日本），这样就由按服务项目付费的投入导向转
变成了产出导向，不管实际成本多少按照预先确定的服务向提供
方支付固定费用。通过对捆绑服务设定固定的收费标准，使得支
付给提供方的费用和提供这些服务的成本相一致，从而使得提供
方盈余不会太多。

（二）按病种付费对医生行为的影响

按病种付费是在疾病诊断和治疗过程的基础上发展起来的支
付方式，根据疾病诊断相关分组以固定费用支付治疗该疾病的所
有服务。在按病种付费下，控费压力一部分由医保等支付方转移
到服务提供方，服务提供方承担卫生服务成本压力。服务提供方
可能因为预想不到的复杂病例或者自身无效率而承担比预期更高
的经济风险，同样，也可能由于比预期更健康的病例或者自身高效
率/节省服务而从比预期成本低的服务中获利。

按病种付费对医生行为的影响机制是确定了每个病种的支付
标准，医疗机构过多提供服务就会发生亏损。这会促使医疗机构
规范过度医疗行为以控制成本，避免不必要的医疗成本；促使医疗
机构提高效率，优化治疗流程，缩短患者住院天数，提高病床使用
率。不过，降低成本也可能导致医疗机构服务不足以获得额外收
益，比如使用低质廉价的药品耗材、避免使用昂贵医疗新技术等。
如果按病种付费是在住院部实施，可能会导致医生将成本转移到
门诊，收治患者的时候也会考虑收治症状较轻、成本较低的患者而
拒绝病情较重的患者。医生治疗患者的自主性可能受到限制，在
临床决策中会受制于成本，导致降低服务质量的现象。

在按病种付费下，想要提高病种的付费额度，医疗机构和医生
需要提高诊断的准确性。为了得到合理的付费额度，医生需要进
行更加精确的诊断，完整清晰地记录患者的合并症。如果因为诊

断信息不全或不清晰导致付费额度减少,可能错失应有的付费。不过,也可能出现人为地调高疾病编码等不合理医疗行为,为了获取更高的付费额度可能会采取"低码高编"的策略,虚构一些并不存在的诊断或以额度更高的病种下诊断。

除了提高病种的付费额度,按病种付费也可以通过增加收治的病例数来提高总收入。随着收治的病例数量增加、病例更加复杂,医疗机构和医生的收入会相应地增长。为了吸引更多的患者,医疗机构会提高医疗质量,发挥特色专科优势。另一方面,如果医疗机构过于追求增加治疗的病种数量,可能会放宽入院标准,收治那些本无需住院的患者;或者分解住院,将一个患者的单次住院治疗分解为多次住院,在治疗过程中制造出多次住院的假象。

按病种付费已经成为国际上通用的控制费用的支付方式,常常用于医院管理、绩效评价和医保支付等。但在实施过程中需要控制其负面影响,通过医疗、医保大数据实现智能监管,监督和规范医生的医疗行为。随着医疗、医保大数据平台的建立和大数据分析技术的完善,对医疗行为进行实时监测评估,识别"低码高编"、分解住院、服务不足等不合理情况,实现按病种付费控费目标下保证服务质量。同时,在医院之间引入效率激励和竞争,通过竞争来促使医疗机构服务质量的提升。

(三) 按床日付费对医生行为的影响

按床日付费和按病种付费均是针对住院服务采取的支付方式,只不过两者针对的住院病例不同。按病种付费往往适用于诊疗方式对疾病资源消耗和治疗结果影响显著的病例,如短期危、急、重症住院病例;按床日付费则适用于精神疾病、康复治疗等需要长期住院的疾病,这些住院服务项目和每日费用相对稳定。

按床日付费介于按服务项目付费和按病种付费之间,是对一个住院床日内的所有服务进行的捆绑支付,支付单元比单个服务项目更广，但是比病种更窄。因此，按床日付费下，服务提供方承担的经济风险介于按服务项目付费和按病种付费之间。

按床日付费和按病种付费对医生行为的影响类似，往往促使医疗机构将成本控制在固定额度下，超出固定额度的成本即为医疗机构的损失，鼓励医生降低不必要的医疗服务。但可能造成每床日内服务质量下降，或者为了获得收益而增加住院时长的现象，因此需要对住院服务质量和时长进行监控。在设计支付方式时，可以对早期住院日设定相对更高的费率，或者按床日付费与总额预算相结合，以克服医生增加住院时长的负面激励。

在按床日付费下，每床日费用的设定和调整应该反映患者特征、临床专业和医院内病例组合的变化。以病例组合为基础的床日费率的调整，可以作为床日支付转向病种支付的一种过渡机制。

（四）按人头付费对医生行为的影响

按人头付费是根据接受卫生服务的人数来支付相应的费用。它的支付单元更广，是人头，即服务提供方需要在一定期限内以固定费用向服务接受方提供事先规定的服务内容。在按人头付费下，控费压力完全由医保等支付方转移到服务提供方，服务提供方承担所有卫生服务成本的压力，支付方只承担很低的经济风险。

在按人头付费下，服务提供方需要减少单个服务对象的投入，同时吸引更多人加入。按人头付费促使医疗机构将服务人群的所有服务项目的成本控制在固定额度下，鼓励医生降低不必要的医疗服务，同时增加预防保健服务的提供。疾病的治疗成本通常远高于预防成本，医疗机构可以通过转移服务到更低成本的健康促进和预防保健，来保持服务对象的健康，减少他们对更昂贵医疗服务的需求。因此在按人头付费下，医疗机构会更倾向于重视疾病的预防，以降低未来的治疗费用。

按人头付费常应用于初级卫生保健、社区卫生服务和医疗机构的门诊部,旨在鼓励医疗机构更好地进行健康管理,注重疾病预防。但是如果按人头付费仅短期实施或仅在门诊部门实施,那么医生可能会短视、减少卫生服务以获得高额结余;在损失厌恶心理的驱使下,拒绝收治一些重症或者疑难杂症的患者,或者将门诊服务转移至住院。这就需要引入竞争机制,来增进不同服务提供方的竞争,促使他们改进服务质量吸引更多的人加入。

不同人群的健康状况不同,预期的健康需求也会有所差异。在按人头付费下,服务提供方有动力吸引更加健康的个体参加、而规避不健康的个体参加。因此,在确定人头费率的时候需要根据不同人群的健康状况和预期健康需求进行风险调整,设定健康风险调整的人头费率,例如按年龄和性别组设定人头费率。

(五) 按绩效支付对医生行为的影响

按绩效支付是为促进质量改善和为患者提供高价值服务而采取的支付方式和激励措施。对医生而言,绩效评价与自身的工作量与服务结果密切相关。在绩效支付下,根据医生的实际表现给予物质或精神激励,不仅能促进医生改善自身行为以满足绩效要求,也有利于医院管理者根据医生服务的质量或绩效来监测和评价绩效指标。按绩效支付并非单独的支付方式,往往是在预付制下增加绩效评价和奖惩体系,以避免因按病种/床日/人头付费等预付制带来的负面影响,旨在规范医疗行为,提高医疗服务质量。

按绩效支付往往与医生的薪酬激励挂钩,即医生自身行为会影响其个人利益,然而实际的诊疗绩效往往也与患者健康状态有关。患者健康状况会影响最终的诊治结果,例如接收重症患者容易在治疗过程中出现意外情况,导致手术失败或者患者死亡等,这种情况的发生会影响医生的声誉或绩效。因此,在按绩效支付下,基于损失厌恶理论,医生可能会拒绝收治高危患者或者将这些患者转诊到其他医疗机构以避免自身利益的损失。

实证研究表明，医生个体或群体水平的绩效支付改善了过程质量，产生了中等程度的效果，但也可能产生一些非预期的负面效果。绩效支付往往设定特定的绩效指标，那么医生和医疗机构就会只关注绩效支付所设定的指标，对于其他指标不关心，这样会导致非绩效指标服务量的下降，可能影响患者的健康结局。因此绩效指标的设定就变得至关重要。为设定合理的绩效指标和支付，需对现阶段绩效存在的问题进行系统评估和衡量，了解哪些因素会对医生的服务质量产生影响，现阶段的激励措施对医生会造成哪些影响，根据这些问题来确定未来相应的绩效指标；并与医生等利益相关者协商，让他们了解到绩效支付政策的目的以及潜在的激励措施，从而实现医生和政策制定者的目标一致。有研究显示，当奖金额度达到医生收入的 5% 以上时会显著影响医生的行为。

制定和完善绩效支付以达到改善医生行为的目的，是一个复杂的过程，需要在过程中不断优化。在绩效支付中，可以通过规制、服务指南、医生反馈等措施来帮助实现绩效支付的质量改进目标。同时将绩效支付与其他支付方式有机结合，以发挥绩效支付对医生的激励优势，并避免可能的非预期的负面效应。

二、支付方式的设计原则

支付方式形成了医生所处的激励环境，其设计目的在于促使医生控制成本并高效提供有质量的卫生服务。每种支付方式对卫生服务效率和质量的影响存在差异。支付方式的主要目标是提高资源使用效率，但是它们也会对质量产生预期或非预期的影响。因此，支付方式需要配套质量改善措施，对医生形成追求效率和质量双重目标的激励兼容环境。

支付方式要实现对卫生服务效率的激励效果，需要满足以下条件：增加卫生服务提供方的经济风险，并允许弹性使用卫生资源,促使其主动提高资源利用效率;和绩效指标相关联,按绩效支付;覆盖相对综合的服务,尽量减少向其他服务提供方的成本转嫁;允许患者自由选择服务提供方,促进提供方之间的竞争来吸引患者。

然而,支付方式对卫生服务效率和成本控制的激励,可能与质量激励不兼容。因此,效率激励应该适度,不应过于严格以致卫生服务提供方减少资源投入,导致服务不足。这就需要开展卫生服务利用管理措施,对卫生服务利用等方面进行监测管理。同时,必须配套质量保证措施,为实现成本效率和服务质量之间的平衡,所有支付方式必须和提高服务质量与绩效的策略同时实施。质量保证措施包括服务质量监测、评价与激励,实时监测卫生服务质量,设计措施来改善卫生服务质量,并对高质量卫生服务进行激励。当支付方式鼓励医生、患者、保险机构选择更具成本效果的治疗措施时,支付方式对质量的激励效果将增加。当然,对卫生服务效率和质量有更强激励的支付方式会产生更高的管理成本,它们的复杂程度需要更多的临床和财务信息、更高的管理技能、高效的转诊体系和辅助支持措施。

另外,混合支付方式已经成为一种发展趋势。每种支付方式都存在变异,可能会产生不同的激励效果,多种支付方式联合使用可以强化或弱化单一支付方式的效果。多数研究认为,混合支付方式可以实现成本、质量等多重目标之间的最佳平衡。通常来讲,当医生对支付方式作出反应时,按人头付费可能导致服务不足,按服务项目付费和绩效支付可能导致过度服务。因此,按服务项目付费和人头付费相结合的混合支付方式可能会在服务不足和服务过度之间找到平衡。很多欧盟国家对预防保健和重要的初级卫生保健等优先服务实施按项目付费,对其他类型的初级卫生保健实施按人头预付制,并根据疾病严重程度和资源消耗程度通过病种预付制支付住院服务。

支付方式中需要根据人群健康状况设立风险调整因子，来确保患者不会因为疾病和治疗的复杂性而被追求利益的服务提供方歧视。例如，在按人头付费中，需要为老人和慢性病患者设定更高的支付，以防止提供方推诿患者。

三、支付方式的配套措施

无论何种支付方式，都必须建立相应的监测和评价机制，来监测卫生服务提供数量和质量等信息，及时发现非预期结果并采取应对措施。

任何支付方式都需要有完善的管理和信息系统作为支撑。支付方式需要有精确的患者信息和成本数据，才能有效衡量支付单元并测算合理的支付水平，监测服务提供方是否实现预先设定的服务内容和人群目标。按病种付费需要收集大量的患者特征、诊断和治疗过程的详细信息，开展病例组合分析测量收治患者的复杂程度、患者水平的资源使用形式和成本核算，测量机构生产效率等。按人头付费则需要建立管理系统来确保每位居民注册一个卫生服务提供者，并且主要到该提供者这里接受诊疗。

支付方式是否有效还取决于卫生服务体系中的其他因素，包括质量保证措施、卫生服务利用管理措施、有效的转诊体系等。需要借助信息系统监测患者的卫生服务利用和质量，并采取质量保证措施和卫生服务利用管理措施，来防止按病种或按人头付费下可能出现的服务不足现象。覆盖服务越多的支付方式，比如按人头付费，需要有效的转诊体系来确保在不同服务提供者之间选择最具有成本效果的服务。如果按人头支付覆盖了初级卫生保健和专科服务，不同层级服务提供者之间还需要订立合同来协调服务提供。

支付单元越整合、覆盖服务越多,卫生服务提供方承担的经济风险越大,越需要调整资源投入提高效率,这就需要卫生服务提供方有充足的财务和管理自主性。财务独立允许卫生服务提供方的管理者在不同项目和服务之间重新配置资源,改善效率;管理独立允许管理者雇佣或解聘人员,根据需要重新组织卫生服务团队。

　　卫生服务提供者之间的竞争会改善支付方式的效果。允许患者选择服务提供者,对患者的竞争可以鼓励卫生服务提供者提高服务质量和患者满意度。公开发布卫生服务提供方的服务质量、费用等绩效信息,可以帮助公众获取信息,增强公众的选择权,对服务提供者形成更大的竞争压力。

　　支付方式的目的是促使医生行为按预期方向改变,应该容易让医生了解并认同支付方式及其目标。因此,支付方式设计应易于理解,避免不必要的复杂的技术细节,从而使医生容易理解支付方式内在的激励。只有医生理解支付方式,才能对预期激励效果产生积极的反应,这就需要对医生开展支付方式相关的培训。

第三节　我国支付方式改革及其对医生行为的影响

　　支付方式改革是引导医疗机构和医生行为的关键举措,是新医改的重点和难点。我国 2019 年在全国层面开启了以总额预算为基础的按疾病诊断相关分组付费(diagnosis related groups prospective payment system, DRG‒PPS)试点,2020 年开启了总额预付下的按病种分值付费(diagnosis-intervention packet prospective payment system, DIP‒PPS)试点。2020 年,中共中央、国务院《关于深化医疗保障制度改革的意见》要求,"完善医保基金总额预算办法,健全医疗保障经办机构与医疗机构之间协商谈判机制,促进医疗机构集体协商,科学制定总额预算,与医疗质量、协议履行绩效考核结果相挂钩。大力推进大数据应用,推行以按病种付费为主的多元复合式医保支付方式,推广按疾病诊断相关分组付费,医疗康复、慢性精神疾病等长期住院按床日付费,门诊特殊慢性病按人头付费"。

支付方式改革将通过改变医疗机构和医生面临的激励环境,进而改善医疗服务行为。本节主要介绍按疾病诊断相关分组与按病种分值付费两种支付方式,结合行为经济学理论,通过文献综述实证评价它们对医生行为和医疗服务的影响,提出支付方式所需的配套措施。

一、按疾病诊断相关分组与按病种分值付费介绍

(一)按疾病诊断相关分组付费

疾病诊断相关分组(diagnosis related group, DRG)起源于 20 世纪 70 年代的美国。当时,耶鲁大学卫生研究中心通过对 169 所医院 70 万份病例的分析研究,制定出一种新型的住院病例组合方案,命名为 DRG。DRG 付费制度是根据患者年龄、疾病诊断、合并症、治疗方式、疾病严重程度及转归和资源消耗等因素,将患者分入若干诊断组进行管理的体系,而后医保支付方会以患者所处诊断组制定支付标准并与医疗机构进行结算。

DRG 评价和付费的核心指标是 DRG 相对权重(related weight, RW),并以其作为 DRG 组定价的重要依据。DRG 相对权重是对每一个 DRG 依据其资源消耗程度所给予的权值,反映该 DRG 的资源消耗相对于其他疾病的程度。它是医保支付的基准,其根据各 DRG 组内例均住院费用与所有病例的例均住院费之比计算得出,数值越高,反映该病组的资源消耗越高,反之则越低。

（二）按病种分值付费

按病种分值付费（diagnosis-intervention packet，DIP）是我国原创的一种支付方式，起源于地方实践，基于临床真实世界，反映病种的诊断、操作及资源消耗的共性特征。我国在推行 DRG 付费过程中，医保信息化程度与病案首页数据质量不断提高，一些城市结合自身情况自行探索了新的支付方式。早在 2003 年，江苏省淮安市就开始探索以"工分制"原理，结合总额预算管理与点数法进行付费方式改革，化解了当时医保基金严重不足的困境。汕头、南昌、银川、金华等城市参照淮安市的做法探索自身付费制度，逐渐形成了现在的按病种分值付费制度。

按病种分值付费是指根据各病种均次费用与固定值或基准病种费用的比例关系确定每个病种的分值，医保部门根据医院给出的总分值与系数，在年终基金支出预算的基础上，确定每分值的单价并进行支付。DIP 的核心在于筛选病种、测算每个病种的分值和确定医疗机构系数，根据这 3 个核心要素最终确定医保对医疗机构的基金支付额度。具体来说，DIP 利用大数据优势所建立的医保支付管理体系，发掘"疾病诊断＋治疗方式"的共性特征对病案数据进行客观分类，在一定区域范围的全样本病例数据中形成每一个疾病与治疗方式组合的标化定位，以确定病种分值，客观反映疾病严重程度、治疗复杂状态、资源消耗水平与临床行为规范。然后，在总额预算管理下，根据年度医保支付总额、医保支付比例及各医疗机构病例的总分值计算分值点值。最后，医保部门基于病种分值和分值点值形成支付标准，对医疗机构每一病例实现标准化支付，而不再以医疗服务项目费用为依据进行支付。

简单来说，按病种分值付费是在大数据技术的基础上，通过改变样本对总体进行仿真预测，利用真实全量数据将病种变化进行显示,将每个病例按照"疾病诊断＋治疗方法"的特征进行组合分类,这个过程可由计算机自动完成,没有人工干扰。之后将区域内每一病种疾病与治疗资源消耗的均值与全样本资源消耗均值进行比对,形成 DIP 分值与 DIP 目录。在确定地区一个预算年度的医保基金支出总额的前提下,根据各医疗机构为参保人员提供医疗服务的累计分值来进行结算。具体公式如下：

$$某病种组合医保支付金额＝该组分值×每分值金额$$

$$每组分值＝\frac{该组病种组合内病例的平均住院费用}{全部病例平均住院费用}$$

$$每分值金额＝\frac{该地区用于支付住院费用的医保预算总额}{该地区使用 DIP 的病种总权重}$$

(三) 按疾病诊断相关分组与病种分值付费的比较

DRG 与 DIP 两大支付方式有很多相同点,但也存在一定差异,其比较见表 7-3。它们的本质方法都是借助病例组合进行支付,DRG 评价核心指标(DRG 相对权重)与 DIP 评价核心指标(病种分值)的测算原理相同,都是借助过往数据信息来进行医疗费用水平和组别的测算(应亚珍,2023)。它们均应用于住院医疗费用结算,往往适用于诊断和治疗方式对疾病资源消耗和治疗结果影响显著的病例,如短期危、急、重症住院病例,但不适用于门诊病例,也不适用于康复、精神疾病等需要长期住院的病例。康复、精神疾病等需要长期住院的病例往往采取按床日付费。

表 7-3 按疾病诊断相关分组与病种分值付费的比较

比较项目	按疾病诊断相关分组付费	按病种分值付费
分组理念	按临床过程相似程度对病例进行组合,获得同样的付费	疾病诊断和治疗方式相结合对病例进行组合,获得同样的付费

（续表）

比较项目	按疾病诊断相关分组付费	按病种分值付费
分组逻辑	从粗到细，自上而下，强调以临床经验为主，需要人为判断进行主观病例组合	从细到粗，自下而上，强调临床真实数据的统计分析，通过穷举法实现
分组方法	将DRG分组指南中的核心组与细分组编制以及临床论证结合分组	将DIP分组目录与大数据分析机制结合分组
分组结果	在全国统一的主要诊断分类与核心DRG分组的基础上，各地自行制定本地的DRG细分组。组别较少，一般不超过1000组	试点城市DIP目录库要求分组规则与国家版一致，由医保研究院根据各个试点城市报送的历史数据形成，但病种数量可以不同
付费理念	激励医疗机构在保证治疗质量的前提下选择资源消耗低的治疗方式	针对不同病种与诊断治疗的组合客观反映疾病治疗的资源消耗
基金预算	基于DRG的区域预算总额共享，提前确定各组的支付标准，属于预付	区域点数法下的总额预算
基金结算	基于DRG病种分组或细分组定额结算	基于DIP分组目录的病种分值付费，根据区域内总点数确认点数支付标准
优势	经验多，分类度粗，便于医疗机构进行分组，临床更易理解；事先确定分组可引导诊疗过程更加规范，实现"同病同操作"；从源头上推动医疗机构主动控制费用	客观反映临床事实，符合各医院过往的临床诊疗习惯，更贴近真实；编码适应性强，分组细化，便于医院精细化管理；规则全国统一，更易跨区域推广
劣势	需要医院有较强的管理能力和专业队伍；借助过往经验进行成本核算定价，存在一定滞后性	大数据自然组合分组可能存在无效或低效分组

DRG 和 DIP 均采取预付制，它们的改革目标较为一致，会对医生过度诊疗行为产生约束力，提高医保基金分配的效率和公平性。很多医院也将这两者的相关指标纳入考核当中，实现医疗机构的绩效管理。DRG 和 DIP 付费成为衡量医疗服务效率、质量以及医保支付的重要工具。

需要指出的是，DRG 分组较粗略，医疗机构承担的经济风险较高，需要更完善的信息系统，对医院管理能力和医生有较高要求，往往适用于管理能力较强的医院；DIP 分组较精细，医疗机构承担的经济风险较低，对医院管理能力和医生要求较低，适用于管理能力较弱的医院。

二、我国 DRG 与 DIP 支付方式改革进展

尽管 2016 年以来一直强调要推进支付方式改革，直到 2019 年 DRG 与 DIP 支付方式改革才相继正式实施。

2019 年 5 月，国家医保局等部门联合印发《按疾病诊断相关分组付费国家试点城市名单的通知》，确定北京、天津、上海等 30 个城市启动 DRG 改革试点工作，正式开始建立和推广 DRG 付费。同年 10 月，国家医保局正式公布《国家医疗保障 DRG 分组与付费技术规范》和《国家医疗保障 DRG(CHS－DRG)分组方案》两个技术标准，对 DRG 分组的基本原理、适用范围、分组策略与原则、权重与费率确定方法等进行规范；我国 DRG 分组方案共包括 26 个主要诊断大类(major diagnosis category, MDC)和 376 个核心 DRG(adjacent diagnosis related group, ADRG)。

2020 年 10 月，国家医保局印发《区域点数法总额预算和按病种分值付费试点工作方案的通知》，正式开始 DIP 付费试点，要求各试点城市使用实时数据和本地化的分组方案实行预分组，2021 年底前全部试点地区进入实际付费阶段。

2021 年 11 月,国家医保局印发《DRG/DIP 支付方式改革三年行动计划的通知》,明确用 1～2 年时间,将统筹地区医保总额预算与点数法相结合,实现住院以按病种分值付费为主的多元复合支付方式;逐步建立以病种为基本单元,以结果为导向的医疗服务付费体系,完善医保与医疗机构的沟通谈判机制;加强基于病种的量化评估,使医疗行为可量化、可比较。同年 12 月,国家医保局印发《DRG/DIP 付费示范点名单的通知》,确定 30 个按疾病诊断相关分组付费的试点城市、71 个区域点数法总额预算和按病种分值付费的试点城市开展实际付费。要求到 2024 年底,全国所有统筹地区全部开展 DRG/DIP 付费方式改革工作,基本实现病种、医保基金全覆盖。

三、我国 DRG 与 DIP 付费对医生行为和医疗服务的影响

支付方式改革通过影响医务人员的医疗行为最终影响卫生服务,这里分别实证评价我国 DRG 与 DIP 付费对医生行为和医疗服务的影响。

(一) DRG 付费的实证影响

我国 DRG 付费方式改革改变了医生行为,对医疗服务效率与质量产生了显著的积极影响,但同时也存在一些消极影响。下面分别具体阐述。

在 DRG 付费方式下,住院病例的人均费用与住院天数降低,医院的医疗服务效率提升。广东省某大型医院 2016—2019 年的病案首页数据研究显示,实施 DRG 后,医院住院病例数增加 35 555 人次(增加 28.3%),住院天数的中位数下降 1 天,住院费用的中位数从 10 177 元降到 9 856 元,下降了 3.15%(杨业春 等,2021)。云南省玉溪市 9 家县区人民医院 2015 年实施 DRG 付费改革一年后,9 家医院均出现人均住院天数的下降,5 家医院出现

次均住院费用的降低,3 家医院次均住院费用增加,但增加原因可能为病案首页质量不高等问题导致的 DRG 入组率较低(严莉 等,2017)。河南省某 DRG 试点城市试点医院 2017—2021 年医保数据研究结果显示,DRG 实施当年各类费用出现不显著的下降,但实施一年后,医疗总费用、医保基金支付费用、个人自付费用等均出现显著的下降,其中非手术操作类的住院费用和医保基金支付费用降幅最为显著,高达 32.9%(史芳 等,2023)。全国多个地区的实证研究也显示了一致的结论,实施 DRG 付费方式后人均住院费用显著下降(朱紫岩,2023;杜会征 等,2023;YUAN et al,2019)。

DRG 付费方式的控费效果仍有一定的局限。杨业春等(2021)按照 DRG 权重将病例分组分析发现,DRG 带来的控费效果仅发生在外科病例组,且仅限于常见病例,数据显示常见病例的住院费用中位数下降 3.23%,其中药费降幅最大,下降 37.74%;而疑难病例虽然药费下降 25.11%,但耗材费和手术治疗费分别增长 1.7 倍和 52.45%,最终导致疑难病例的总医疗费用上升 20.12%。总体而言,在 DRG 付费方式下医疗机构和医生会主动降低住院患者的医疗费用和住院天数,从而实现显著的控费效果,但在具体实施过程中仍需通过科学的监测与精细化的分类管理来提升 DRG 付费的实施效果。

DRG 付费方式下,医院医疗服务质量同样得到了提升。DRG 医疗质量维度的关键指标是病例组合指数(case-mix index,CMI),CMI 用于评价医院及科室的资源消耗强度及疾病复杂程度,CMI 值越高代表医疗服务难度系数越高。吕晓峰等(2023)借助浙江省某医院 2018—2021 年的住院病案首页信息与浙江省申康版 DRG 分组数据,比较分析 DRG 实施前后各科室操作组的服务质量变化情况发现,内科、外科均出现了不同范围的 CMI 值提升,治愈率/好转率上升,住院死亡率与 15 天、30 天再入院率明显下降。同样在浙江省,史佳璐等(2023)通过对宁波市 2021 年实施 DRG 政策前后的数据分析发现,2021 年内 DRG 入组病例总体权重值呈上升趋势,相比 2020 年 CMI 值与四级手术占比均有上涨,表明医院收治疑难患者的能力上升。李豪杰等(2022)通过青海省某医院住院医疗服务绩效评价发现,DRG 付费下该医院 CMI 值上升,时间消耗指数上升,费用消耗指数降低,与临床过程中差错相关的死亡率下降。这表明,医院在 DRG 付费实施后医疗服务能力与服务质量均有所提升,临床过程中的差错减少(张晋赫,2023)。

DRG 付费方式改变了医生的医疗行为。曾俊群等(2017)根据 2011—2016 年北京 DRG 试点医院的盈亏与费用数据研究发现,患者住院期间的资源消耗越低,医院盈利的机会就变大,在此情况下医院通过优化临床路径、提高服务效率来获得盈利。一些问卷调查研究也印证了这一点,Zhang 等(2021)选取 30 个 DRG 支付试点城市向 200 名医生发放问卷,调查医院 DRG 支付改革政策及其影响。研究结果显示,医院最常采取的对策是"将 DRG 相关指标纳入科室或医生的绩效考核体系""总结 DRG 的运作情况并定期反馈科室或医生"。在 DRG 的影响方面,医生认为 DRG 支付系统带来了许多积极影响,比如医生会严格控制手术适应证,更依从临床路径,以及减少昂贵的耗材、预防性抗生素和辅助药物等不必要的服务,最终减少原有支付方式下的过度治疗。同时,问卷结果显示 DRG 支付方式下,医生还会通过减少等待时间和治疗时间来提高效率,并开展更多的日间或微创手术。

DRG 付费方式带来积极影响的同时也带来了一定的消极影响。例如,"高套"(即不合理升级编码)行为屡见不鲜,部分医生通过更改主要诊断的编码,将患者定位到 DRG 权重更高的组,从而获得更多的报销(ZOU et al，2020)。

（二）DIP 付费的实证影响

1. DIP 付费对医疗服务效率的影响　DIP 付费方式下，患者平均住院费用和住院天数均出现下降，医院医疗服务效率得到提升。詹林城等(2020)借助揭阳市某医院 2017—2019 年完成结算的出院患者住院费用和病案首页数据发现，DIP 实施后患者平均住院费用和住院天数显著下降。广州市 2018 年 1 月实施了 DIP 支付改革，Lai 等(2022)基于北京市和广州市 2017—2018 年出院病例数据使用双重差分法分析发现，相比于没有实施 DIP 改革的北京市，广州市的 DIP 支付使每个住院病例的医疗总费用至少减少 3.5%，这一减少主要是由于药物支出减少 14.3%以上。这与各地研究者的研究结果相一致(宋静 等，2022；王春雨 等，2022；芦丰 等，2014；郑秀萍 等，2020；张馨予 等，2023)。这些研究结果证明，DIP 付费方式下医疗机构和医生会主动降低医疗资源消耗，实现控费效果。

除了住院总费用外，DIP 的实施也优化了医疗费用的结构。淮安市医保基金数据显示，该市规模最大的三甲医院积极适应 DIP 改革，2017—2022 年将药占比控制在 30%以下，管理效果显著(宋静 等，2022)。这一药占比下降的发现与厦门市某三甲医院的研究结果一致(郑秀萍 等，2020)。詹林城等(2020)发现揭阳市实施 DIP 后药品费和耗材费的构成比降低，但技术劳务费与检查检验费占比增加，医务人员劳动技术价值提升。这与连云港市的研究结果(刘伟伟 等，2023)相一致，医疗费用结构优化更加提升医务人员的劳务价值，保障绩效福利。

分组分析进一步发现，DIP 付费对不同级别医院和不同患者的住院费用和住院天数会产生差异化影响。Ding 等(2023)通过山东省某市 2019—2022 年二、三级医院医保数据分析发现，DIP

付费实施后三级医院平均住院费用由实施前的每月上升 80 元转为每月持续下降 70 元,总体较实施前呈现每月降低 150 元的变化,下降趋势比二级医院更加明显;就住院天数而言,出现了三级医院患者平均住院天数下降但二级医院住院天数增加的现象。这从某种程度上是对 DIP 付费的积极反应,DIP 的实施增加了二级医院的住院护理积极性。Tang 等(2023)使用 DIP 改革前后上海市参保患者出院病例数据,根据医院类型分类分析发现,上海市 DIP 改革在病例组合指数和重点学科较高的医院中增加了额外的病种分值,鼓励公立医院和高级别医院收治更多病情严重、需要高强度治疗的患者。这导致公立医院每个病例的医疗费用增加5.6%且有每月 1.1% 的增加趋势,同时每个病例的病种分值也有每月 9.4 的增加趋势;而缺乏相应能力的私立医院更可能通过常规诊疗来优先采取节省成本的措施。公立医院和基层医院的住院天数存在增加趋势,私立医院与二级医院院内死亡率存在显著下降趋势。另外,Chen 等(2023)借助上海市 2016—2019 年所有 DIP 试点医院出院患者数据,通过年龄段分组分析发现,实施 DIP 后老年组住院天数显著上升,而青年群体住院天数略有下降。

2. DIP 付费对医生行为的影响 DIP 付费改革中,医院和医生的诊疗行为发生了诸多改变,包括医院内部的行为改变、医院与患者之间的行为变化以及医院之间的竞争行为等。DIP 对医疗服务行为带来的积极影响包括医院病种结构优化,三、四级手术占比增加等;负面影响可能包括分解住院、推诿重症患者、"高套"、增加住院患者数量等不当行为。

DIP 付费改革提升了医院的病例组合指数(CMI),优化了病种结构,收治疾病复杂程度和医疗服务难度增加,医疗服务能力有所提升。以上海市某三甲医院为例,该院于 2019 年 7 月启动 DIP

试点工作，将简单病种下沉，把有限的资源让渡给中、高难度病种，2020 年 5—6 月 CMI 值较去年同期的 0.97 增至 1.01，同比增长 4.12%（秦环龙 等，2020）。这与广东省实施 DIP 付费的 10 家医院 2016—2020 年患者住院数据分析结果以及江门市某三甲医院的研究结论一致（余楚红 等，2021），均显示 DIP 付费后医院 CMI 值上升。

CMI 值的提升体现了医院收治的疑难危重患者增加，高难度手术随之增多。江门市某三甲医院 2017—2019 年收治的疑难住院患者与危重病例占比由 52.66% 增加至 66.17%，开展的三、四级手术占比由 2017 年的 51.94% 增至 2018 年的 53.56%、2019 年的 52.43%（余楚红 等，2021）。

DIP 付费改革对医生行为也可能带来一些负面影响。DIP 付费方式下，医院和医生可能存在分解住院、推诿重症患者、"高套"等不当行为，也可能存在医院追求高 CMI 值的现象，即 CMI 值越定越高，但疾病治疗效果未必改善。Qian 等（2021）对上海市医院医保办公室主任与负责人进行深入访谈，参访者认为治疗更严重的患者意味着更多报销，因而原本不鼓励三、四级复杂手术的医生在 DIP 付费方式下转而会鼓励复杂手术。部分医院在早期 DIP 实施过程中甚至出现修改患者病历资料、虚增手术等行为来获得更高分值（林坤河 等，2022）。这些"高套"分值等不规范行为，在医保总量控制下会影响其他医院的利益，可能倒逼医院之间就此现象互相监督。另外，可以针对异常分值进行专家评审，通过医保智能监管系统等措施，约束 DIP 付费下的"高套"等不规范行为（LAI et al，2022）。

DIP 付费方式下，医院也可能出现推诿重症患者的现象，有的重症患者基础病多、花费大，无论归类到哪个病种对应的分值都会亏损，当医院无法通过自身成本控制扭亏为盈时，可能会推诿该类患者。谭清立等(2021)对101位医学生开展试验,受试者被要求在不同支付方式下对每位虚拟患者提供卫生服务的数量进行决策,卫生服务数量影响受试者与患者的收益。试验结果显示,尽管DIP付费方式总体上减缓了医生提供过多的医疗服务,但是会导致推诿重症患者、减少必要的检查治疗以降低成本的行为。

另外,DIP付费改革可能加剧医院间的不良竞争,增加住院床位和患者数量。对淮安市某医院早期DIP和金华市DRG点数法的效果实证分析发现,医疗机构通过对收治病种的优化,一定程度上推进了不同级别医疗机构间的分工协作和有序竞争(芦丰 等,2014;邵宁军 等,2018)。但也有研究者提出在监管机制和手段不完善的情况下,可能存在医院不良竞争的情况。正如南昌市早期DIP试点研究发现,定点医疗机构住院床位数大大增加,以规模扩张增加住院患者收治数,从而恶性竞争虹吸其他医疗机构的患者;部分医院存在违规空挂床现象(林坤河 等,2022)。增加患者收治数量这一行为也压缩了医生诊疗患者的平均时间,影响医疗服务质量和患者体验。

四、DRG与DIP付费的配套措施

DRG与DIP付费已成为当前我国支付方式改革的主要方向。这两种支付方式都有助于控制快速增长的医疗费用,减少住院床日,优化住院费用结构,并引导医生行为规范化、精细化。医院和医生可以弹性利用医疗资源,提高医疗资源使用效率,有效降低医疗费用。

DRG与DIP支付改革对医生行为会产生积极激励,但也有负面激励。在成本最小化的激励下,医生通过各种方式降低患者的治疗成本,优化临床路径减少不必要服务,促使医疗机构提升效率与质量。但也存在一些钻漏洞的行为,比如推诿患者、不合理升级

编码、分解住院。在 DRG 与 DIP 实施过程中需要控制其负面激励,通过医疗、医保大数据来实现智能监管,监督和规范医生医疗行为。随着医疗、医保大数据平台的建立和大数据分析技术的完善,开展医疗、医保智能化监管,建立统一的数据治理机制,监测病例组合指数、疾病编码、再入院率等指标,识别推诿患者、"低码高编"、分解住院、服务不足等不合理诊疗行为,通过精细化管理实现效率与质量的平衡。

同时,需要配套实施医疗服务质量监测、评价与激励等质量保证措施,实时监测卫生服务质量,设计措施来改善卫生服务质量,并结合按绩效支付对高质量卫生服务进行激励。在医院之间引入竞争,通过竞争来促使医疗机构服务质量的提升。

加强医院内部绩效评价,借助医院激励医生,最终改善医生行为。绩效评价是 DRG 与 DIP 作用于医生行为的重要工具,合理的绩效评价内容与方法能够帮助优化医院的内部成本结构,规范科室的临床路径,创新绩效考核方式,最终形成医保、医院与医生之间的长效监管机制。

医保支付改革的目的在于促使医院与医生的医疗服务行为规范化、合理化,最终使医保基金高效运用。因此,可以通过建立科学的评价指标体系对医疗服务行为进行监测评价,全面构建支付方式改革背景下的医保基金监管指标体系,实施全流程闭环管理,从而减少"升级编码、分解住院、推诿患者"等不合理医疗行为,实现支付方式改善效率和质量的双重目标。

📖 主要参考文献

[1] 杜会征,焦卫平.北京某院 DRG 付费改革实施效果分析——以经皮冠状动脉支架植入病组为例[J].卫生软科学,2023,37(2):11-13.
[2] 李豪杰,祁永梅,王鑫,等.疾病诊断相关分组在青海省某三甲综合医院住院医疗服务绩效评价中的应用研究[J].中国医药导报,2022,19

(28):158-161.

[3] 林坤河,刘宵,黄雨萌,等.区域点数法总额预算下医疗机构"冲点"行为分析——以DIP支付方式为例[J].中国卫生政策研究,2022,15(5):40-46.

[4] 刘伟伟,张红刚.病种分值付费实施前后肝恶性肿瘤患者平均住院日及住院费用分析[J].江苏卫生事业管理,2023,34(8):1111-1113.

[5] 芦丰,宋静,孙晓阳,等.淮安市按病种分值付费的实证研究[J].南京医科大学学报(社会科学版),2014,14(4):280-283.

[6] 吕晓峰,李园园,卞月,等.DRG支付政策实施前后患者住院费用比较分析[J].医院管理论坛,2023,40(7):30-34.

[7] 孟庆跃,侯志远,袁莎莎,等.改善卫生服务绩效:政策和行动[M].北京:人民卫生出版社,2012.

[8] 秦环龙,吴丹枫,李烨楠.DRG+DIP助推公立医院高质量发展[J].中国医院院长,2020,16(21):78-80.

[9] 邵宁军,严欣.金华医保"病组点数法"付费改革成效评析[J].中国医疗保险,2018,(4):41-43.

[10] 史芳,耿硕基,盛馨源,等.河南省DRG试点医院的控费效果分析[J].现代医院,2023,23(4):596-598.

[11] 史佳璐,葛惠雄.基于DRG支付改革的宁波某三甲医院精细化管理的实践与探索[J].现代医院管理,2023,21(4):38-41.

[12] 宋静,吉雅玲.DIP改革新形势下医院医保精细化管理探讨[J].中国卫生经济,2022,41(2):77-79.

[13] 谭清立,刘思妍,柳丹玲,等.按病种分值付费对医生行为的影响——基于实验经济学[J].中国卫生政策研究,2021,14(9):14-19.

[14] 王春雨,陈维雄.按病种分值付费对住院患者费用负担影响的实证研究[J].中国医疗保险,2022,(9):23-28.

[15] 严莉,彭琰,唐国政,等.云南省疾病诊断相关组支付方式改革调查研究——以玉溪市为例[J].中国农村卫生事业管理,2017,37(12):1429-1432.

[16] 杨业春,李美坤,林圻,等."按病种分值付费"控费效果研究[J].卫生经济研究,2021,38(6):36-39.

[17] 应亚珍.按病种分值付费:理论探索与实践思考[J].中国医疗保险,2023,(5):4-8.

[18] 余楚红,胡女元,陈喆.按病种分值结算 加强医保精细化管理——以江门市某三甲医院为例[J].现代医院,2021,21(1):82-84.

［19］曾俊群,李慧江,马艳良,等.北京市疾病诊断相关组试点医院盈亏影响因素分析[J].中国医院管理,2017,37(3):66-68.

［20］詹林城,苏华冠,卢智略,等.按病种分值付费控制住院费用及住院日的效果分析[J].中国医院统计,2020,27(1):88-90.

［21］张晋赫.医疗保障 DRG 付费改革研究[D].吉林大学,2023.

［22］张伶俐.医保支付方式改革对医疗行为的影响研究[D].沈阳药科大学,2021.

［23］张馨予,严佳琦,王瑞欣,等.S市按病种分值付费对公立医院绩效考核病种质量的影响[J].中国卫生政策研究,2023,16(4):44-50.

［24］郑秀萍,康洽福,陈新坡.基于双重差分法从定点医院视角评估总额控制下按病种分值付费绩效[J].江苏卫生事业管理,2020,31(5):622-626.

［25］朱紫岩.徐州市医保支付方式改革效果评价研究[D].云南财经大学,2023.

［26］CHEN Y J, ZHANG X Y, TANG X, et al. How do inpatients' costs, length of stay, and quality of care vary across age groups after a new case-based payment reform in China? An interrupted time series analysis [J]. BMC Health Serv Res, 2023,23(1): 160.

［27］DING Y, YIN J, ZHENG C, et al. The impacts of diagnosis-intervention packet payment on the providers' behavior of inpatient care: evidence from a national pilot city in China [J]. Front Public Health, 2023,11:1069131.

［28］LAI Y, FU H, LI L, et al. Hospital response to a case-based payment scheme under regional global budget: the case of Guangzhou in China [J]. Soc Sci Med, 2022,292:114601.

［29］QIAN M, ZHANG X, CHEN Y, et al. The pilot of a new patient classification-based payment system in China: the impact on costs, length of stay and quality [J]. Soc Sci Med, 2021,289:114415.

［30］TANG X, ZHANG X, CHEN Y, et al. Variations in the impact of the new case-based payment reform on medical costs, length of stay, and quality across different hospitals in China: an interrupted time series analysis [J]. BMC Health Serv Res, 2023,23(1): 568.

［31］YUAN S, LIU W, WEI F, et al. Impacts of hospital payment based on diagnosis related groups (DRGs) with global budget on resource use and quality of care: a case study in China [J]. Iran J Public Health,

2019,48(2): 238 – 246.

[32] ZHANG L, SUN L. Impacts of diagnosis-related groups payment on the healthcare providers' behavior in China: a cross-sectional study among physicians [J]. Risk Manag Healthc Policy, 2021, 14: 2263 – 2276.

[33] ZOU K, LI H Y, ZHOU D, et al. The effects of diagnosis-related groups payment on hospital healthcare in China: a systematic review [J]. BMC Health Serv Res, 2020, 20(1): 112.

第八章

医生明智选择与价值医疗

医生行为中,由过度医疗和利用不足导致的低价值医疗服务(low-value care)越来越引起世界关注。为应对低价值医疗服务现象导致的医疗费用快速增长,国际上开展了"明智选择运动"(Choosing Wisely campaign),通过制定低价值医疗服务清单,促使医生减少过度医疗等行为。本章综述了医疗领域内明智选择运动的国际进展、内容和原则,介绍低价值服务清单的制定和示例以及国际上减少低价值医疗服务的措施,分析明智选择运动对我国的借鉴和启示。明智选择运动蕴含着行为经济学理念,我们分析明智选择运动相关措施背后的行为经济学理论,从行为经济学视角助推医生及其他群体进行明智选择,践行价值医疗。

第一节　价值医疗与明智选择运动

医生是医疗服务的行为主体,其作出的临床决策在医疗服务利用中发挥主导作用。遵守医疗规范和准则,以患者为中心,提供高价值的医疗服务是医生的职业标准和要求。但是,医生所处的决策环境以及在这种环境下可能出现的认知偏差,会导致医生行为的偏离。医生通常需要在短暂的门诊时间迅速作出决策,即使意识到某些服务并不能改善患者的健康结果,但迫于巨大的门诊量和多任务处理的繁忙日程也可能无暇顾及。在繁忙快速的工作环境中,医生决策往往依赖环境启发,这可能导致认知偏差,从而作出偏离临床经验和循证证据的决策,导致低价值医疗服务。

　　美国医学研究所将低价值医疗服务定义为"潜在危害超过潜在收益的医疗服务",即临床价值有限且会给患者带来不必要风险和成本的服务(CHASSIN et al, 1998)。低价值医疗不仅包括提供不必要的服务(overuse),还包括未能提供所需的服务(underuse)。无论是哪一种形式的低价值医疗,都会造成医疗资源的分配不均与浪费,而且可能对患者造成伤害。医生在过度使用医疗服务中占据重要作用;而医疗服务利用不足更多受经济和医疗技术水平等因素的影响,医生因素作用较小。实践中,政策制定者更加关注过度使用医疗服务及其所造成的资源浪费。

　　行为经济学强调环境对人行为的影响,不良的执业环境便是低价值医疗服务产生的根源。一方面,医生为了维持收入可能有逐利倾向,在按项目付费等支付方式下服务项目越多、收益越大,使得这种逐利倾向变为现实,进行不必要的检查和治疗等低价值服务。另一方面,在医患关系紧张或者医疗诉讼压力大的环境下,为了避免医疗纠纷和医疗诉讼,医生会出于防御性目的而开具尽可能多的检查和医疗。这便是前面章节提及的防御性医疗行为,也是低价值医疗服务的一种。由于存在医学专业壁垒和医患双方信息不对称,患者在医疗服务中倾向于依赖医生的判断,使过度医疗成为现实。

　　目前很多国家面临过度诊断和治疗现象。医生按项目付费的临床惯性和患者对治疗的过高期望,都会导致对某一疾病的过度诊断、治疗和护理,从而增加医疗系统负担。据研究,美国每年的过度医疗支出约为7 500亿美元(SHRANK et al, 2019);例如,美国医疗保险和医疗补助服务中心每年在无症状患者的颈动脉疾病筛查上花费超过2.74亿美元。在加拿大，不必要的医学影像学检查每年约花费 2.2 亿美元，并会增加患者终身癌症的发病率（EMERY et al, 2013）。根据中国统计年鉴和经济合作与发展组织官网的数据计算，我国卫生总费用近 10 年年均增速高达15.34%，增幅高于多数经济合作与发展组织国家（丹麦 3.24%、加拿大 3.83%、德国 5.13%），卫生支出增长过快。一项最新研究界定了我国的 11 项低价值外科手术，使用四川省 2016—2022 年医院出院记录数据计算得出，在相关出院患者中低价值医疗决策占比为 3.25%～5.90%，低价值医疗决策相关费用占比为6.03%～8.41%，并且这些年低价值医疗决策占比呈显著上涨趋势（LAN et al, 2023）。各国过度使用医疗资源的规模表明，"过度"是临床实践中的重大质量问题（BERWICK 2017）。经济合作与发展组织将解决过度医疗问题确定为优先事项，并指出 1/10 的患者在医疗过程中受到不必要的伤害，浪费和无效的卫生支出普遍存在（BORN et al, 2019）。2017 年《柳叶刀》特刊将解决过度医疗问题确定为全球质量和患者安全工作的重要战线（GAPANENKO et al, 2017）。

在解决过度医疗问题进程中，哈佛大学迈克尔·波特（Michael Porter）于 2006 年提出了"价值医疗"（value-based care）的概念，将医疗的价值定义为患者在医疗服务过程中所获得的健康结果与花费成本的比值（PORTER et al, 2006）。价值医疗的基本理念是追求高性价比的医疗服务，即以同样或较低的成本取得医疗效果的最大化。行为经济学在价值医疗中起着非常重要的作用，行为经济学理论可以指导对医生过度医疗等行为的约束和干预。

有关价值医疗的研究越来越受到人们的关注，例如国际上兴起的明智选择运动，正是对"过度使用"文化的反抗。明智选择运动倡导"少即是多(less is more)",旨在减少医疗服务领域的浪费,避免不必要的医疗检查和服务,从而降低患者风险和成本。明智选择运动旨在改善医生行为,推进价值医疗。因此,本研究以"choosing wisely"和"health care"为检索词,以"title/abstract"为检索类别,在 PubMed 数据库检索到 116 篇英文文章;使用"明智选择"和"医疗"为检索词,在中国知网(CNKI)检索到 20 篇中文文章。对检索到的中英文文章进行筛选,并纳入个别文章中所引用的文献,最终纳入文献 28 篇。通过这 28 篇文献综述总结明智选择运动的发展、低价值医疗服务清单、明智选择运动中减少低价值医疗的措施等。

第二节　明智选择运动发展史

医疗明智选择运动的基本框架根源于 2002 年出版的《新千年医疗专业精神:医生宪章》,其中规定了"患者福利、患者自主性和社会正义"3 项专业精神。该宪章肯定了医生作为有限医疗资源管理者的责任,强调要严格避免多余的医疗检查和治疗,公正地分配有限的医疗资源。此后,美国国家医师联盟(National Physicians Alliance)2009 年开发了最需要质疑的"五大清单"概念,要求全国性医疗组织厘清各自领域内最常见的 5 项检查或治疗,并质疑其必要性以作出明智选择。该概念后来成为明智选择运动的核心环节。

明智选择运动始于美国,相比于传统的基于成本的激励模式,更关注减少不必要的治疗,提高治疗的价值,降低对患者的潜在风险。它是由美国内科医学委员会基金会(the American Board of Internal Medicine Foundation)领导的 80 多个医学协会和组织发

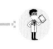

起的一项倡议，旨在推动关于避免不必要的医学检查和治疗的全国对话。美国内科医学委员会基金会 2012 年发起明智选择运动，试图向医生和患者提供与潜在低价值医疗有关的信息和培训（CASSEL et al, 2012），呼吁采取行动减少医疗服务的过度利用和非必要服务。该运动为医生和患者就低价值医疗服务进行对话提供了可能，鼓励医生和患者探讨真正需要且适合的医疗服务（WOLFSON et al, 2014）。其使命是促进医生和患者之间的对话，帮助他们选择证据支持的、不重复的、免受伤害的、真正需要的医疗服务。明智选择运动的关键点在于，它是一个由医生领导的运动，同时医学专业协会在各自学科领域内创建相关临床检验和治疗的低价值服务清单。它强调医生领导、以患者为中心、基于证据的建议、多专业人士合作、信息透明五大原则，见表 8－1（LEVINSON et al, 2015）。明智选择运动在医生群体中取得巨大成功，因为它基于患者需求的优先级，同时又不会干扰医患关系。

表 8－1　医疗明智选择运动的原则

原　则	描　述
医生领导	以卫生专业人员为主导
以患者为中心	卫生专业人员与患者之间开展以患者为中心的沟通
基于证据的建议	每个明智选择建议都要有证据支持，从而构建医生和患者之间的信任度
多专业人士合作	其他专业人士，如护士、药剂师等与医生合作提供医疗服务
信息透明	创建低价值医疗服务清单过程公开可用，以减少利益冲突

明智选择运动在美国取得早期成功后，许多国家寻求了解该运动的创建和实施，一些国家已经开始开发本国版本的明智选择运动，如加拿大于 2013 年发起本国的明智选择运动（Choosing

Wisely Canada)。至今,各国相继发起反对医疗浪费的明智选择运动,比如瑞士的智能医学(Smarter Medicine)、意大利的慢速医学(Slow Medicine)、以色列的智能医学倡议(Smart Medicine)等(KHERAD et al,2020)。随着明智选择运动的不断壮大,针对的主体逐渐由临床医生扩大到所有的医疗服务提供者。

以荷兰为例,荷兰将明智选择运动作为减少低价值医疗行动的一部分,发起了"明智选择的荷兰运动"(Choosing Wisely—the Netherlands)。荷兰的明智选择涵盖四大支柱,分别是明智的选择、测量临床实践的差异、有效性研究的知识差距和共同决策。

英国皇家医学院在 2016 年推出了英国的明智选择运动(Choosing Wisely UK),旨在促进医生和患者之间的公开对话,即医生与患者分享他们关于治疗方案的专业知识,患者也会告知医生自己最重要的需求。英国的明智选择运动强调,通过医患共享决策来解决医生在开具处方等治疗过程的过度医疗问题。该活动提出了患者在与医生交谈时应该提问的 5 个问题:我真的需要这项检查、治疗或手术吗? 这项检查、治疗或手术的风险或缺点是什么? 可能的副作用是什么? 有更简单、更安全的选择吗? 如果我什么都不做,会发生什么? 英国的明智选择运动认为,授权患者与医生进行知情对话将减少不必要的治疗,提高医疗质量,并节省医疗资源。该运动的目的是将遵循医生开处方的文化转变为患者对每种治疗的有用性进行质疑的文化。与美国明智选择运动一样,英国皇家医学院被要求确定各学科中常用的低价值检查、治疗或手术,并制定低价值服务清单。但仍强调低价值服务清单并非在任何情况下都有用,医生仍需要在与患者交谈时,仔细讨论是否使用某项服务。

虽然各国都在推进明智选择运动,但是由于基础设施和医疗卫生系统等诸多因素的差异,明智选择运动的影响在不同国家可能有所差异,每项明智选择建议的重要性和对成本产生的影响也可能不同,但各国运动都有共同目标——减少不必要的医疗服务。另外,在构建明智选择运动时,一些明智选择的建议可能与"尽最大努力救治患者"的传统观念相违背,医生难以遵循,患者也难以接受(WORLEY 2017),因此医生减少低效率医疗行为的愿望和实际执业行为之间存在巨大差距。即使明智选择运动的创新价值被大多数医生认可,该运动尚未对医生和患者的行为产生重大影响,需要继续完善。

第三节　低价值医疗界定

在明智选择运动中,采取的关键措施是制定低价值医疗服务清单,以此促使医生行为转变。低价值医疗服务清单,是指被普遍使用但必要性需要由患者和医生重新评估的医学检查和治疗项目等。低价值服务清单对医生行为的约束作用可以用行为经济学的社会规范理论来解释。社会规范是指在特定的社会或文化中被认可的行为标准或模式,通过定制化的信息约束个体在特定环境下的行为。明智选择运动中的低价值服务清单便可以认为是一种描述性规范,它通过定制化的信息影响医生决策。低价值服务清单上的建议由不同医学专业协会的专家筛选制定,这些专家代表各自领域的权威。清单通过告知医生某一特定情境下大多数人的典型做法,使医生在临床决策时有所参考。已有研究证实社会环境中家人、朋友、同事或同龄人的行为会影响个体对该环境的应对方式,大多数人的做法会被认为是最佳选项,从而引起模仿和遵循(CIALDINI et al, 1998)。因此,在明智选择运动中,制定低价值服务清单对医生行为进行助推,可能是一种行之有效且成本较低的途径。

　　明智选择运动中低价值医疗服务清单主要由相应的医学专业协会主导,各国发布前 5 项建议清单的过程大致相似,见图 8-1。首先,相关医学专业协会参考各国明智选择运动的现有建议,通过邮件等途径询问本协会成员应该在建议清单中加入哪些医学检查和治疗项目。其次,由医学专业协会成立的明智选择运动工作小组审查建议清单,缩小清单内医学检查和治疗项目的数量。然后,有些协会工作小组会将审查筛选后的检查治疗项目送给具有专业知识的专家咨询,讨论当前的研究、临床经验和意见;也有协会工作组会继续发给协会所有成员再次征询意见。最后,由医学专业协会的工作组根据审查意见选择并制定最终纳入建议清单的 5 项医疗服务。

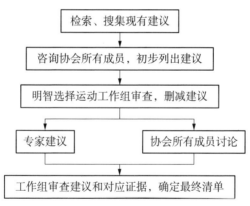

图 8-1　低价值医疗服务清单的制定过程

　　以意大利内科学会为例,与其他协会由协会内一小群专家直接制定清单不同,意大利内科学会支持采用基于大多数协会成员共享的自下而上的方法,责成临床医生与对改善医疗服务质量感兴趣的利益相关方共同发挥作用(GONZALES et al, 2008)。该协会前 5 项清单的确定过程(GASPOZ 2015)如下:①检索美国和加拿大明智选择运动发布的所有与内科相关的建议,并向意大利内科协会所有成员发送一封电子邮件,要求成员提出任何与诊疗程序、管理策略或治疗有关的项目。②将成员提出的所有建议与他国现有建议整合,发送给由内科专家成员组成的研究小组。该小组由意大利内科学会董事会选出,小组成员被要求用1～10分(1分为最低优先级,10分为最高优先级)评估每个项目的优先级。③将获得最高分的30个项目通过在线问卷或邮件发送给所有协会成员。所有协会成员都被要求评估每个项目的优先级;在判断优先级时,可以直观表达判断,无须提供理由。④工作组修订得分最高的5项建议背后的证据,若不存在反对意见,该项目最终会入选低价值医疗服务的5项清单。

一些国家开发了明智选择运动的网站,制定好的清单会通过明智选择运动官网发布,为临床医生、社区组织和患者等提供资源和建议(表8-2)。每个网站都设有卫生专业人员和患者两个版本,澳大利亚明智选择网站还额外设有健康服务版本。各国网站列举的明智选择建议根据不同协会、科室、住院/门诊、就医环节等进行分类,方便查询和检索。卫生专业人员和患者可以这些建议作为指南,针对患者情况制定有针对性的治疗方案。

表8-2　部分国家的医疗领域明智选择网站

国　　家	明智选择网站链接
美国	https://www.choosingwisely.org
瑞士	https://www.smartermedicine.ch
澳大利亚	https://www.choosingwisely.org.au
加拿大	https://choosingwiselycanada.org
英国	https://www.choosingwisely.co.uk
意大利	https://choosingwiselyitaly.org

低价值服务清单往往按照处方(治疗)、检查、评估(诊断)、手术等进行分类,在明智选择运动官网发布。表8-3以神经科为例,展示了该科室低价值医疗服务清单的典型项目。

表8-3 神经科领域的低价值服务清单

类　别	建议内容
处方/治疗	有其他有效的治疗方法时,不要用丙戊酸盐治疗有生育能力的女性; 戒断性癫痫发作后不要开具长期抗癫痫药物治疗的处方; 不要选择阿片类药物或麻醉剂作为治疗神经性疼痛的首选药物; 不要将抗精神病药物作为治疗痴呆行为和心理症状的首选药物; 不要为从事安全风险工作(如操作叉车等重型设备)的工人开具阿片类药物治疗慢性或急性疼痛; 不要将阿片类镇痛剂作为治疗慢性非癌症疼痛的一线方法或长期疗法
影像学检查	不要对发育正常、临床无症状的大头畸形婴儿常规进行CT或MRI检查; 对低风险、无症状病变的年幼儿童,不要常规地进行需要镇静或全身麻醉的影像学检查和选择性手术; 对确诊的癫痫患者,不要在急性发作后常规进行脑成像检查; 不要对头部轻度损伤的儿童进行CT检查; 对于非特异性急性腰痛和没有危险信号的患者,不要进行脊柱影像学检查(如X线检查、CT、MRI); 不要开始就为患有急性非特异性腰痛的受伤人员进行X线检查; 在没有危险信号的情况下,不要在急性腰痛发作后的前6周内对脊柱进行影像学检查
实验室检查	避免将抗癫痫药物血药浓度监测作为癫痫患者的一项常规检测; 不要使用血浆儿茶酚胺来评估患者是否患有嗜铬细胞瘤或副神经节瘤,而是使用血浆游离甲肾上腺素或尿液游离甲肾上腺素

（续表）

类　别	建议内容
其他检查 （基因、脑/ 肌电图）	在与医生或遗传学专家讨论前,不要对神经和肌肉疾病进行基因检测； 如果检查和实验室检测没有异常,不要对肌肉疼痛者进行神经传导研究或者肌电图检查； 不要将脑电图作为初始晕厥者的常规检查的一部分； 除非有腿部疼痛或坐骨神经痛,否则不要为腰痛者做肌电图检查
评估/诊断	除非患者未能通过最初的吞咽筛查,否则不要对脑卒中患者进行"正式"的吞咽评估； 不要把腰椎穿刺的开放压力作为衡量严重慢性头痛患儿颅内压的可靠指标
手术	除非并发症发生率低（<3%）,否则不推荐颈动脉内膜切除术用于无症状颈动脉狭窄治疗

信息来源：https://www.choosingwisely.org。

第四节　应对低价值医疗的明智选择措施

　　随着低价值医疗服务的概念得到接受,明智选择运动中的决策者和医生组织不断寻求有效的干预措施,以减少低价值医疗服务的使用。明智选择措施背后往往存在行为经济学理论的支撑。

　　明智选择运动中最主要的是对医生进行决策支持。临床决策支持的形式多种多样,包括电子病历系统中的明智选择信息集成、医学检查服务的限制、第三方支持,或者通过手机应用等决策支持工具来推广临床指南或路径。例如,将医疗服务的适当性评分集成到电子病历系统中,当医生采取低价值医疗服务时,电子病历系统界面会发出警告或提示；警告可以克服医生的现状偏误倾向,这种及时决策支持有效减少了重复检查和不适当的治疗服务（CHEN et al，2003；BAER et al，2011）。除电子病历之外，以印刷教育材料形式推广治疗指南或临床路径，也会对医生行为产生影响（WILSON et al，2002）。

利用行为经济学来减少低价值医疗服务的一个有效办法是鼓励医生在临床决策前预先承诺遵循明智选择运动相关要求。行为经济学家称之为"预先承诺"（precommitment），即承诺自己未来将采取某种行动（ARIELY et al，2002）。预先承诺属于一种助推措施（KULLGREN et al，2017）。研究表明，预先承诺可改善受环境和认知偏见影响的行为，如储蓄、学业成绩、吸烟和减肥等行为（VOLPP et al，2008）。在明智选择运动中，预先承诺的具体表现为向医生发送承诺信，邀请医生承诺将遵循具体的明智选择建议，以避免提供低价值医疗服务；同时每周向医生发送明智选择运动材料和书面决策支持材料，呼吁医生遵循专家建议，即指令性规范（injunctive norm）。预先承诺的另一种形式是公开承诺海报（MEEKER et al，2014），海报通常由通俗易懂的语言撰写并由医生签名承诺遵循明智选择指南。由医生签名的遵循明智选择的公开承诺海报在诊室张贴 3 个月后，随访结果显示，这项措施有效降低了不适当的抗生素处方率。

减少低价值医疗服务另一种使用较多的措施是依据行为经济学中的相对社会排名理论，为医生提供决策参考点。多项研究结果显示，在衡量特定的医疗服务质量指标时，为医生提供他们相对于同行表现的反馈，可以有效减少相关低价值医疗服务（SACARNY et al，2018；MEEKER et al，2016）。在一项整群随机临床试验中，研究者通过电子邮件向医生提供由同行反馈的符合他汀类药物使用条件的患者名单，医生可以参考名单选择是否给患者开具他汀类药物处方（PATEL et al，2018）。研究结果表明,与医生单独决策相比,增加同行比较反馈可以减少不必要的他汀类药物处方率。

临床决策支持也可以通过强制第二意见或监督来实现。在需要把关的诊疗服务上,医生咨询团队其他成员的意见或者向医生提供专家的审查,均被证实能有效减少低价值医疗服务的使用(ALTHABE et al, 2004；POTASMAN et al; 2012)。另外,对医疗服务开展事后反馈和讨论也是一种有效的措施。向医生提供关于他们过去使用低价值医疗服务的信息,提供改进建议、可实现的基准和改进工具,然后进行临床问题小组讨论;这种事后反馈和讨论机制也能够系统地减少不必要的临床检查和治疗服务(MIYAKIS et al, 2006)。

另有一些研究者致力于通过克服医患之间的信息壁垒,增加患者的话语权和对医生的压力,以减少低价值医疗服务。明智选择运动坚持以患者为中心的原则,患者的信息可及性是减少医生过度医疗的杠杆之一。美国内科医学委员会基金会通过与《消费者报告》合作,为患者提供可获得的信息,使患者了解那些价值可疑的医疗服务,从而帮助他们更好地与医生进行沟通(BELLER 2012)。另外,医生报告卡(provider report card)通过向患者提供医生医疗服务的价值信息,推动患者选择高价值的医疗服务提供者。在市场竞争背景下,医生报告卡可以迫使医生改变行为,以吸引患者和提高同行间的相对社会排名(MEHROTRA et al, 2012)。Langley 等(2018)发现,改进电子处方系统以在电子处方系统上持续显示药物成本,这一措施实施后每位患者每周平均抗生素处方支出减少了 3.75 英镑。在电子处方系统上显示药物成本这一干预措施,给了患者更多的知情权,从而对医生行为起到一定的约束作用。这种措施也可以理解为信息框架在发挥作用。

另外,高成本、低价值的医疗服务往往是由患者对不必要治疗的需求驱动的,因此,通过患者教育可以影响其对低价值医疗服务的看法,从而从患者角度减少对低价值医疗服务的需求。各种各样的健康教育形式,诸如书面或口头建议、焦点小组会议、讲习班、研讨会等患者教育活动,以及户外广告、张贴海报、医生宣传册等媒体活动,均被证实可以助推患者减少对某些低价值医疗服务的偏好(MACFARLANE et al, 2002; TANNENBAUM et al, 2014; GONZALES et al, 2008)。

医疗保险领域的变革也是明智选择运动的关键一环。基于价值的保险设计(value-based insurance design, VBID)是美国一种新型医疗保险方案,其核心目标是主张依据医疗服务的价值开展有针对性的成本分摊,引导参保人选择首选的高价值医疗服务、药物和医生,增加对高价值医疗服务的使用,以实现参保者更好的群体健康(CHERNEW et al, 2007)。传统医疗保险对所有医疗服务设置一刀切的共付比例,注重控制医疗成本,强调增加患者就医的费用分摊;这种一刀切的共付机制会导致患者只寻求最基本且必需的医疗服务,并且过度依赖患者决策也会影响临床效果,对于弱势群体更是如此,最终不利于群体的健康。VBID 根据医疗服务的价值设定差异化的成本分摊方案,主要通过降低或消除共付额来促进高价值医疗服务。该设计根据医疗服务的增量福利或其价值来改变成本分摊金额,价值由增量福利与增量成本的比例来定义(BRAITHWAITE et al, 2007)。VBID 降低了患者对高价值医疗的自付金额,促进患者对高价值医疗的使用,可以改善传统共付费式医疗保险的不足。

总体来看,明智选择运动在部分学科领域已经取得成效。研究显示,发布低价值医疗服务清单后,无并发症头痛患者进行头部影像学检查的比例从 14.9% 下降到 13.4%,低风险患者的心脏影像学检查比例从 10.8% 下降至 9.7%(ROSENBERG et al,

2015)。明智选择运动开展 27 个月后,低价值的背部影像学检查相对减少 4%（HONG et al, 2017）。发布明智选择建议后,50～64 岁女性进行双能 X 线吸收法检查的频率从 2.6% 下降为 2.0%,尽管下降不显著（LASSER et al, 2016）。一些低价值医疗服务的比例下降,可能由于成本低和削减幅度很小,节约效果不明显,但在医疗服务量高的国家,也意味着巨大的医疗资金节省。

第五节　践行明智选择助推价值医疗

　　明智选择运动对提高医疗服务质量和控制医疗费用不合理增长具有重要的推动作用。当前低价值医疗服务广泛存在,近期过度诊断和治疗问题在我国也得到重视。医生对新技术的采纳往往很容易且有积极性,卫生行政部门和医院也有动力。但是,落后技术和低价值医疗服务的退出,各方均没有积极性,难以实现。明智选择运动中对高价值服务的追求和低价值服务的规避,可以规范医生过度用药、滥用医疗资源等行为,扭转长期形成的医生过度服务惯性,助推价值医疗。

　　为应对低价值医疗服务,需要提炼明智选择运动的核心环节与理念,并结合我国医疗行业现状作出调整。结合行为经济学理论,为医生提供价值医疗的临床决策支持,提高患者对价值医疗信息的可及性和临床决策参与度,促进医患双方共同进行明智选择。同时,卫生部门组织行业协会制定并公布低价值医疗服务清单,医保部门依托智能监管系统识别低价值医疗服务行为,践行按价值支付理念,通过行业规范和支付机制引导医生行为改变,助推价值医疗。

一、制定并公布低价值医疗服务清单，引导医生行为

可以借鉴明智选择运动国家的做法，由卫生部门牵头，医疗行业协会参与，形成各医学专业低价值服务负面清单；并将清单向社会公布，供医院和医生学习、患者监督；同时将其作为医院绩效考核内容，纳入医院绩效考核指标并定期公布考核结果。加强医德、医风建设，通过预先承诺机制鼓励医生在临床决策前承诺遵循医德医风和明智选择理念。基于循证指南和专家意见的低价值医疗服务清单，通过助推理论中的社会规范理论为医生提供临床决策支持。清单中的低价值医疗服务被权威专家和医疗同行认可，当医生试图选择这些服务时，会受到社会规范的约束，从而尽可能避免低价值医疗服务。将低价值医疗服务清单纳入绩效考核且定期公布考核结果，利用相对社会排名形成压力，可以助推医生行为改变。医生感受到来自同行的压力后，为了维持社会形象和在同行间的排名，会更主动地遵循明智选择清单建议。

二、为医生提供临床决策支持，促进临床实践转变

医生在临床决策中的地位决定了以医生为对象减少低价值医疗服务的重要性，助推等行为经济学理论中的许多工具可以给医生提供决策支持。可在行为经济学指导下利用计算机和大数据技术建立并完善临床决策支持系统，助推医生遵循官方治疗指南、寻求第二意见、帮助医生甄别低价值医疗服务，促进其临床实践转变。在临床决策支持系统中，基于助推理论，将高价值的检查、诊断、药品和治疗项目设置为默认选项，促使医生自动选择高价值医疗服务。同时，在医生选择某项价值较低的医疗服务时，决策支持系统进行提醒和警告，助推医生作出最恰当的选择。

三、提高患者信息可及性和参与度，使其成为明智选择的重要推动方和监督者

明智选择运动强调以患者为中心，重视患者的感受，推行医患共同决策。美国明智选择运动中，针对不同疾病患者开发了关于明智选择的手机应用、海报、手册等科普宣传材料，增加患者对医疗信息的可及性，鼓励患者对治疗提出问题并参与治疗方案的制订中，以提升患者参与度和对医疗服务的监督。

受教育水平和医学专业壁垒等因素限制，患者对医疗信息的可及性不足，医患之间存在严重的信息不对称，患者就医时往往过度依赖医生决策。医患沟通不畅，不仅降低医生的执业效率，也为医患矛盾埋下隐患。因此，可以通过公共服务信息、海报和社交媒体等渠道，增加患者对医疗信息和低价值医疗服务的了解，使其成为明智选择的重要推动方和监督者。一方面，提高患者对医疗信息的可及性，可以使患者就医疗服务的价值与医生进行交流，增加关于服务项目必要性的讨论，增强医患共享决策，同时对医疗服务进行监督。另一方面，低价值医疗服务有时是由患者驱动的，当患者出于各种原因要求医生提供对健康无益的低价值医疗服务时，可以通过框架效应等健康教育措施推动患者的思想转变。比如，向患者展示接受某项低价值医疗服务后对所患疾病并无益处，这样的信息框架可以适当减少患者对不必要医疗服务的偏好和需求。同时，当患者了解更多信息后，基于损失厌恶理论，会作出更多规避风险的选择。低价值医疗服务不仅对患者无益，甚至可能损害患者的健康，从这个角度出发，也能加强患者对价值医疗的认可，促进医患和谐，对医生的不信任也相应减少。

四、践行价值支付理念,依托智能监管系统,助推价值医疗

在医保支付中传统的按项目付费模式下,医生往往追求医疗服务的数量而忽略服务质量和患者体验。我国正在推进按疾病诊断相关分组/病种分值付费、按人头付费等支付方式改革,向价值支付推进。支付方式改革融入价值支付理念,通过医疗服务质量和价值评价体系,根据医疗服务的价值开展差异化支付。对低价值医疗服务减少甚至不予支付,由医疗机构自行承担;对高价值医疗服务加大支付,引导医疗机构和医生选择高价值医疗服务。同时,支付方式改革与临床指南和路径相结合,依托临床指南和路径实现医院精细化管理,引导医生在价值支付下的行为转变,践行价值医疗。

另外,我国逐渐开展了医保智能监管工作,通过全场景、全环节、全时段智能监管,遏制了大量潜在违法、违规的医疗行为,保障了医保基金安全。随着医疗、医保大数据平台的建立和大数据分析技术的完善,未来医保智能监管应更加精细化,在医疗质量和价值上发力,进一步识别医保违规以外的低价值医疗服务行为,为价值支付提供依托,助推价值支付和价值医疗。

📖 主要参考文献

[1] ALTHABE F, BELIZÁN J M, VILLAR J, et al. Mandatory second opinion to reduce rates of unnecessary caesarean sections in Latin America: a cluster randomised controlled trial[J]. Lancet, 2004, 363 (9425):1934 - 1940.

[2] ARIELY D, WERTENBROCH K. Procrastination, deadlines, and performance: self-control by precommitment[J]. Psychol Sci, 2002,13 (3):219 - 224.

［3］ BAER VL, HENRY E, LAMBERT D K, et al. Implementing a program to improve compliance with neonatal intensive care unit transfusion guidelines was accompanied by a reduction in transfusion rate: a pre-post analysis within a multihospital health care system［J］. Transfusion, 2011,51(2):264 - 269.

［4］ BELLER G A. Tests that may be overused or misused in cardiology: the Choosing Wisely campaign［J］. J Nucl Cardiol, 2012,19:401 - 403.

［5］ BERWICK D M. Avoiding overuse-the next quality frontier［J］. Lancet, 2017,390:102 - 104.

［6］ BORN K B, LEVINSON W. Choosing Wisely campaigns globally: a shared approach to tackling the problem of overuse in healthcare［J］. J Gen Fam Med, 2019,20(1):9 - 12.

［7］ BRAITHWAITE R S, ROSEN A B. Linking cost sharing to value: an unrivaled yet unrealized public health opportunity［J］. Ann Intern Med. 2007,146(8):602 - 605.

［8］ CASSEL C K, GUEST J A. Choosing Wisely: helping physicians and patients make smart decisions about their care［J］. JAMA, 2012,307: 1801 - 1802.

［9］ CHASSIN M R, GALVIN R W. The urgent need to improve health care quality. Institute of Medicine National Roundtable on Health Care Quality［J］. JAMA, 1998,280(11):1000 - 1005.

［10］ CHEN P, TANASIJEVIC M J, SCHOENEN BERGER R A, et al. A computer-based intervention for improving the appropriateness of antiepileptic drug level monitoring［J］. Am J Clin Pathol, 2003, 119 (3):432 - 438.

［11］ CHERNEW M E, ROSEN A B, FENDRICK A M. Value-based insurance design［J］. Health Aff (Millwood), 2007, 26 (2): w195 - w203.

［12］ EMERY D J, SHOJANIA K G, FORSTER A J, et al. Overuse of magnetic resonance imaging［J］. JAMA Intern Med, 2013, 173 (9): 823 - 825.

［13］ GAPANENKO K, LAM D, PARKER M, et al. Unnecessary care in Canada［M］. Healthc Q, 2017,20(3):10 - 11.

［14］ GASPOZ J M. Smarter medicine: do physicians need political pressure to eliminate useless interventions? ［J］. Swiss Med Wkly, 2015, 26

(145):w14125.

[15] GONZALES R, CORBETT K K, WONG S, et al. "Get smart colorado": impact of a mass media campaign to improve community antibiotic use[J]. Med Care, 2008,46(6):597 - 605.

[16] HONG A S, ROSS-DEGNAN D, ZHANG F, et al. Small decline in low-value back imaging associated with the 'Choosing Wisely' campaign, 2012 - 14[J]. Health Aff (Millwood), 2017,36(4):671 - 679.

[17] KHERAD O, PEIFFER-SMADJA N, KARLAFTI L, et al. The challenge of implementing less is more medicine: a European perspective[J]. Eur J Intern Med, 2020,76:1 - 7.

[18] KULLGREN J T, KRUPKA E, SCHACHTER A, et al. Precommitting to choose wisely about low-value services: a stepped wedge cluster randomised trial[J]. BMJ Qual Saf, 2018,27:355 - 364.

[19] LAN T, CHEN L, HU Y, et al. Measuring low-value care in hospital discharge records: evidence from China[J]. Lancet Reg Health West Pac, 2023,38:100887.

[20] LANGLEY T, LACEY J, JOHNSON A, et al. An evaluation of a price transparency intervention for two commonly prescribed medications on total institutional expenditure: a prospective study[J]. Future Healthc J, 2018,5(3):198 - 202.

[21] LASSER E C, PFOH E R, CHANG H Y, et al. Has Choosing Wisely ® affected rates of dual-energy X-ray absorptiometry use? [J]. Osteoporos Int, 2016,27(7):2311 - 2316.

[22] LEVINSON W, KALLEWAARD M, BHATIA R S, et al. 'Choosing Wisely': a growing international campaign[J]. BMJ Qual Saf, 2015,24(2):167 - 174.

[23] MACFARLANE J, HOLMES W, GARD P, et al. Reducing antibiotic use for acute bronchitis in primary care: blinded, randomised controlled trial of patient information leaflet[J]. BMJ, 2002,324(7329):91 - 94.

[24] MEEKER D, KNIGHT T K, FRIEDBERG M W, et al. Nudging guideline-concordant antibiotic prescribing: a randomized clinical trial [J]. JAMA Intern Med, 2014,174(3):425 - 431.

[25] MEEKER D, LINDER J A, FOX C R, et al. Effect of behavioral interventions on inappropriate antibiotic prescribing among primary care

practices: a randomized clinical trial[J]. JAMA, 2016, 315:562.

[26] MEHROTRA A, HUSSEY P S, MILSTEIN A, et al. Consumers' and providers' responses to public cost reports, and how to raise the likelihood of achieving desired results [J]. Health Aff (Millwood), 2012, 31(4):843-851

[27] MIYAKIS S, KARAMANOF G, LIONTOS M, et al. Factors contributing to inappropriate ordering of tests in an academic medical department and the effect of an educational feedback strategy [J]. Postgrad Med J, 2006, 82(974):823-829.

[28] PATEL M S, KURTZMAN G W, KANNAN S, et al. Effect of an automated patient dashboard using active choice and peer comparison performance feedback to physicians on statin prescribing: the PRESCRIBE cluster randomized clinical trial[J]. JAMA Netw Open, 2018, 1(3):e180818.

[29] PORTER M E, TEISBERG E O. Redefining health care: creating value-based competition on results [M]. Bosten: Harvard Business School Press, 2006.

[30] POTASMAN I, NAFTALI G, GRUPPER M. Impact of a computerized integrated antibiotic authorization system [J]. Isr Med Assoc J, 2012, 14(7):415-419.

[31] ROSENBERG A, AGIRO A, GOTTLIEB M, et al. Early trends among seven recommendations from the Choosing Wisely campaign[J]. JAMA Intern Med, 2015, 175(12), 1913-1920.

[32] SACARNY A, BARNETT ML, LE J, et al. Effect of peer comparison letters for high-volume primary care prescribers of Quetiapine in older and disabled adults: a randomized clinical trial[J]. JAMA Psychiatry, 2018, 75:1003.

[33] SHRANK W H, ROGSTAD T L, PAREKH N. Waste in the US health care system: estimated costs and potential for savings [J]. JAMA, 2019, 322(15):1501-1509.

[34] TANNENBAUM C, MARTIN P, TAMBLYN R, et al. Reduction of inappropriate benzodiazepine prescriptions among older adults through direct patient education: the EMPOWER cluster randomized trial[J]. JAMA Intern Med, 2014, 174(6):890-898.

[35] VOLPP K G, JOHN L K, TROXEL A B, et al. Financial incentive-

based approaches for weight loss: a randomized trial[J]. JAMA, 2008, 300(22):2631 - 2637.

[36] WILSON S D, DAHL B B, WELLS R D. An evidence-based clinical pathway for bronchiolitis safely reduces antibiotic overuse[J]. Am J Med Qual, 2002,17(5):195 - 199.

[37] WOLFSON D, SANTA J, SLASS L. Engaging physicians and consumers in conversations about treatment overuse and waste: a short history of the Choosing Wisely campaign[J]. Academic Medicine, 2014,89(7):990 - 995.

[38] WORLEY L. Choosing Wisely: the antidote to overmedicalization[J]. Lancet Respir Med, 2017,5(3):177 - 178.

图书在版编目(CIP)数据

医生行为经济学:迈向价值医疗/侯志远著. —上海:复旦大学出版社, 2023. 12
ISBN 978-7-309-17051-1

Ⅰ.①医… Ⅱ.①侯… Ⅲ.①医生-行为经济学 Ⅳ.①R-055

中国国家版本馆 CIP 数据核字(2023)第 217244 号

医生行为经济学:迈向价值医疗
侯志远 著
责任编辑/贺 琦

复旦大学出版社有限公司出版发行
上海市国权路 579 号 邮编:200433
网址:fupnet@ fudanpress. com http://www. fudanpress. com
门市零售:86-21-65102580 团体订购:86-21-65104505
出版部电话:86-21-65642845
上海四维数字图文有限公司

开本 890 毫米×1240 毫米 1/32 印张 9.625 字数 232 千字
2023 年 12 月第 1 版
2023 年 12 月第 1 版第 1 次印刷

ISBN 978-7-309-17051-1/R · 2059
定价:50.00 元